国家卫生健康委员会"十四五"规划教材

全国高等学校教材
供卫生管理及相关专业用

U0292233

卫生信息及大数据管理
Health Information and Big Data Management

主　编　胡西厚
副主编　洪　峰　胡树煜

编　者　（以姓氏笔画为序）

于微微	滨州医学院	沈丽宁	华中科技大学
马桂峰	潍坊医学院	张培培	华北理工大学
马骋宇	首都医科大学	胡西厚	滨州医学院
闫　雷	中国医科大学	胡树煜	锦州医科大学
孙晓杰	山东大学	洪　峰	贵州医科大学
杜　建	北京大学	袁永旭	山西医科大学
杜志银	重庆医科大学	高力军	哈尔滨医科大学

编写秘书

于微微　（兼）

人民卫生出版社
·北　京·

图书在版编目（CIP）数据

卫生信息及大数据管理/胡西厚主编. —北京：
人民卫生出版社，2023.6
全国高等学校卫生管理专业第三轮规划教材
ISBN 978-7-117-34665-8

Ⅰ. ①卫… Ⅱ. ①胡… Ⅲ. ①医学信息－信息管理－
医学院校－教材 Ⅳ. ①R-0

中国国家版本馆 CIP 数据核字（2023）第 051207 号

| 人卫智网 | www.ipmph.com | 医学教育、学术、考试、健康，购书智慧智能综合服务平台 |
| 人卫官网 | www.pmph.com | 人卫官方资讯发布平台 |

卫生信息及大数据管理
Weisheng Xinxi ji Dashuju Guanli

主　　编：胡西厚
出版发行：人民卫生出版社（中继线 010-59780011）
地　　址：北京市朝阳区潘家园南里 19 号
邮　　编：100021
E - mail：pmph @ pmph.com
购书热线：010-59787592　010-59787584　010-65264830
印　　刷：人卫印务（北京）有限公司
经　　销：新华书店
开　　本：850×1168　1/16　　印张：17
字　　数：480 千字
版　　次：2023 年 6 月第 1 版
印　　次：2023 年 7 月第 1 次印刷
标准书号：ISBN 978-7-117-34665-8
定　　价：68.00 元
打击盗版举报电话：010-59787491　E-mail：WQ @ pmph.com
质量问题联系电话：010-59787234　E-mail：zhiliang @ pmph.com
数字融合服务电话：4001118166　E-mail：zengzhi @ pmph.com

全国高等学校卫生管理专业
第三轮规划教材修订说明

我国卫生管理专业创办于 1985 年，第一本卫生管理专业教材出版于 1987 年，时至今日已有 36 年的时间。随着卫生管理事业的快速发展，卫生管理专业人才队伍逐步壮大，在教育部、国家卫生健康委员会的领导和支持下，教材从无到有、从少到多、从有到精。2002 年，人民卫生出版社成立了第一届卫生管理专业教材专家委员会。2005 年出版了第一轮卫生管理专业规划教材，其中单独编写教材 10 种，与其他专业共用教材 5 种。2011 年，人民卫生出版社成立了第二届卫生管理专业教材评审委员会。2015 年出版了第二轮卫生管理专业规划教材，共 30 种，其中管理基础课程教材 7 种，专业课程教材 17 种，选择性课程教材 6 种。这套教材出版以来，为我国卫生管理人才的培养，以及医疗卫生管理事业教育教学的科学化、规范化管理作出了重要贡献，受到广大师生和卫生专业人员的广泛认可。

为了推动我国卫生管理专业的发展和学科建设，更好地适应和满足我国卫生管理高素质复合型人才培养，以及贯彻 2020 年国务院办公厅发布《关于加快医学教育创新发展的指导意见》对加快高水平公共卫生人才培养体系建设，提高公共卫生教育在高等教育体系中的定位要求，认真贯彻执行《高等学校教材管理办法》，从 2016 年 7 月开始，人民卫生出版社决定组织全国高等学校卫生管理专业规划教材第三轮修订编写工作，成立了第三届卫生管理专业教材评审委员会，并进行了修订调研。2021 年 7 月，第三轮教材评审委员会和人民卫生出版社共同组织召开了全国高等学校卫生管理专业第三轮规划教材修订论证会和评审委员会，拟定了本轮规划教材品种 23 本的名称。2021 年 10 月，在武汉市召开了第三轮规划教材主编人会议，正式开启了整套教材的编写工作。

本套教材的编写，遵循"科学规范、继承发展、突出专业、培育精品"的基本要求，在修订编写过程中主要体现以下原则和特点。

1. **贯彻落实党的二十大精神，加强教材建设和管理** 二十大报告明确指出，人才是第一资源，教育是国之大计、党之大计，要全面贯彻党的教育方针、建设高质量教育体系、办好人民满意的教育，落脚点就是教材建设。在健康中国战略背景下，卫生管理专业有了新要求、新使命，加强教材建设和管理，突出中国卫生事业改革的成就与特色，总结中国卫生改革的理念和实践经验，正当其时。

2．凸显专业特色，体现创新性和实用性　本套教材紧扣本科卫生管理教育培养目标和专业认证标准；立足于为我国卫生管理实践服务，紧密结合工作实际；坚持辩证唯物主义，用评判性思维，构建凸显卫生管理专业特色的专业知识体系，渗透卫生管理专业精神。第三轮教材在对经典理论和内容进行传承的基础上进行创新，提炼中国卫生改革与实践中普遍性规律。同时，总结经典案例，通过案例进行教学，强调综合实践，通过卫生管理实验或卫生管理实训等，将卫生管理抽象的知识，通过卫生管理综合实训或实验模拟课程进行串联，提高卫生管理专业课程的实用性。以岗位胜任力为目标，培养卫生领域一线人才。

3．课程思政融入教材思政　育人的根本在于立德，立德树人是教育的根本任务。专业课程和专业教材与思想政治理论教育相融合，践行教育为党育人、为国育才的责任担当。通过对我国卫生管理专业发展的介绍，总结展示我国近年来的卫生管理工作成功经验，引导学生坚定文化自信，激发学习动力，促进学生以德为先、知行合一、敢于实践、全面发展，培养担当民族复兴大任的时代新人。

4．坚持教材编写原则　坚持贯彻落实人民卫生出版社在规划教材编写中通过实践传承的"三基、五性、三特定"的编写原则："三基"即基础理论、基本知识、基本技能；"五性"即思想性、科学性、先进性、启发性、适用性；"三特定"即特定的对象、特定的要求、特定的限制。在前两轮教材的基础上，为满足新形势发展和学科建设的需要，与实践紧密结合，本轮教材对教材品种、教材数量进行了整合优化，增加了《中国卫生发展史》《卫生管理实训教程》。

5．打造立体化新形态的数字多媒体教材　为进一步推进教育数字化、适应新媒体教学改革与教材建设的新要求，本轮教材采用纸质教材与数字资源一体化设计的"融合教材"编写出版模式，增加了多元化数字资源，着力提升教材纸数内容深度结合、丰富教学互动资源，充分发挥融合教材的特色与优势，整体适于移动阅读与学习。

第三轮卫生管理专业规划教材系列将于2023年秋季陆续出版发行，配套数字内容也将同步上线，供全国院校教学选用。

希望广大院校师生在使用过程中多提宝贵意见，为不断提高教材质量，促进教材建设发展，为我国卫生管理及相关专业人才培养作出新贡献。

全国高等学校卫生管理专业
第三届教材评审委员会名单

顾　　问　李　斌

主任委员　梁万年　张　亮

副主任委员　孟庆跃　胡　志　王雪凝　陈　文

委　　员 （按姓氏笔画排序）

马安宁　王小合　王长青　王耀刚　毛　瑛
毛宗福　申俊龙　代　涛　冯占春　朱双龙
邬　洁　李士雪　李国红　吴群红　张瑞华
张毓辉　张鹭鹭　陈秋霖　周尚成　黄奕祥
程　峰　程　薇　傅　卫　潘　杰

秘　　书　姚　强　张　燕

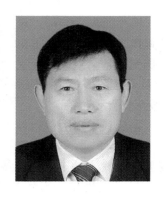

胡西厚

　　1966年10月出生于山东省郓城县。三级教授，硕士研究生导师。现任滨州医学院教育质量战略与政策研究中心主任，第一届山东省高校教育督导员。兼任山东省医学会医学信息学分会副主任委员等学术职务。

　　从事卫生事业管理、卫生信息管理及应用数学等领域教学科研工作34年。先后主持及完成国家级、省部级科研课题20余项，主编或副主编国家卫生和计划生育委员会"十二五"规划教材、卫生部"十一五"规划教材、教育部大学计算机课程改革项目规划教材、全国高等医药院校规划教材、山东省"十二五"医学人文系列规划教材等多部教材，其中由人民卫生出版社出版的国家卫生和计划生育委员会"十二五"规划教材《卫生信息管理学》获得山东省普通高等教育一流教材。

副主编简介

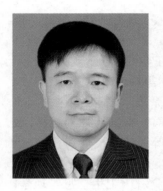

洪　峰

1973年2月出生于贵州省遵义市。博士，教授，博士研究生导师。现任贵州医科大学公共卫生与健康学院院长，兼任教育部高等学校公共卫生与预防医学类专业教学指导委员会委员、中国环境诱变剂学会致癌专业委员会副主任委员、中国毒理学会毒理学教育专业委员会常务委员、中华医学会地方病学分会委员、中华预防医学会公共卫生教育分会委员等。

从事公共卫生与预防医学教学科研工作22年。先后获中华医学科技奖二等奖1项，贵州省科学技术进步奖二等奖2项、三等奖1项，贵州省青年科技奖，入选贵州省优秀青年科技人才。主编或副主编教材9部，获贵州省高等教育教学成果奖特等奖1项、贵州省研究生教学成果奖特等奖2项。承担国家重点研发计划课题、国家自然科学基金等课题20余项，发表论文140余篇。

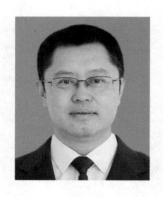

胡树煜

1975年5月出生于辽宁省彰武县。教授，硕士研究生导师。现任锦州医科大学生物信息工程学院副院长，兼任全国高校人工智能与大数据创新联盟理事、辽宁省计算机学会理事、全国高等院校计算机基础教育研究会会员、中国机械工业教育协会高等工程教育学科专业教学委员会委员、辽宁省医学会医学教育学分会会员。

从事卫生信息管理及计算机应用等领域教学科研工作25年。为辽宁省线上线下混合式一流本科课程负责人，获锦州医科大学"教学名师"称号。先后主持及完成省部级科研课题8项，在核心期刊发表学术论文70余篇，主编或副主编国家级、省部级规划教材等16部。

前　言

　　云计算、大数据、物联网和人工智能等新一代信息技术不断涌现及其在医疗服务、公共卫生与健康管理、医药研发和科技创新、行业管理等卫生健康领域的广泛应用产生了海量数据和信息，形成了卫生信息及大数据。开展卫生信息及大数据开发研究与应用管理，既可以极大地赋能临床诊断、疾病预防控制、医疗保险、社区服务、卫生决策等实践，为卫生健康事业改革发展和保障人民健康提供新动力，又可以极大地促进卫生管理专业内涵与外延的拓展，推动卫生数据与信息收集处理及评价利用技术的新变化。

　　全球加速迈进数字化发展快车道，数字化、网络化、智能化等正在促进行业转型升级，重塑管理服务模式。特别是在新冠疫情深刻冲击和挑战全球医疗卫生体系背景下，数字技术在卫生健康领域的应用更加广泛、影响更加深刻。面对数字化变革带来的机遇与挑战，如何紧密结合卫生健康行业应用需求和新一代信息技术发展大势，加强卫生信息及大数据管理，培育符合新时代卫生事业管理所需之才，为防范化解重大疫情和突发公共卫生风险、建设健康中国、推动卫生健康事业高质量发展提供坚强的技术和人才支撑，是卫生管理专业教育者的时代命题和共同责任。因此，在 14 位国内卫生管理及相关专业学者专家的共同努力下，完成了《卫生信息及大数据管理》教材的编写工作。

　　教材注重学科知识的实用性、系统性、发展性及创新性，以数据与信息及新一代信息技术在卫生健康领域的应用场景为主线，遵循卫生信息管理学科知识的形成与发展逻辑，架构了卫生信息管理、卫生信息系统、健康医疗大数据三大模块内容。卫生信息管理模块包括第一章至第六章，涵盖卫生信息管理的基本理论、基本知识、基本技能等内容；卫生信息系统模块包括第七章至第九章，涵盖目前卫生健康领域常见的医院信息系统、公共卫生信息系统、社会医疗保险信息系统三大应用系统等内容；健康医疗大数据模块包括第十章至第十三章，涵盖大数据概述、健康医疗大数据概述、健康医疗大数据管理以及健康医疗大数据的应用与发展等内容。教材内容既贴近于现实需求又考虑到学科知识融合贯通，努力形成完整的学科专业知识体系，具有较强的适用性。

　　教材编写团队由国内 13 所高校具有卫生管理、卫生信息及大数据管理等方面丰富教学经验的学者专家组成，在编写过程中充分征求了卫生管理相关专业领域的学者专家意见和建议，教材内容具有很强的科学性与实用性。本教材既适用于卫生管理专业、卫生信息管理专业学生，亦可适用于公共卫生专业以及卫生健康领域从事信息管理的工作者。

　　在教材编写过程中，我们参考了国内外多种相关教材和论著，吸收了国内外学者的许多研究成果，因篇幅所限，不能一一列出，只能将主要的作为"推荐阅读"列于书后，在此一并致以诚挚的谢意！尽管我们付出了很大的努力，但由于水平有限，书中的错误和不当之处在所难免，热忱欢迎读者批评指正！

胡西厚

2023 年 5 月

目　　录

第一章　卫生信息管理概述

新一代信息技术在医药卫生领域的应用正在重塑医药卫生管理与服务模式，并快速推进卫生信息化发展。卫生信息管理学是一门由医学、管理学、计算机科学与技术等相关学科交叉融合形成的新兴学科，其以信息技术为主要工具，以卫生信息管理实践活动为研究对象，主要研究医药卫生领域内各种信息管理实践活动及其发展规律。卫生健康信息化进程的持续推进，对卫生信息管理提出了新的要求。本章主要介绍信息与信息管理、卫生信息与卫生信息管理的基本概念与理论，卫生信息化的概述与发展状况、我国卫生信息化成效与未来展望等内容。

第一节　信息与信息管理

一、信息的内涵、特征与类型

当今社会信息无处不在，无时不有，拥有信息的数量多少与质量高低已在一定程度上成为组织实力的象征。信息在组织决策中具有决定性作用，正确理解和把握信息的内涵、准确洞悉信息的本质是进行信息管理的基础，是开展信息管理活动的前提。

（一）信息的内涵

"信息"一词由来已久。从古至今，人们对信息的理解已经从最初的表象层面逐渐深入到本质层面，不同的学者从不同角度对信息的内涵进行了阐述。

早期，人们对信息的理解仅仅停留在字面上。我国古代"信息"一词仅作为音信或消息的代名词。在西方，information（信息）和 message（消息）两个词汇在许多场合是相互通用的；在牛津字典中，信息意为谈论的事情、新闻和知识。

最早把信息作为科学对象进行研究的是通信领域。通信科技工作者为了解决传输信息中的各种问题，需要深入研究信息的本质及其度量方法。1928 年哈特莱（R. V. L. Hartley）在《贝尔系统技术》杂志上发表了题为《信息传输》的论文，他在文中提出"信息是指有新内容、新知识的消息"，并将信息理解为选择通信符号的方式，用选择的自由度来计量这种信息的大小。1948 年同样在《贝尔系统技术》杂志上，信息论奠基人香农（C. E. Shannon）发表了具有划时代意义的论文《通信的数学理论》，对信息进行了明确的定义，认为信息就是通信的内容，"信息是用来减少随机不确定性的东西"。1950 年，控制论奠基人维纳（N. Wiener）在《人有人的用处：控制论与社会》一书中将信息概念引入控制论，将信息与人的认识、动物的感知联系在一起，将信息描述为"对外界进行调节，并使调节为外界所接受时，与外界相互作用所交换的内容的名称"。他把人与外部环境交换信息的过程看作是一种广义的通信过程，试图从信息自身具有的内容属性角度定义信息。1975 年，朗高（G. Longo）在其出版的专著《信息论：新的趋势与未解决问题》中指出："信息是反映事物的形成、关系和差别的东西，它包含在事物差异之中，而不是事物本身"。

20 世纪 80 年代前后，贝尔、奈斯比特、托夫勒等人把信息融入社会的各个领域，信息成为描述与预测社会发展的重要因素，成为社会公众所瞩目的事物。目前，信息已不再是单纯的科学术语或技术名词，而是社会共有的、普遍化的术语，深入到社会各个领域，且不同学术领域对信息的内涵认识不同。哲学界认为信息是物质存在方式和状态的自身显示、再显示,以及认识和实践主体对信息的主观把握和创造。经济学界认为信息是反映事物特征的形式,是与物质、能量并列的客观世界的三大要素之一,是管理和决策的重要依据。图书情报学界认为信息是读者通过阅读或其他认知方法处理记录所理解的内容,不能脱离外在的事物或读者而独立存在,它与文本和读者以及记录和用户之间的交互行为相关,是与读者大脑中的认知结构相对应的。在信息资源管理研究领域,信息是数据处理的最终产品,即信息是经过采集、记录、处理,可用检索的形式存储的事实或数据。

随着科学技术和经济的发展,人们对信息的认识水平不断提高,信息的概念也在不断扩展。在综合上述信息定义和学者们对信息研究成果的基础上,本书认为信息(information)是客观世界中各种事物变化和特征的反映,是客观事物之间相互作用和联系的表征,是客观事物经过感知和认识后的再现。

(二)信息的特征

1. 客观性与普遍性 信息是事物存在、运动及相互关联的状态与方式的客观反映,普遍存在于自然界与人类社会中,也存在于人类的思维和精神领域,事物运动的客观性和普遍性决定了信息的客观性与普遍性。

2. 价值性与共享性 所谓价值性,主要是指信息的知识性和技术性,无论是自然信息还是社会信息都有特定的意义和价值,没有意义的信息是不存在的;使用上的共享性是信息与物质、能源的最大区别,与物质、能源利用表现的占有和消耗不同,信息可以被多个信息接收者同时拥有,而不影响信息的完整。

3. 依附性与独立性 信息本身是抽象的,信息的存储、传递和交流必须依附在一定的物质载体之上。在某种意义上讲,没有信息载体就没有信息本身,信息就不能被人们所感知和利用。但与此同时,信息也具有独立性,表现在信息的内容和性质不会因物质载体不同而改变。信息这一性质使得人们能够对信息进行各种加工处理和变换。

4. 动态性与时效性 信息是事物在特定时刻存在方式和运动状态的表征,动态性体现在随着客观事物的变化,其存在和运动状态的信息也随之变化。信息的功能、作用和效益是随着时间的变化而改变的,信息需要在恰当的时刻得以利用才会发挥其最大的效能。因此,信息具有时效性。时效性强调适时,要求在信息获取、组织、传播、利用时必须要树立时效观念,把握时机。但需注意信息的时效性并不意味着生产出来的信息越早利用越好,利用者要在适宜的时机下使信息充分发挥作用。

5. 传输性与再生性 信息可以借助载体在一定条件下存储,表达信息的方式和承载信息的载体可以相互转换,在适当条件下可进行跨越时空的移动,体现信息的传输性;再生性是指信息在使用过程中不仅不会被消耗掉,而且还可能被加工产生新的信息。在一定程度上说,信息的再生过程就是加工过程。这种特性使得人类社会能够进行有效的信息交流和沟通,而且能够进行知识的积累和传播,扩大了信息的价值性。

(三)信息的类型

信息现象的复杂性和应用领域的广泛性,决定了信息类型的多样性。基于不同的标准,可以将信息划分为不同的类别。

1. 按照信息产生的领域划分 信息可分为生命信息和非生命信息。生命信息指产生于动植物界、人类社会等有生命的有机界之中的信息;非生命信息指产生于建筑物、宇宙空间、地质等无生命的无机界之中的信息。

2. 按照知识学科门类划分 信息可分为自然科学信息、社会科学信息、综合性信息。知识学科门类的划分决定了知识学科门类信息的划分,知识学科门类可按照学科体系继续细分,有多少知识学科门类就有多少属于该学科门类且具有该学科门类特点的信息。

3．按照信息的传递范围划分　信息可分为公开信息、内部信息、机密信息。公开信息是指传递和使用的范围没有限制、可在国内外公开发表的信息；内部信息是指传递范围受到限制，只供内部掌握和使用的信息；机密信息是指必须严格限定使用范围的信息，可进一步划分为秘密信息、机密信息和绝密信息等类型。

4．按照信息的存在形式划分　可分为记录型信息与非记录型信息。记录型信息指经编码化并予以记录的信息，可按载体材料和存储技术进一步划分为纸介信息、缩微信息、声像信息、数字信息等；非记录型信息指以非编码化方式存在的信息，包括实物信息、口头信息、思维信息等。

5．按照信息的加工深度划分　信息可分为零次信息、一次信息、二次信息、三次信息。

（1）零次信息：零次信息指信息被编码化之前的存在状态，也就是思维信息、体态信息或口头信息。这些信息规模比较庞大，但可能比较零散，且有些难于编码化，但其价值有时候比其他信息更高。

（2）一次信息：一次信息指以作者本人的研究工作或研制成果为依据撰写、制作、发布的信息，又称为原始文献或第一手资料，包括已经正式出版和公开发行的图书、期刊论文、会议文献、专利说明书、技术标准等，也包括未公开发表的实验记录、会议记录、内部档案、论文草稿、日记、信件等，还包括半公开的灰色文献，如研究报告、调研报告、行业协会资料等。一次信息在内容上比较具体、详细、系统化、原创性强，是人们利用的主要对象。

（3）二次信息：二次信息记录的是关于一次信息的信息，指为了便于管理和利用大量分散无序的一次信息，信息工作者对一次信息进行整理、加工、提炼和压缩后按照一定的方法编辑、出版或累积起来的信息，习惯上也称为二手资料，以目录、题录、索引、手册、名录等形式出现的信息都属于二次信息，其价值在于提供一次信息的线索。

（4）三次信息：三次信息指根据一定的目的和需求，在大量利用有关一次信息、二次信息和其他三次信息的基础上，对有关信息和知识进行综合分析、提炼、重组、概括而成的信息，一般以述评、综述、领域进展性出版物以及文献指南或书目指南等形式出现，具有综合性高、系统性好、参考价值高等特点。

6．按照信息的逻辑层面划分　信息可分为语法信息、语义信息、语用信息。

（1）语法信息：语法信息是信息的第一个层次，仅客观地反映事物的存在方式和运动状态，而不揭示事物发展变化的内涵和意义。

（2）语义信息：语义信息是信息的第二个层次，它是指认知主体感知或表达的事物的存在方式和运动状态的逻辑含义，不仅反映事物变化发展的状态，还揭示事物运动变化的意义。

（3）语用信息：语用信息是信息的第三个层次，也是最高层次，它是指认知主体感知或表达的事物的存在方式和运动状态相对于某种目的所具有的效用，也就是信息中蕴含的内容被信息接收者接收之后将产生的效果和作用，从事信息管理主要是研究语用层次上的信息现象。

7．按照信息的格式划分　信息可分为结构化信息、非结构化信息和半结构化信息。结构化信息指信息可分解成多个互相关联的组成部分，各组成部分之间有明确的层次结构，其使用和维护通过数据库进行管理，并有一定的操作规范；非结构化信息是指信息的形式相对不固定，常常是各种格式的文件，如电子文档、电子邮件、网页、视频文件和多媒体等；半结构化信息是指此信息中既包含结构化的信息也包含非结构化的信息。在进行数据分析处理时更关注结构化信息。

此外，还可以按照信息的内容划分，信息分为经济信息、科技信息、政治信息、文化信息等；按照信息的感知方式，信息可分为直接信息和间接信息；按照信息运动状态，信息可分为动态信息和静态信息；按照信息的效用划分，信息可分为有用信息、无用信息和干扰信息等。在开展信息管理工作中，根据需要灵活选择适用的信息类型。

二、信息管理的概念与对象

（一）信息管理的概念

作为专业术语，信息管理是在信息量迅速增长、信息技术日新月异、信息产业强劲发展的二十世纪六七十年代出现的。时至今日，信息管理已成为人类社会管理活动的一部分，广泛存在于社会各个方面，形成了一个多因素、多层次的复杂系统。随着信息作为个人、组织和社会生存与发展的战略资源地位的不断提升，各国政府和组织都把信息管理视为管理活动的重要内容。从一定意义上说，信息管理的进步与发展推动着人类社会的不断进步。

学者们对信息管理的理解各有所见。综合学者们的论述，本书从广义和狭义两个角度理解信息管理（information management）：从广义上，信息管理不仅仅是对信息本身的管理，而且是对信息活动中的各种要素（信息、信息人员、信息设备、信息机构、信息技术等）的合理组织与控制，以实现信息及有关资源的合理配置，从而有效满足社会的信息需求；从狭义上，信息管理是对信息本身的管理，即采取一定的技术方法和手段对信息进行组织、控制、加工、规划等，并将其引向预定目标。

（二）信息管理的对象

信息管理始终是沿着"查（查找、检索）—存（保存、贮存）—理（组织、加工）—传（传播、传递）—用（利用、使用）"这一思路向前发展的。可以说，信息管理就是对信息资源及其开发利用活动的管理，其根本目的是控制信息流向，实现信息的效用与价值。因此，信息管理的对象主要包括信息资源和信息活动。

1. 信息资源　信息资源（information resources）是一个集合概念，指人类社会信息活动中积累起来的，以信息为核心的各类信息活动要素的集合，它涉及信息生产、加工、传播、利用等整个信息劳动过程的各个要素，包括信息劳动的对象——信息，信息劳动的工具——信息技术与设备，信息劳动者——信息人员。其中，信息是核心要素，但并不是所有的信息都是信息资源，只有那些经过人类开发、组织、系统化后的信息才可称为信息资源；信息技术与设备是有效进行信息管理的强有力的手段；信息人员是控制信息内容、协调信息活动的主体，如信息生产人员、信息管理人员、信息服务人员等。信息、信息技术与设备、信息人员三个要素是紧密联系在一起的，其中任何一个要素都不可能单独发挥作用。只有将它们按一定的原则加以配置，使各要素之间相互联系、相互作用，它们才能共同构成具有统一功能的有机整体，才能显示出其价值。而这种价值的大小又在很大程度上取决于上述三要素的配置方式和配置效率，即信息资源价值的大小不取决于信息资源本身，而取决于对信息资源的管理。

2. 信息活动　信息活动（information activities）是指人类社会围绕信息资源的产生、获取、存储、加工、传播与利用等一系列过程而开展的管理活动与服务活动。信息活动本质上是为了生产、传递和利用信息资源。

从过程上看，信息活动可以分为信息资源形成与开发利用两个阶段。信息资源形成阶段的特点是以信息的产生、获取、加工、处理、存储为展开过程，目的在于形成可供利用的信息资源；信息的开发利用阶段以对信息资源的检索、传播、分析、选择、评价、利用等活动为特征，目的在于发挥信息资源的价值，实现信息管理的目标。

从层次上看，人类信息活动可以分为三个层面：个人信息活动、组织信息活动、社会信息活动。个人信息活动是社会中的个体获取、整理和开发利用信息资源的活动。个体信息活动效率取决于个体信息素质，包括个人的智力水平、信息技术能力和知识素质等。组织信息活动即组织收集、处理和开发利用其内部信息资源和外部信息资源，以实现组织的目标、完成组织安排的活动。专业信息服务机构的信息活动通常以开发信息系统为特征，信息系统往往体现其信息活动的效率和水平。社会信息活动即社会规模的信息资源开发和利用活动,体现为社会规模的信息产业发展和社会信息化水平。

简单地说,信息管理就是以信息资源和信息活动为对象的一种管理活动。对信息资源的管理是信息管理的静态方面,它关心的是信息资源开发和利用的程度;对信息活动的管理则是信息管理的动态方面,它关注的是信息资源开发利用的效果。两者往往是结合在一起的,单纯地把信息资源作为信息管理的研究对象而忽略信息活动或者反之都是不全面的。

三、信息管理的原则与类型

（一）信息管理的原则

信息管理的最终目标是合理开发并有效利用信息资源,使信息成为推动社会、政治、经济及科技发展的重要力量。为了实现这一目标,信息管理实践过程中必须要遵循一定的原则,即一套信息管理特有的管理思想和行为准则。

1. 适时准确原则　信息在不同的时期具有不同的价值,应在最短的时间内完成信息的获取、组织、加工、存储,在最恰当的时机进行传播和利用,同时要注意客观地反映事物的存在方式和运动状态,确保信息的准确性并注重信息反馈,做到及时与适时。

2. 经济实用原则　信息管理是为主体的生存和发展服务的,这要求信息管理要实现一定的经济效益和社会效益。因此,在开展信息管理活动过程中,应以效益为导向,强调实用,适当即可,严禁片面求全、求大、求快。

3. 系统激活原则　信息管理者需要以系统的观点和方法看待信息资源及信息活动,在开展信息搜索激活信息时,要统筹全局,进行全面系统的分析,以求获得满意的结果,要求具有强烈的搜索意识、明确的搜索范围和有效的搜索方法。

4. 整序共享原则　为了充分发挥信息的潜在价值,防止大量无序的信息造成的混乱与污染,需要对获取到的信息按某种特征进行排序整理,促进合理范围内的信息共享。但要注意,共享只能在有某种共同利益的有限范围内实行,要求范围内的组织或成员共享自己的信息,同时又要防范范围外的组织或个人占有本范围的信息。前者叫"贡献原则",后者叫"防范原则",也叫"安全原则"。

（二）信息管理的类型

由于信息管理的外延宽广,因此可以多方面、多角度划分信息管理的类型。

1. 按照管理的信息载体类型划分　信息管理可分为实物信息管理、文献信息管理、网络信息管理。

2. 按照管理的信息交流活动环节划分　信息管理可分为信息生产、信息收集保存(信息资源建设)、信息资源程序开发、信息配置传播服务、信息利用等环节的管理。

3. 按照管理的信息所归属的领域划分　信息管理可分为企业信息管理、行政信息管理、农业信息管理、教育信息管理、科技信息管理、市场信息管理、军事信息管理、文体信息管理等。

4. 按照信息管理的层次划分　信息管理可分为宏观信息管理、中观信息管理、微观信息管理。

5. 按照信息管理阶段划分　信息管理可分为手工管理、系统与技术管理、资源管理、知识管理。

四、信息管理的发展

综合不同学者对信息管理发展历史的论述,本书将信息管理的发展划分为四个典型的阶段:传统管理阶段、技术管理阶段、资源管理阶段、知识管理阶段。这四个阶段分别对应着不同的管理任务、内容和方法。

（一）传统管理阶段（古代至 20 世纪 40 年代）

该阶段以信息源的收集管理为核心与重点，以图书馆为象征，同时也包含档案管理和其他文献资料管理，也被称为文献管理时期。

早在原始社会信息管理的雏形就已经出现。一些民族部落设立专人负责背诵、记忆本民族的历史，向后人传递这些信息。文字发明后，人们开始把信息记录在各种天然载体上，如甲骨、树皮、泥版等；造纸术发明之后，纸张的广泛流传使信息载体发生了历史性的变化，天然载体逐渐让位于纸质载体；印刷术的发明为纸质文献的大规模生产与应用提供了条件，使人们广泛利用文献成为可能。随着人类社会的发展，记录人类经验、知识、历史信息的文献越来越多，对文献的需求也越来越强烈，但文献分散无序、内容庞杂，给人们查找和利用信息带来了困难，图书馆便应运而生。随着社会分工的细化，图书馆工作先后与档案工作、情报工作分离，形成了图书、档案、情报工作三者并立的局面。

这一阶段信息管理的特征主要是：管理的对象以文献为主；管理手段主要以手工操作为主；管理的内容侧重于文献的收藏，同时进行文献的整理、加工和提供文献利用服务；信息管理所面临的矛盾是迅速增长的信息积累与日益发展变化的信息需求之间的矛盾。

（二）技术管理阶段（20 世纪 50 年代至 80 年代）

该阶段以信息流（载体和通道）的控制为核心，试图利用现代信息技术实现对信息流的控制，以计算机为工具，以自动化处理和信息系统建造为主要工作内容。该时期以信息技术和信息系统为象征，信息管理进入一个新的历史时期。

计算机科学与技术飞速发展，带动了信息技术和信息系统的快速发展，信息技术与信息系统应用到信息管理领域中，取代了传统的手工操作，大大提高了信息处理与交流的效率。20世纪 50 年代，在科学研究领域的计算机系统和数据传输加工系统基础上，出现了管理信息系统（management information system，MIS），之后陆续出现了信息检索系统（information retrieval system，IRS）、办公自动化系统（office automation system，OAS）、决策支持系统（decision support system，DSS）、经理信息系统（executive information system，EIS）、战略信息系统（strategic information system，SIS）等。借助于这些信息系统，图书馆也发生了改变，实现了自动化和数字化。同时，信息管理这一概念与意识也从图书馆和情报中心范围内扩展至企业、政府机构等各项活动之中，出现了企业信息管理、政府信息管理等各行各业的信息管理。

这一阶段信息管理的特征主要是：信息管理以信息技术为标志，以信息系统为代表，所面临的矛盾是信息膨胀与信息处理、信息检索难以满足信息需求不断增长变化的矛盾。信息管理手段是广泛使用信息技术、网络技术，大大提高了信息加工、存储、检索、传播的效能，但信息管理还是停留在操作层面和运行层面，信息管理的性质开始从信息事业部门走向政府与企业，其性质开始转向产业性质。但这种纯技术的信息管理逐渐暴露出许多问题和缺陷，管理上的一些与人相关的问题很难用技术来解决，这就需要重新思考信息管理的方向。

（三）资源管理阶段（20 世纪 80 年代至 90 年代）

该阶段的主要目标是将信息看作资源，对信息实施资源性管理，强调从多种角度对人类社会信息活动及相关要素实现综合管理。该阶段的信息管理是一种综合性、全方位的集成管理，强化了信息管理中经济、社会、人文因素的作用，使信息管理上升到一个新的层次。

20 世纪 70 年代末至 80 年代初，美国开始实施这种新的管理模式。信息管理的重点由对信息载体、信息流的管理转向对信息资源的管理。在这一阶段，信息被认为是个人、组织和社会生存与发展的战略资源，并且这种认识指导着社会信息活动。20 世纪 90 年代以后网络得到迅猛发展，给人们带来了丰富的信息资源，彻底改变了人们获取信息、利用信息的方式，但随之也带来了信息污染、信息犯罪、信息侵权等负面影响。为了解决这些问题，必须综合技术、经济、人文、法律等多种手段，从规范信息标准、明确知识产权等方面保证信息管理工作的正确走向。

此阶段较之前两个阶段具有如下显著特点：突出从经济角度进行信息管理，把信息看成是一种重要的资源；将技术因素和人文因素结合考虑实行综合管理；在战略和规划的高层次上强化信息管理。但信息资源管理仍然存在较大局限性，主要表现在以下四个方面：①仅仅关注显性知识尤其是记录型信息的管理，而忽视了对知识体系中占较大比重的隐性知识的管理，从而大大限制了其管理范围和信息管理效能的发挥；②仅仅关注人类智力劳动的最终成果——记录型信息，而无视获得这一成果的学习与创新过程，因而无法将信息的吸收与创造（生产）过程纳入管理范畴，不能实现全方位的信息管理；③仅仅关注将信息提供给利用者，而对利用者产生需求信息的根本原因重视不够，致使难以将信息升华为知识，限制了信息效用价值的实现；④仅仅关注信息在组织内部的免费流动，未能将信息看作一种资产，以资产管理的方式来管理和运作信息，影响了组织对信息的评价。

（四）知识管理阶段（20世纪90年代至今）

知识管理是在弥补信息资源管理的缺陷基础上发展起来的，是一种重视与人打交道的信息管理活动，其实质是将结构化与非结构化的信息和人们利用这些信息的规则联系起来。知识管理重视学习、知识资产、竞争优势和创新，知识管理意味着创造性、创新能力、灵活性及适应性，重视智力的作用，并试图增强组织在这些方面的能力。知识管理重视团队成员的联合并鼓励经验和知识的共享，尽管知识管理也大量采用现代信息技术支持员工之间的交流，但其核心是对知识的创造、应用、学习、理解和协商。

信息管理经历的四个发展阶段反映了不同时期信息管理的主导因素，但是要注意这四个时期不是相互孤立、前后更替的，而是相互重叠、互相促进的。资源管理和知识管理阶段是信息管理的高级阶段，在这两个阶段中，人人都是信息的生产和利用者，人人都参与到信息管理活动中，信息无处不在，信息管理无处不在。现代信息管理正从分散、孤立、局部地解决问题走向系统、整体、全局地解决问题，从辅助性配角地位向决策性主角地位转变，加强信息管理工作已经成为推动我国信息事业发展的需要，深化信息管理理论研究是刻不容缓的历史任务。

五、信息管理理论学派

信息管理理论的形成起始于美国20世纪70年代后期，萌芽于工商管理领域和政府部门，以信息资源管理思想为基础，逐步形成了"信息系统学派"和"记录管理学派"。20世纪80年代中期，信息管理理论引起了文献和情报领域研究人员的极大兴趣，图书馆学和情报学的思想大量渗透至相关学术文献中，由此形成了"信息管理"流派。进入20世纪90年代后，信息管理迅速传遍世界各地，参与该领域研究的学者们知识背景日益丰富，因而对信息管理提出了更多新的见解。

（一）信息系统学派

信息系统学派是欧美信息资源管理理论的主流学派，其代表人物主要有：F. W. 霍顿、D. A. 马钱德、J. 迪博尔德等。信息系统学派的理论主要产生于信息技术在企业管理中的各种应用，以建立满足企业需求的信息系统为主要目的。信息系统学派分别从技术和管理两个层面研究信息系统，以推动系统的进步，从而更好地满足客户需求。信息系统学派强调将信息看作一种组织资源，对信息系统建设进行投入产出分析，注重信息的资源特性和经济特性；将信息看作是信息资源管理的载体，侧重研究其组织形式；重视信息系统在信息资源管理中的应用，利用信息技术实现信息的有效管理；将信息资源管理提升到战略管理，强调从信息资源中识别发展机会，用信息战略赢得竞争优势，特别注重案例研究和集体研究。信息系统学派面向的对象主要是工商管理领域的管理者、管理信息系统专业的师生及一般的信息管理者，较少反映图书馆学、档案学、情报学等学科的内容。

（二）记录管理学派

记录管理理论是与办公室文件处理有关的一种信息资源管理理论，有广阔的应用市场，尤其在欧美各国流传甚广，影响较大。记录管理学派的代表人物是 B. R. 瑞克斯、K. F. 高、M. 库克等。记录管理学派的主要观点有：信息资源即记录，它是组织的重要资源和财产；高效率的记录管理有助于实现组织目标；记录有其生命周期，即记录的创造、采集、储存、检索、分配、利用和维护等；不能狭隘地将"记录"理解为"文书记录"，存放于各种媒体的文献信息都是记录；记录管理离不开多种媒体的集成管理。

记录管理学派的不足主要有：没有上升到战略管理层次，依其理论内容而言，记录信息管理介于经验学科和理论学科之间；未能真正统一文献信息管理，它所讨论的主要内容依然是信函、文件、报告、表格和缩微品等，其实质是一种扩大化的档案和文书管理；虽然也应用了信息系统理论和管理理论，但只是一个框架，所含的内容仍是记录管理内容。

（三）信息管理学派

信息管理学派是信息管理理论学派中内部差别最大的，不同研究学者的成果各具特色，其代表人物有 W. J. 马丁、B. 克罗宁、T. H. 达文波特、K. A. 斯特洛特曼、卢泰宏、胡昌平、符福桓、王万宗等。马丁的信息管理理论主要涉及信息管理的内涵、意义、要素、原则、认知、制约因素和实施过程等。克罗宁和达文波特的信息管理理论主要致力于不同信息学科理论的统一，他们试图从直觉入手，运用模型、隐喻及相关分析方法剖析信息管理的深刻内涵，并使之上升到一般理论的层次。斯特洛特曼将信息管理理论界定在信息服务内部，并通过运用"信息的经济转换过程模型"实现了管理过程和信息过程的统一，其理论核心是对信息管理背景、信息的转移过程和信息资源的论述。我国的信息管理理论研究主要集中在文献情报领域内。卢泰宏的信息资源管理理论的核心是"三维结构论"，他认为信息资源管理是三种基本信息管理模式的集约化，这三种模式分别是：技术管理模式（对应于信息技术）、经济管理模式（对应于新的信息经济）、人文管理模式（对应于信息文化）。胡昌平以社会信息为基点构建宏观的信息管理科学体系，认为信息管理科学就是研究社会信息现象的科学。符福桓系统地植入管理学的理论与方法，认为信息管理学就是研究科学的组织管理信息工作的理论与技能的一门学科。王万宗将信息管理作为一个学科群来构建，包括信息传播系列各学科、信息服务系列各学科和信息整序系列各学科。

（四）信息用户学派

信息用户学派把人作为信息活动中的主体加以研究，认为信息活动来源于用户的信息需求，将用户的信息行为具体划分为信息查找行为、信息选择行为和信息利用行为，进而从这些行为入手，控制和提高用户信息行为的效果，对信息活动本身加以控制。信息用户学派的主要观点为：以信息用户作为信息服务的中心，以满足信息用户的信息需求、提高其满意度为目标；以信息的相关性作为信息价值的判断标准，从而满足信息用户的需求；信息用户作为社会人，对信息的需求具有社会化的特点，根据信息用户的生活、职业和社会需求的不同而呈现个体化的特点。

（五）信息交流学派

信息交流学派是在图书馆学、情报学的发展过程中逐步形成的，主要研究信息的传播过程。信息本身的可传递性、可加工性和可干扰性使得信息在传递过程中充满不确定性，从信源发出的信息由于各种原因，最终被信宿接收后，可能与信源有所不同。交流学派的奠基人是苏联著名情报学家米哈依洛夫，通过研究信息的表述方式、交流模式以及信息流等方面来对信息活动加以管理。米哈依洛夫认为"情报是作为存贮、传递和转换对象的知识"；情报学是"研究科学情报的构成和特性及研究科学交流全过程的规律性"的学科。信息交流理论体系的基本内容包括科学交流，非正式交流和正式交流过程，科学交流系统的规律，科学情报的结构和特性，科学文献情报及其规律，科学情报工作的规律、理论、方法、组织和历史，科学情报的分析与综合，情报系统的建设等。米哈依洛夫指出，科学情报在科学中起到"流动资金"的作用，科学交流的频率高低在很大程度上决定着科学的进步与否。

（六）战略信息管理学派

战略信息管理学派主要源起于信息系统学派，是沿着政府部门等国家机构和企业管理两个主要领域发展的，在企业管理领域的发展尤为引人注目。政府部门等国家机构的战略信息管理理论没有比较完整的理论体系，主要内容是面向实践，期望通过战略信息管理来提高组织运行的效率。而在企业管理领域则不同，早在 20 世纪 80 年代初，信息管理学家就开始探讨信息战略问题，部分学者强调战略信息管理的结果，形成管理信息的战略以达到组织的经营目标，也有部分学者强调信息资源同战略管理过程的结合，从而提高组织的绩效。

这些不同的信息管理理论学派是学者们从不同活动内容的角度出发，经过长期研究与积累形成的，这些理论观点相互补充，共同构建出信息管理理论的完整体系。

第二节 卫生信息与卫生信息管理

一、卫生信息的概念与分类

（一）卫生信息的概念

卫生信息（health information）是信息按照所属学科划分出来的一个门类，可以从广义和狭义两个角度来理解。从广义的角度，卫生信息是指与医药卫生工作相关的任何形态的信息，包括各种社会经济信息、科学技术信息、文化教育信息以及人群健康信息等。从狭义的角度，卫生信息专指为了保护和促进人类健康，有效提高劳动者素质而收集、处理、存储、传播、分配和开发利用的各种信息，即各种医药卫生工作过程中产生的指令、情报、数据、信号、消息及知识等，包括公共卫生信息、临床医疗信息、药品信息、卫生事务信息、卫生管理信息、医药市场信息、大众健康信息、医学教学与研究信息等。

（二）卫生信息的分类

从卫生信息的定义可知，卫生信息的内容广泛，可从不同的角度对卫生信息进行分类。结合卫生信息管理的实际，在现实的卫生信息体系中，人们常见和常用的卫生信息主要包括以下五大类型。

1. 卫生文献信息 卫生文献信息指各类文献上记录的卫生信息，可依据记录方式和载体类型继续细分为刻写型、印刷型、缩微型、机读型、声像型。其中，刻写型卫生文献信息主要指医药卫生专业人员的手稿、手写纸质病历、手工登记资料、原始档案等；印刷型卫生文献信息主要包括医药卫生方面的图书、报刊、特种文献资料（医学科技报告、医学会议文献、医学学位论文资料、医药卫生技术标准资料、医药卫生专利文献等）、医学图片等。

2. 卫生数据信息 卫生数据信息指产生于医药卫生行业管理信息系统、业务系统等的数据信息，反映卫生工作规模、水平、总量、结构、层次等方面的特征。卫生数据信息主要包括：公共卫生领域中各类疾病预防、职业健康保健、疾病监测等数据采集、登记、存储、统计分析与检索及其管理资料。

随着医学的进步及卫生信息行业的发展，卫生数据信息的类型和规模正以前所未有的速度增长，逐渐形成了健康医疗大数据。健康医疗大数据涵盖人类的全生命周期，既包括个人健康数据，也涉及医药服务、疾病防控、健康保障、食品安全、养生保健等多方面数据。目前健康医疗大数据已成为一种具有战略意义的基础性卫生信息。

3. 卫生网络信息 卫生网络信息指网络平台上承载的各种卫生信息。从网络上可以查找到的卫生信息，主要包括正式信息（传统出版物的数字化、网络数据库及电子出版物）和非正式信息（如电子邮件、专题讨论小组和论坛、电子会议、电子公告板新闻等传媒工具上的信息）。随着人工智能、第五代移动通信技术（fifth generation mobile communication technology，5G）等新一代信息技术的迅速发展，卫生网络信息在行业实践中将发挥越来越重要的作用。

4. 卫生组织机构信息　卫生组织机构信息主要指从事疾病诊断治疗活动的卫生机构、医药卫生领域各种学术团体和教育机构、企业和商业部门、国际组织和政府机构、行业协会等介绍和研究开发的信息资源或其产品、服务、成果的描述性信息。

5. 卫生思维信息　卫生思维信息指卫生专业人员掌握的智力信息，反映着他们所拥有的与卫生信息相关的智慧、经验与知识。卫生专业人员既是卫生信息的生产者与传播者，又是卫生信息的开发利用者，他们所拥有的思维信息是卫生信息的重要组成部分，具有巨大的创造创新价值。

二、卫生信息管理的概念与范围

（一）卫生信息管理的概念

卫生信息管理是信息管理的一个分支，也是卫生事业管理的一个重要组成部分。国外卫生信息管理是在病案管理基础上发展起来的。1996年，以美国为代表率先将病案管理改为卫生信息管理。美国病案管理协会曾定义卫生信息管理为："有效地收集、分析并传播高质量的与疾病预防和治疗有关的经济、计划、研究和政策分析，调节及评估有关资料，以支持个人、组织和社会的决策"。首先，这一定义意味着卫生信息管理人员不仅是高质量适宜资料的处理者，也是为信息使用者提供信息服务的中间人。其次，这个定义提出了一个全面而清楚的任务：与病案管理相比，卫生信息管理的范围更广、意义更深，它包括为单位、组织、公司或代理商提供高质量的、适当的信息，并用临床数据和与患者相关的资料帮助有关人员作出与患者治疗、研究和政策分析、调整和评估有关的决策。但在现代卫生信息管理的大背景下，卫生信息管理的范围在此基础上又有了进一步的扩大。

国内学者围绕卫生信息管理内涵进行了不同角度的阐述，如认为卫生信息管理就是对卫生信息资源和相关信息活动的管理；卫生信息管理是将信息管理的理论和技术手段应用于医药卫生行业，结合行业自身特点而进行的信息管理活动；卫生信息管理是研究生物医学和医疗保健领域中的数据、知识和信息的交叉学科，强调信息管理和信息科学在医疗卫生领域中的应用等。得到普遍认同的是按照信息管理的含义来理解卫生信息管理，认为卫生信息管理（health information management）可以从广义和狭义两个层次加以概括：从广义理解，卫生信息管理指对涉及卫生行业领域的信息活动和各种要素（包括信息、技术与设备、人员等）进行合理的组织与控制，以实现信息及有关资源的合理配置，从而有效地满足卫生事业信息需求的过程；从狭义理解，卫生信息管理指卫生行业收集、整理、存储并提供信息服务的活动。

（二）卫生信息管理的范围

卫生信息管理涉及卫生事业的每一个领域，要弄清卫生信息管理的范围，可以从卫生事业的范围与领域入手。卫生事业泛指各种提供卫生服务的机构以及直接与卫生服务的生产交换、分配和消费密切相关的各种机构和行业，主要包括卫生行政组织、卫生服务组织、卫生第三方组织。三者紧密联系，形成有机整体。

1. 卫生行政组织的信息管理　卫生行政组织的信息管理主要指卫生行政组织的信息保障、信息交流及信息管理活动。我国卫生行政组织主要包括中华人民共和国国家卫生健康委员会以及各级卫生健康委员会、国家医疗保障局等部门。各级政府均设有卫生行政组织机构，这些机构受各级政府领导，接受上级卫生行政机构指导，是贯彻实施党和国家的卫生方针、政策，领导所辖范围的卫生工作、编制规划、制定法规并组织实施、督促检查，按照实际情况因地制宜地制定卫生事业发展规划的机构系统。卫生行政组织在对其他卫生组织履行计划、组织、领导和控制等管理职能过程中，产生了大量相关信息，多年的信息管理实践形成了特有的信息管理模式。卫生行政组织业务主要进行卫生应急、疾病控制、医政药政、食品安全、卫生监督等工作的信息管理，其信息管理的重点是决策信息、组织信息、人事信息、计划信息、法规信息等类型。

2. 卫生服务组织的信息管理　根据卫生服务组织的服务性质，可将卫生服务组织的信息管理分为医院、基层医疗卫生机构、专业公共卫生机构和其他卫生机构的信息管理。

（1）医院信息管理：医院是以治疗疾病为主，预防、康复、健康咨询相结合，为保障人民健康进行医学服务的医疗劳动组织。根据任务和服务对象的不同，医院又可分为综合医院、专科医院、中医院、中西医结合医院、护理院等。医院信息管理就是对在医院运行和管理过程中产生和收集到的各种医疗、教学、科研、后勤等方面信息进行收集、加工、存储、传播、检索及开发利用，并以此为手段推动医院信息系统有序运作，加速医院信息化进程。

（2）基层医疗卫生机构信息管理：基层医疗卫生机构是指社区卫生服务中心（站）、卫生院、村卫生室、门诊部、诊所等，主要为本机构服务辐射区域的居民提供基本公共卫生服务和基本医疗服务。加强基层卫生信息化建设是基层卫生健康建设的重要任务之一。基层医疗卫生机构信息管理是指基层医疗卫生机构在便民服务、健康教育、预防接种、儿童保健、妇女保健、孕产期保健、老年人健康服务、基本医疗服务、慢性病患者服务、康复服务、中医药服务、家庭医生签约服务、计划生育技术服务、健康档案管理服务、医学证明服务等业务工作中的信息收集、分类组织、存储以及传播与有效利用的管理过程，通过基层卫生服务组织对其相关信息进行收集储存、处理、传输、利用和反馈，有效提高管理水平、提升服务质量、实现组织目标。

（3）专业公共卫生机构信息管理：专业公共卫生机构信息管理是指疾病预防控制中心、专科疾病防治机构、妇幼保健机构、健康教育机构、急救中心（站）、采供血机构、卫生监督机构、卫生健康部门主管的计划生育技术服务机构等在促进健康、预防疾病的业务工作中，进行的相关卫生信息的获取、处理和使用。

（4）其他卫生机构信息管理：包括药事管理与药物治疗信息管理、医学教育信息管理、医学科研信息管理等内容。

1）药事管理与药物治疗信息管理：主要是指药事管理机构在药品质量监督、检验、技术仲裁以及有关药品质量、标准、制剂、药检新技术等科研工作中有针对性地进行信息收集、整理、分类、开发利用等过程，也包括对药物不良反应的监测、报告、公布等信息管理活动。

2）医学教育信息管理：主要是指从事医学教育学校的信息管理。它主要分为综合信息管理（包括行政、党务、人事、财务、后勤等），教务信息管理（包括招生与分配、教学计划、考试、教学实践、教材建设、学生成绩、学籍与学位管理），学生信息管理（包括学生的姓名、性别、年龄、生源、政治面貌、健康状况、班级、专业等基本情况）。通过对医学教育信息进行管理，能够有效整合高价值的医学教育信息，建立相应的数字化资源库，为医学教育信息共享提供资源保障。

3）医学科研信息管理：指为了满足医学科研任务的需要而有目的、有计划地进行信息的收集、整理、存储、检索、分析与利用并提供信息服务的过程。医学科研是促进人类健康的关键要素，是应对各类未知传染病的有力武器。加强医学科研信息管理，对加快创新基地平台布局、全面提升卫生服务能力、促进资源共享、强化人才支撑以及推动我国卫生健康领域取得长足进步都有着重要意义。

3. 卫生第三方组织的信息管理　卫生第三方组织指由各种非政府部门以及广大群众自发组建的、不以营利为目的的、开展公益性社会活动的独立卫生组织，主要包括卫生行业学会、协会（如中华医学会），医疗卫生基金会（如中国红十字基金会），国际性卫生组织（如世界卫生组织）

三类。其信息管理主要围绕业务工作中信息资料的收集、整理、存储及利用等开展卫生信息科技宣传普及、卫生信息管理理论与应用技术研究等工作，为提高民众健康水平和实现卫生事业现代化管理服务。

三、卫生信息管理的层次与内容

从管理目标、方式和适用范围上看，卫生信息管理可以分为三个层次：宏观管理层次、中观管理层次和微观管理层次。不同的管理层次包含不同的管理内容，中观管理层次和微观管理层次是在其上一层次框架之下进行的，受上一层次的指导、规范和控制。

（一）宏观管理

宏观管理是一种面向国家的战略管理，一般由国家级信息管理部门运用经济、法律和必要的行政手段加以实施。宏观管理主要是在宏观上通过国家的政策、法规、管理条例、投资方向、发展纲要、系统规划和标准化规范等来指导、组织、协调各类卫生信息的开发利用活动，使卫生信息符合国家宏观调控的总目标，同时在保障信息主权和信息安全的前提下，使信息得到最合理的开发和最有效的利用。卫生信息宏观管理主要内容包括：国家宏观信息管理中普遍适用性的部分，如针对合理使用卫生信息和保障卫生信息安全制度的有关法律、规定、管理条例等，主要对卫生信息管理起指导、规范、控制等作用，保证卫生信息开发和利用活动顺利进行；由国家卫生信息管理部门作为管理主体，专门以卫生信息作为管理对象的管理活动。

（二）中观管理

中观管理一般由各地区、各系统的卫生信息管理部门，通过制定地区或系统性政策和管理条例来组织协调本地区、本系统内部的卫生信息的开发和利用活动及地区之间、系统之间的卫生信息交流关系，使卫生信息开发和利用活动在宏观层次管理的框架下更好地符合本地区、本系统的客观实际，并体现本地区、本系统的利益，带有明显的区域或体系性质。

中观管理层次的卫生信息管理涉及卫生信息化和卫生事业管理信息能力建设的方方面面，主要包括以下内容。

1. 研究和分析卫生事业发展的信息需求，研究其他地区与系统在卫生信息化建设方面的成功经验和不足之处，在此基础上，提出本地区、本系统卫生信息开发和利用的总体规划，制定相应的阶段发展计划，并组织实施。

2. 制定卫生信息管理相关的政策、管理条例，明确参与卫生信息管理的各方责、权、利，以保证卫生信息化的顺利进行。

3. 研究和制定本地区、本系统卫生信息管理过程中的各项规范和标准，集中管理重要的卫生信息，保证卫生信息和卫生信息系统的共享性和可兼容性，避免重复建设与盲目建设，力求整体效益最佳。

4. 综合运用多种措施，建立卫生信息安全保障体系。

5. 为卫生管理决策和社会卫生需求提供信息服务。

（三）微观管理

微观管理是最基层的卫生信息管理，一般由各个具体的医药卫生企事业单位，包括医院、医药企业、医学院校等基层组织负责实施，其主要内容包括：分析基层卫生组织机构对信息的需求，分析组织机构内外的信息环境；制定组织机构的信息政策和规划，组织开发信息技术并对其进行集成化管理；确定组织的信息标准规范，健全组织的信息系统，管理信息工作人员；保障组织机构范围内各层次、各部门的信息流的畅通，促进信息的全面共享，为管理决策提供信息支持。

四、卫生信息管理的作用

加强卫生信息管理,建立健全各类卫生信息系统,是促进卫生事业发展的一个重要因素,也是提高卫生管理水平、促进卫生管理现代化的重要条件,其作用主要体现在以下几点。

(一)卫生信息管理为政府制定社会经济发展规划和卫生计划提供决策依据

卫生信息管理的首要任务是卫生信息的获取、加工及提供信息服务,通过卫生信息管理可以及时、全面、准确地了解居民健康水平、掌握卫生工作活动情况,能够推动优质医疗资源扩容和均衡布局,为各级部门制定社会经济发展规划和卫生工作计划提供依据,保障卫生健康事业高质量发展。

(二)卫生信息管理是有效开展卫生工作的重要手段

卫生工作包括医疗服务、卫生防疫、妇幼保健、医学教育、医学科学研究等,如何围绕这些工作设置机构、分配资源,怎样做到协调发展,卫生工作的效率和效益如何等问题的解决都离不开各种卫生信息。只有加强卫生信息管理,充分重视并利用卫生信息,才可能实现卫生工作的有效管理。

(三)卫生信息管理是各级组织交流沟通、各个环节工作顺利实施的保障

我国卫生行业是一个庞大的复杂系统,在这个大系统内,无论哪一个层次的行政组织者或领导,包括卫生行政部门和卫生业务部门,只有通过信息交流才能实现有效的指挥、控制、监督、协调、组织等管理功能。各级各类的卫生信息系统是卫生信息传播交流的重要手段。目前,各级各类系统的工作状况、各个工作环节,通过卫生信息系统连接起来,有效地保证了信息渠道的畅通,保持上情下达和下情上达,进而保证各级系统管理机制的正常运行。

第三节 卫生信息化

一、卫生信息化概述

(一)卫生信息化内涵

20世纪90年代以来,世界进入了以信息技术为中心的高新技术蓬勃发展时期,信息化水平成为综合国力的标志和国际竞争力的重要指标,我国信息化建设工作也在这一时期取得了较大进步。1997年我国召开首届全国信息化工作会议,将信息化定义为:"信息化是指培育、发展以智能化工具为代表的新的生产力并使之造福于社会的历史过程"。2006年中共中央办公厅、国务院办公厅印发的《2006—2020年国家信息化发展战略》中将信息化定义为"充分利用信息技术,开发利用信息资源,促进信息交流和知识共享,提高经济增长质量,推动经济社会发展转型的历史进程"。2021年,中央网络安全和信息化委员会印发《"十四五"国家信息化规划》中指出"十四五"时期信息化进入加快数字化发展、建设数字中国的新阶段。可见,信息化(informatization)是一个动态概念,代表了一种趋势,简单理解就是指人们依靠现代电子信息技术等手段,通过提高自身开发和利用信息的能力,利用信息资源推动经济社会发展转型乃至人的自身生活方式变革的过程。

社会的和谐、稳定与进步使人们更加关注生命科学,关注社会卫生工作的状况,世界各国都加大了对卫生信息化建设与应用的投入。卫生信息化作为国民经济和社会发展信息化的组成部分,在卫生工作中发挥着日益重要的作用,对居民健康促进、医疗预防保健服务以及卫生管理等产生了重大的推动作用。在理解信息化内涵的基础上,本书认为卫生信息化(health informatization）是指在国家统一计划和组织的推动下，在卫生组织中广泛运用现代信息技术，实现卫生信息资源高度共享，同时对传统卫生管理模式、工作流程进行信息化、数字化改造，促进医药卫生技术的开发推广与应用，促进卫生服务能力、创新能力的提高，加快组织结构功能的变革与信息文化的发展，加速卫生服务现代化的过程。卫生信息化是国家信息化制度整体安排的重要组成部分，也是卫生健康事业发展的重要支撑与保障，对于提高服务质量和效率，方便民众享受优质、高效、便捷的医疗卫生服务，提高科学管理水平，促进人人享有基本医疗卫生服务目标的实现具有重要意义。

2009 年起，卫生信息化建设被列为我国医药卫生体制改革的"四梁八柱"之一。通过十多年的努力，我国卫生信息化经历了从无到有，从简单到复杂，从单机到联网的过程，总体上实现了通过卫生信息化建设深化医疗改革的初衷。近年来，我国卫生信息化建设步伐加快，按照国家卫生健康委制定的标准和规范，以医院管理和临床医疗服务为重点的医院信息化建设取得重要进展；以提高公共卫生服务能力和卫生应急管理水平的信息化建设在疫情防控中效果显著；以国家级人口健康管理平台为引领的四级卫生信息平台建设有效；以居民电子健康档案、电子病历、全员人口个案数据库为基础的区域卫生信息化建设获得有益经验；卫生信息化为群众服务、为管理和决策服务的效果明显。2016 年中共中央、国务院印发的《"健康中国 2030"规划纲要》中明确提出卫生信息化建设的长远目标是"建设人口健康信息化"，推进"以治病为中心"向"以人民健康为中心"转变，努力为人民群众提供全方位、全周期的健康保障。医疗卫生信息化建设正面临着人民群众更多的期盼、更高的政策要求、更复杂的建设需求及更快的技术演变。

（二）卫生信息化建设内容

卫生信息化建设是指在医药卫生领域中为获取、组织、存储、检索、分析、研究、传播信息和提供信息服务而建立的综合系统，通过与卫生系统的机构改革、卫生职能转变、政务公开、勤政廉政建设相结合，实现整个医药卫生系统各项业务处理和决策的系统化、规范化、科学化和现代化，从而达到最大限度地共享卫生资源、更好地为群众服务的最终目标。卫生信息化建设主要包括以下内容。

1. 卫生数据中心建设　卫生数据中心的建设是解决医药卫生行业领域内异构数据库数据同步、数据分布、数据交换与共享等一系列问题的简单而有效的办法，它将原来各处分散的信息进行集中管理，实现信息共享，并在此之上进行数据挖掘与整合，为决策支持与信息利用提供有效的服务。卫生数据中心既是医药卫生核心应用系统的承载平台，为各类应用系统提供计算环境支持，也是一个基于医药卫生行业数据仓库的核心应用平台。

2. 数据共享与交换平台建设　数据共享与交换平台建设是整个卫生信息化建设的基础，是项目实施的难点，也是项目成败的关键。该平台涉及整个医药卫生行业的各业务部门，为了保证部门之间频繁数据交换时系统的顺畅运转，数据共享与交换平台可以通过数据共享来避免各业务部门重复劳动。同时共享数据库的建立，也有利于完善医药卫生行业的业务体系，有助于加强政府对卫生方面的监管力度。该平台的建设需要遵循数据一致性、统一信息的唯一标识及数据安全性等原则，实现数据抽取、信息传输和数据转换等功能。

3. 卫生决策支持平台建设　卫生决策支持平台是充分利用数据中心的数据来支持卫生管理决策的各种系统的总称，以日常业务处理系统的数据为基础，利用数学或智能方法，对业务数据进行综合分析，预测未来业务的变化趋势，在卫生行政管理、医院市场经营以及公共卫生实时系统方面等重大问题上为领导提供决策帮助。

4. 信息发布与服务平台建设　信息发布与服务平台是对数据中心的数据进行利用的重要手段。通过对整理后数据的发布，可以充分利用社会监督机制和竞争杠杆加强对卫生业务部门的激励和监督，可以增强政策的透明度、服务的透明度、价格的透明度等，优化医药卫生服务质量。

同时运用数据中心丰富的数据资源，可以开展网络的信息增值服务，开拓医药卫生行业及相关行业新的业务机会和服务模式。

5．各应用信息系统建设 卫生应用信息系统是指运行在卫生信息网上的具体业务应用系统，主要包括医院信息管理系统、突发公共卫生事件应急管理信息系统、疾病预防控制信息系统、卫生监督执法信息系统、妇幼保健信息系统、医疗急救信息系统、基层卫生信息系统、健康教育信息系统、其他卫生业务管理信息系统等业务系统建设，每一大系统又可以依据功能不同分为不同的子系统。

二、卫生信息化建设发展状况

（一）国外卫生信息化发展

1．美国 卫生信息化起源于美国。美国卫生信息化大体经历了探索阶段（20 世纪 60 年代初期至 70 年代初期）、发展阶段（20 世纪 70 年代中期至 80 年代中期）、成熟阶段（20 世纪 80 年代末期至 90 年代中期）和提高阶段（20 世纪 90 年代末期至今），其卫生信息化的基本思路是建设以居民健康档案信息系统为核心，同时包括电子病历、卫生信息标准化、公共卫生疾病监测和环境监测等其他辅助信息系统为一体的全民健康信息管理系统。

美国在 20 世纪 60 年代初便开始了医院信息系统的研究。著名的麻省总医院开发的计算机存储门诊记录（computer stored ambulatory record，COSTAR）系统从 20 世纪 60 年代初开始不断完善，直至今日已成为大规模的临床患者信息系统。随着计算机技术的进步，20 世纪 70 年代，医院信息系统进入大发展时期，美国的医院特别是大学医院及医学中心纷纷开发医院信息系统，成为医药卫生信息学形成和发展的基础。20 世纪 70 年代至 80 年代，美国的医院信息系统产业已有很大发展。1985 年美国全国医院数据处理工作调查表明，100 张床位以上的医院中，80% 实现了计算机财务收费管理，70% 的医院可支持用计算机进行患者挂号登记和行政事务管理，25% 的医院有了较完整的医院信息系统，即实现了病房医护人员直接用计算机处理医嘱和查询实验室的检验结果，10% 的医院有全面计算机管理的医院信息系统。2004 年，时任美国总统布什提出要在 2014 年建立国家卫生信息网络（National Health Information Network，NHIN）的战略规划，提出提高治疗的安全性和医疗系统的整体效率并最终降低医疗费用的目标。美国政府认为未来是电子健康系统的时代，2005 年 5 月美国政府提出在下一个 10 年建立国家电子病历系统的长期规划，确保绝大多数美国人拥有共享的电子健康记录，并史无前例地设立一个新的、级别仅低于内阁部长的国家卫生信息技术协调官（national coordinator for health information technology）的职位。2008 年，美国将加强医疗卫生信息化建设作为实现医疗改革的头条重要措施，提出投资 500 亿美元发展电子医疗信息技术系统，建立美国公民的健康档案，来实现每一个美国人拥有自己的电子健康档案的目标。美国非常重视信息化学术研究，成立了专门的组织进行信息化学术研究，在信息化管理方面还制定了一系列的法律法规，确保卫生信息化有完善的法律和法规支持。2009 年美国发布了《卫生信息技术促进经济和临床健康法案》（*Health Information Technology for Economic and Clinical Health Act*，简称"HITECH 法案"），将医疗信息化作为美国医疗改革的一部分。2010 年，美国再次签署《患者保护与平价医疗法案》，随后出台"联邦医保及联邦医助电子健康档案（electronic health record，EHR）奖励计划"。2014 年美国发布《美国联邦政府医疗信息化战略规划（2015—2020）》，进一步强调系统建成后的互操作性和数据共享与应用，继续提高卫生信息化技术使用率，获取新的数据来源，以快速、安全、高效的方式传播信息，构建基于大数据环境的学习型卫生体系。2015 年在全美范围内展开医疗服务信息化建设。从医疗信息化的技术现状来看，美国正在大力研发新的医疗信息化技术。美国在临床信息系统的标准化研究方面也做了大量重要的工作，他们的产品尤其在临床知识决策上代表着世界医学信息化的先进水平。

2016 年，美国医疗信息化本土标准制定完成，美国的医疗卫生行业已建成"健康网络"，医疗保险与健康咨询同时渗透到社区和家庭。

2．欧洲各国 欧洲各国的卫生信息化发展比美国稍晚，20 世纪 70 年代中期和 80 年代初期，大多数国家建设了区域医疗信息化系统。20 世纪 90 年代以后，发达国家医院信息化建设呈现了加速发展的态势。大型医疗设备制造商投入到医疗信息化的研发中，这大大加速了卫生信息技术的发展和市场推广。特别是在 20 世纪 90 年代中后期，一大批卫生信息系统软件如实验室信息系统（laboratory information system，LIS）、医学影像存储与传输系统（picture archiving and communication system，PACS）等投入到市场，并在应用中不断改进升级、更新，计算机性能的迅速提高和局域网技术的高速发展，使得卫生信息系统可以真正建立在一个比较实用的水平上。2000 年以后，欧洲共同体的欧洲健康信息网络战略计划（strategic health informatics network for Europe，SHINE）开始实施，英国、法国、意大利、德国的许多公司都参与了此项工程，在分布式数据库系统和开放网络工程方面做了大量工作。在实现部分区域卫生信息共享的前提下，欧盟开始探索国家层面上的卫生信息共享模式的规划。此外，欧盟在远程医疗方面做得比较理想，处于国际领先水平，所以大部分国家采用移动通信来实现远程医疗会诊。为了推动远程医疗事业的普及与发展，欧盟还资助了多个项目，例如 Ambulance and Emergency-112 项目，并且组织最出色的 3 个生物医学工程实验室、20 个病理学实验室、10 个大型公司和 120 多个终端用户参与了大规模的远程医疗系统推广实验，使远程医疗事业得到了普及。

近年来欧洲医疗信息化战略围绕着电子病历、通信架构和网络、标准化、安全和隐私等主题取得了长足发展。有英国、瑞典、德国、法国等部分欧洲国家确定将医疗信息化作为卫生领域的国家战略，但其他欧洲国家出于其他方面考虑，仍处于方针政策制定的阶段。英国建立了全民免费的国民健康服务（National Health Service，NHS）。NHS 早期通过国家统筹建设的模式，于 2002 年启动了国家信息化项目，计划在 10 年内通过投入 62 亿英镑，建成一个唯一的、集中管理的、可连接 3 万家庭医师和 300 家医院的国家电子诊疗记录系统。这种采用集中式的信息技术架构，并不能满足不同医疗专业的服务要求，尤其是基层医疗服务单位和家庭医师的需求差异极大。同时，信息标准制定的落后也给该项目带来了极大阻力，该项目于 2010 年宣布结束。2011 年之后，英国政府在原有的国家级基础建设上进一步重点组织开发各类标准，并出台信息采集和使用方式的框架与线路图来促进各地积极实现联通。2014 年，卫生和社会福利部（Department of Health and Social Care，DHSC）联合国家信息委员会出台了《实现个性化护理 2020》，通过建立一个不断发展的标准框架，并在此基础之上提供有意义和有效的信息化技术，以及有效使用数据的手段（尤其是远程医疗、移动医疗、辅助决策系统等），以支持创新并改善护理服务。至 2017 年，英国医疗体系完成信息化建设，国民健康数据全部联网，并由国家进行管理，数据安全性高。

3．日本 日本的医院信息化经历了以下三个阶段：管理体系阶段（20 世纪 70 年代初期至 80 年代中期），即事务管理人员和检查技师使用计算机阶段；整体医院信息系统阶段（20 世纪 80 年代末期至 90 年代中期），即诊疗过程进入计算机管理；电子病历阶段（20 世纪 90 年代末期至今），此阶段日本把电子病历的研究、推广和应用作为一项国策，组织了强大的管理团队，重点保证经费充足，在标准化、安全机制、保密制度、法律等方面做了大量工作。日本数字化医院的建设主要是着重从基础设施开始，首先在每个诊疗科室里开发出符合需求的不同的应用软件，同时兼顾各科室之间的数据传输协议，在网络和存储技术发展到一定程度时，将各个科室进行无缝连接，实现数据信息的共享。从基础的信息建设出发，由小而大，从科室信息共享发展到后来的整个医院信息共享，从而走向社区和区域医疗。

20 世纪 60 年代，计算机技术就应用于日本医院的医事会计、医院管理、急救医疗等领域的信息管理工作。20 世纪 70 年代末，日本的一些大医院开始研究建立医院信息系统。大多数日本医院是 20 世纪 80 年代以后才开始进行医院信息系统建设的，虽然起步较晚，但发展快、规模大，以大型机为中心的医院计算机系统（主机终端模式）为主导。2001年日本成立高度信息通信网络社会推进战略总部（简称日本IT战略总部），制定并实施"e-Japan战略"，推动互联网和宽带通信高速发展，在医疗领域旨在通过网络信息技术全面实现高品质医疗卫生服务。2006年日本发布"新IT改革战略"，制定整体医疗健康领域信息化建设规划，实现信息标准化和技术开发。2009年日本IT战略总部制定中长期信息技术发展战略——"i-Japan战略2015"，通过数字融合及数字创新建设高效、高品质的数字社会。针对医疗及健康领域，在不断推进医疗改革的基础上应用数字技术和信息解决高龄化、医护资源不足及分布不均等社会问题，着重发展远程医疗及电子健康档案。截至2017年，日本具有一定规模的医院电子病历普及率已经达到了80%，但不同医疗机构与组织的数据格式与相关医学标准没有统一，也没有制定数据流通规则，无法对各个领域的医疗数据进行联合分析。随着人工智能领域的发展，日本准备应用人工智能（artificial intelligence，AI）来支持健康医疗的发展，建立诊疗保健系统、个人健康信息登记系统，应用AI技术进行医疗诊断支援、支援护理的标准化等。

不同医疗体制和医疗市场环境的发达国家的实践表明，卫生信息化建设工作能够提高医疗服务效率、服务质量和服务的可及性，并降低医疗成本及医疗风险。各国在卫生信息化组织规划、运行管理、资金投入、标准建设、人才培养等方面的探索和建设实践，为我国卫生信息化建设工作提供了可供借鉴的经验。

（二）我国卫生信息化发展

我国卫生信息化经历了从局部到整体、从医院向其他业务领域不断渗透的过程。根据卫生信息化不同时期工作任务和重点不同，可将我国卫生信息化发展分为以下四个阶段。

1. 卫生信息化起步阶段（1983—2003年） 此阶段主要进行基础信息系统建设。根据国务院关于国民经济信息化建设的方针、原则和总体要求，卫生部结合卫生工作的实际情况，重点突出医院信息系统以及远程医疗工程建设。主要内容体现为工作流程的电子化，侧重于挂号、收费、财务等经济运行管理。大型医疗机构是信息化建设的主力军，医疗机构自筹资金，按照各自原有的工作流程设计信息化软件，提高内部的管理水平。以1995年的"金卫工程"为标志，卫生部大力推进医疗卫生行业信息化建设。1997年全国首次信息化工作会议召开后，医院信息化取得实质性进展，全国近半数医院进行了网络设施建设，信息系统应用水平不断提高，社区卫生、卫生监督、疾病控制、妇幼保健、远程医疗、远程医学教育等信息系统建设水平有了进一步提高，为全面实现卫生信息化奠定了基础。但由于多重原因，此阶段的卫生信息化发展相对迟缓。

2. 卫生信息化建设高速发展阶段（2003—2009年） 此阶段公共卫生系统信息化取得了长足发展。严重急性呼吸综合征（severe acute respiratory syndrome，SARS）疫情暴发引起了国家对卫生信息化的高度重视，加大了公共卫生方面信息化建设投入，建立了传染病与突发公共卫生事件网络直报系统，并逐步建立起卫生应急指挥、卫生统计、妇幼卫生保健、新型农村合作医疗管理等业务信息系统。同时，医院信息系统从管理信息系统建设过渡到临床信息系统和电子病历的应用阶段，极大地提高了我国公共卫生突发事件的应急反应能力。2003年，为了贯彻党中央、国务院关于加快信息化建设的重要决策以及《中华人民共和国国民经济和社会发展第十个五年计划纲要》中提出的推进国民经济和社会信息化，保障我国第三步战略目标顺利实现的要求，满足人民群众日益增长的医疗卫生服务需求，卫生部特制定《全国卫生信息化发展规划纲要（2003—2010年）》。2003年底，卫生部制定了《国家公共卫生信息系统建设方案（草案）》，计划在三年内建成四个大型信息系统。至此，我国的公共卫生信息化进入了一个快速、有序的发展时期。2007年，党的十七大报告中首次鲜明地提出了信息化与工业化融合发展的崭新命题，赋予了我国信息化全新的历史使命，国家也因此加大了医疗卫生行业信息化建设的投资力度，由此推动了卫生信息化建设的步伐。

3. 互联互通与信息共享阶段（2009—2016年） 2009年《关于深化医药卫生体制改革的意

见》的正式发布，标志着我国卫生信息化进入了以电子健康档案和电子病历为核心的区域医疗卫生信息平台建设及协同服务为主要内容的第三个发展阶段。各地积极探索，建立区域医疗卫生信息平台，努力实现区域内医疗卫生机构互联互通、信息共享。大型医院在建立以电子病历为基础的挂号、收费、治疗一体化的医院管理信息系统以及发展远程医疗方面取得成效。国家把卫生信息化建设作为深化医改的八大支撑之一，要求建立实用共享的医药卫生信息系统，大力推进医药卫生信息化建设，以推进公共卫生、医疗、医保、药品、财务监管信息化建设为着力点，整合资源，加强信息标准化和公共服务信息平台建设。卫生信息化建设被提高到了前所未有的高度，医药卫生信息化建设迎来了良好的发展机遇。2010 年 1 月全国卫生工作会议明确提出"重点建设以居民电子健康档案为核心的区域卫生信息平台和以电子病历为基础的医院信息平台。"2011年，确定了"十二五"期间的国家卫生信息化建设规划——《卫生信息化建设指导意见与发展规划（2011—2015 年）》，确立了我国卫生信息化建设的总体框架和重点任务目标。2012 年，为贯彻落实《关于深化医药卫生体制改革的意见》，建设适应卫生改革与发展需求的信息化体系，提高卫生服务与管理水平，卫生部、国家中医药管理局就加强卫生（含中医药）信息化建设专门提出了指导意见。2016 年，中共中央、国务院印发《"健康中国 2030"规划纲要》中明确提出，要全面建成统一权威、互联互通的人口健康信息平台，建立人口健康信息化标准体系和安全保护机制。信息化建设重点转移到疾病治疗与管理相关的信息系统建设中，全国各地努力实现区域医疗卫生机构信息共享，我国卫生信息化发展进入了新的高潮，向着长远目标"建设人口健康信息化"而努力。

4. 健康信息化阶段（2017 年至今）　这一时期以大数据、云计算、移动互联网等新兴信息技术为核心，卫生信息化逐步向人口健康信息化和健康医疗大数据应用方向发展，强调基于新一代信息技术为人民群众提供全方位、全周期、智能化的健康服务。2017 年，国家全民健康保障信息化工程启动建设，以"互联网＋医疗健康"为重点，推动全民健康信息化综合提升和创新发展。2018 年，为加强健康医疗大数据服务管理，充分发挥健康医疗大数据作为国家重要基础性战略资源的作用，国家卫生健康委印发《国家健康医疗大数据标准、安全和服务管理办法（试行）》，提出运用互联网信息技术，改善患者就医体验等具体措施，以"互联网＋"促进全生命周期健康管理。自 2020 年 6 月起施行的《中华人民共和国基本医疗卫生与健康促进法》第四十九条提出，国家推进全民健康信息化，运用信息技术促进优质医疗卫生资源的普及与共享。同年，国家卫生健康委、国家中医药管理局联合制定了《全国公共卫生信息化建设标准与规范（试行）》，明确了各主体信息化建设和应用的主要业务服务和管理要求，为促进和规范全国公共卫生信息化建设与应用、全面规范推进公共卫生信息化建设、提高公共卫生机构信息化建设与应用能力提供了有力保障。2021 年 7 月《全国卫生健康信息化发展指数报告（2021）》发布，报告显示了我国卫生健康信息化建设理论内涵和实践成果的进一步丰富和发展。2021 年 12 月，《"十四五"国家信息化规划》指出在新一轮科技革命和产业变革的背景下，我国公共卫生应急数字化建设行动的目标，即：到 2023 年，公共卫生应急数字化体系更加完善，信息化支撑疫情常态化防控能力大幅提升；到2025 年，公共卫生应急数字化体系功能进一步提升，信息化对提升突发公共卫生事件应急响应能力发挥显著作用。2022 年国家卫生健康委《"十四五"卫生健康标准化工作规划》中提到，要加强卫生健康标准全流程管理，以"实现标准全周期信息化管理"，同时强调要健全卫生健康信息标准体系，聚焦以居民电子健康档案为核心的区域全民健康信息化和以电子病历为核心的医院信息化这两大重点业务标准，推进新兴信息技术与卫生健康行业融合性标准的供给。

现阶段我国卫生信息化建设取得丰硕成果，顶层设计逐步完善，基础设施不断加强，惠民便民效果日益显现。持续加强卫生信息化建设、满足人民群众日益多样化的卫生服务需求、提高卫生工作质量和管理决策水平、促进医药卫生事业快速发展是卫生组织现代化的主要内容和必由之路。

三、我国卫生信息化成效与未来展望

在分析国内行业专家对卫生信息化建设研究成果基础上，归纳总结我国卫生信息化建设"十三五"期间取得的成效与"十四五"期间的未来展望，内容如下。

（一）"十三五"期间卫生信息化发展成效

"十三五"以来，人口健康信息化建设以夯实基础、深化应用、创新发展为主线，按照"数据统一采集、标准统一使用、接口统一制定、应用统一整合、资源统一管理、门户统一集成"的思路，建立健全各级信息平台，完善卫生健康信息网络覆盖范围，推进 3 大数据库和 6 大业务应用建设，加强卫生标准体系和安全体系支撑建设，普及居民电子健康卡（码）应用，加强互通共享、规范应用。

1. 医院信息化向数字化、智慧化发展　随着医院信息化建设持续推进，医院信息化已步入数字化、智慧化转型轨道，致力于为患者、临床、科研、管理提供全方位智能化服务。医院便民惠民系统建设与应用不断完善，国家卫生健康委员会统计信息中心 2020 年全民健康信息化调查显示，已有近 78% 的医院开通便民服务功能，90% 以上三级医院开通预约服务功能。以电子病历为核心的医院信息平台和系统建设不断完善，医疗服务、医技服务、移动医疗、运营管理、医疗协同等业务普遍开展。云计算、大数据、移动互联网、物联网、5G 等新技术应用逐步深入，各级医院进一步加快与区域信息平台互联互通，50% 以上的三级医院已实现与区域卫生健康信息平台数据共享交换，90% 以上的三级公立医院实现了院内信息互通共享。

2. 疾控信息化在应用系统建设、信息共享服务等方面取得显著成果　中国疾病预防控制中心完成了国家全民健康保障信息化工程中的疾控业务应用平台建设，对中国疾病预防控制信息系统进行了大规模重构，建成传染病动态监测、慢性病及危险因素监测、免疫规划监测、精神卫生监测、健康危害因素监测、职业病及健康危害因素监测、爱国卫生资源管理服务等信息系统，实现了统一门户集成、统一标准应用、统一交换接口、统一业务应用、统一安全认证、统一资源管理。截至 2020 年 12 月，传染病监测信息报告率已达到 96.72%，达到了《"十三五"全国人口健康信息化发展规划》的要求。国家全民健康保障信息化工程通过构建统一的应用门户，整合继承多个业务应用系统，为各级各类医疗卫生机构提供"一站式"用户访问、身份认证、信息报告、业务管理全流程服务。疾控领域的信息共享、利用服务得到长足发展。以疾控信息服务的典型代表——公共卫生科学数据中心为例，该中心面向社会提供公共数据共享服务。截至"十三五"末，该中心共管理 5 大类（传染性疾病、慢性非传染性疾病、生命登记信息、健康危害因素和基本信息）62 个数据集，数据总量约 150 亿条，接近 8TB，共享注册用户达 13.4 万人，访问量达 176 万人次，累计提供数据共享服务 70 余万次。

3. 基层卫生信息化基础设施、互联互通得到加强　"十二五""十三五"期间，全国基层卫生信息化基础设施建设快速推进，实现零星建设到全面覆盖的重大突破。各地普遍建立基层卫生机构管理信息系统，开发了基本公共卫生服务、基本医疗服务、家庭医生签约服务、电子健康档案、县域医共体、远程医疗以及妇幼保健、计划免疫、严重精神障碍管理等业务功能。卫生机构与二、三级医院实现数据联通共享，推进疾控、妇幼、统计等条线系统与基层卫生系统的条块融合，减少基层数据"多次录入、重复填报"的问题，提高基层工作效率和能力。通过信息化手段有效联通基层卫生机构，二、三级医院和居民，构建以家庭医生服务团队为依托，基层卫生机构为平台，二、三级医院为支撑的服务体系。基层卫生信息化业务应用更加丰富，部分地区开始探索基层"医康养"结合的信息共享，促进居家社区养老相衔接的健康服务供给和质量提升。

4. 区域卫生信息化形成四级平台互联互通体系　在国家顶层规划指导下，各地采取省级统筹、省市两级共建、省市县分建等不同建设模式，扎实推进全民健康信息平台建设，整合相关行业和产业资源，推进资源数据中心建设，按照建设方案和功能指引，分级分类推进系统应用。截至 2020 年 12 月，全国有 30 个省（自治区、直辖市）已建成区域卫生信息平台，初步实现了以国家、省、市、县四级平台互联互通为基础的卫生健康信息化四级平台体系，探索实现跨区域平台数据共享应用。基于平台的应用逐步丰富，省市平台普遍开展健康档案查询、预约挂号、家庭医生签约服务等便民服务功能，分级诊疗、妇幼健康、出生人口、卫生应急、三医联动等业务协同功能逐步推进。省市级区域内，平台与公安、民政、医保等跨部门数据共享比例不断提高。国家全民健康信息平台在支持决策管理、数据共享融合及支撑疫情防控等方面发挥重要作用。新冠疫情防控中，国家全民健康信息平台完成确诊疑似、核酸抗体等数据服务的开发上线，实现与全国一体化政务服务平台、各省级区域卫生信息平台网络对接，支撑全国健康码等疫情应用的实时调用，对全国疫情分区分级精准防控和复工复产，以及保障疫情防控常态化条件下的人民生产生活起到了重要作用。

5. 全民健康信息标准体系初步形成　全民健康信息标准化体系是由国家标准、行业标准、地方标准、团体标准、企业标准组成的有机整体，是卫生健康行业发展的重要基础。截至 2020 年底，已研制出 5 大类共 283 项信息标准，现行有效行业标准 227 项，基本建立了全民健康信息平台标准规范和医院信息化建设标准规范，初步形成了全民健康信息化标准体系。互联互通标准化成熟度测评工作持续推进，开展"国家—省"分级管理模式试点，从数据资源标准化、互联互通标准化、基础设施建设、互联互通应用效果 4 个方面，对区域（医院）信息平台进行综合测试和评估。在 2016—2020 年开展的 4 个批次测评工作中，共有 133 个地市的 355 所医疗机构通过测评，其中 7 家地市平台和 23 所医院平台通过五级乙等测评，25 个省（自治区、直辖市）授权开展本地区测评工作。

6. 行业安全防护能力得到提升　卫生健康信息化建设由分散到整体、由系统到集成的发展过程中，信息服务体系的应用持续快速发展，网络安全尤其是数据安全和应用安全防护能力得到提升。2020 年全民健康信息化调查数据显示，我国卫生健康行业信息安全管理制度建设已经较为完善，省级卫生健康信息平台均制定了网络信息安全制度及信息安全应急预案。约 75.1% 的三级医院有网络信息安全专项预算安排，各级卫生健康行政部门加强等级保护与安全测评工作，网络安全体系建设更具主动性、前瞻性，提升了卫生健康行业整体安全防护能力。

7. 新信息技术助力卫生健康信息化发展、提升服务能力　"互联网 + 医疗健康"在优化卫生健康资源配置、创新服务模式、提高服务效率、降低服务成本以及增强群众健康获得感方面都发挥了日益重要的作用。大数据、人工智能、区块链、5G 等新技术在卫生健康领域的广泛应用，扩展了医疗服务空间，推动了优质医疗资源流动。"十三五"期间，全国 30 个省（自治区、直辖市）已经建立了互联网医疗服务监管平台，强化隐私保护，确保医疗质量和数据安全。与此同时，国家卫生健康委与 11 个省（自治区、直辖市）签订了共建"互联网 + 医疗健康"示范省（自治区、直辖市）的协议，总结推广示范经验。全国已经有 900 家互联网医院，远程医疗协作网覆盖所有的地级市 2.4 万余家医疗机构，5 500 多家二级以上医院可以提供线上服务。新冠疫情防控期间，各地依托"互联网 + 医疗健康"为群众提供了防疫科普、在线咨询、心理疏导、远程会诊、慢性病复诊等一系列服务，降低了线下聚集的感染风险，也保障了群众的医疗需求，开辟了疫情防控的网上"第二战场"。"互联网 + 医疗健康"在辅助疫情研判、创新诊疗模式、提升服务效率等方面发挥了重要支撑作用。

（二）"十四五"时期卫生信息化展望

"十三五"期间我国信息化建设取得了积极的进展和成效，顶层设计逐步完善、基础建设不断加强、便民惠民效果也日益显现，但在管理机制、基础设施、共享应用、网络安全等方面仍存在一定的难点问题。"十四五"时期，卫生信息化建设将立足新发展阶段，树立大卫生大健康理念，以数字中国为牵引，补短板促应用，更好地服务于健康中国战略和卫生健康事业发展。

1. 强化人口健康信息化的统筹管理　坚持"平战结合"，既立足当前，又着眼长远，加强组织领导，强化管理与技术融合，按照关于政务信息整合共享的有关要求，加强对全民健康信息化建设的统筹管理力度；坚持"互联网思维"和"大数据思维"，强化"一体化管理、一体化感知、一体化采集、一体化指挥、一体化服务、一体化保障和一体化安全"，抓紧补短板、补漏洞、强弱项，以打通医疗和公共卫生，强化分析应用为重点，推进全民健康信息化治理体系和治理能力的现代化。

2. 完善人口健康信息平台建设　进一步完善国家—省—市—县四级平台建设，构建联通共享、有机协作、多级互动的卫生健康信息化整体架构；完善国家平台应用支撑体系，整合分散的业务应用系统，实现信息系统统一接入；构建统一的资源目录体系，确认数据责任主体，统一采集数据，加强数据共享利用制度建设，促进数据开发应用；统筹推进省级全民健康信息平台建设，整合省级业务应用系统，实现省级层面的一体化应用；按照"一窗登录、分级授权、集成录入、整合共享"的原则，逐步实现基层数据一次采集，减轻基层负担；进一步加快区域与基层信息化建设，实现区域各级各类医疗卫生机构全联通和规范化数据采集，提升区域卫生信息健康治理与服务水平。

3. 全面推进公共卫生信息化建设　规范推进公共卫生信息化建设，提高公共卫生机构信息化建设与应用能力，加快信息技术与公共卫生融合应用；推动公共卫生应急数字化建设行动，强化公共卫生监测预警能力和突发公共卫生事件应急响应能力；依托全民健康信息平台开展公共卫生信息化建设，提升公共卫生信息化"平战结合"能力；同时，促进医防融合，健全重大疫情应急响应机制，推动公共卫生服务与医疗服务高效协同、无缝衔接；依托区域全民健康信息平台，建立健全基层医疗卫生机构与上级医院的联动机制，全面提升医疗卫生机构对新发传染病的预警、预测、治疗和康复能力。

4. 推进信息共享互认，强化数据分析　在现有人口健康信息平台建设基础上，以便民惠民需求为导向，加快实现电子健康档案与电子病历、公共卫生服务信息的对接联动，不断完善相关技术、法律法规等，在保障数据安全和个人隐私的基础上，推进电子健康档案在线查询和规范使用，逐步实现居民本人或授权便捷调阅个人电子健康档案，更好地记录和管理居民全生命周期的健康信息，充分发挥个人医疗健康大数据的应用价值；积极推动区域一体化信息联通、互认共享服务，坚持问题导向和需求导向，强化区域全民健康信息平台和医院信息平台功能指引、数据标准的推广应用，推进各级医疗机构接入省统筹平台，不断提升与国家平台数据联通质量；在符合医疗质量控制要求和患者知情同意的前提下，推动医疗机构之间电子病历、检查检验结果、医学影像资料等医疗健康信息调阅共享，逐步实现覆盖省域内的信息互认；积极探索以"可用不可见"等形式推进卫生健康大数据的应用，稳妥推进数据开放，推进卫生健康大数据在临床、科研上的应用；加强与第三方社会力量的合作，发挥其在理念、技术、人才等方面的优势，提高数据分析应用能力，并扩大应用范围。

5. 完善卫生信息标准体系与安全体系　进一步完善以健康档案为核心的区域全民信息化和以电子病历为核心的医院信息化两大重点业务标准体系，完善已发布标准，加强信息标准与业务规范的融合，实现卫生健康信息标准的全生命周期管理，提高标准的开发和服务能力。计划到2025年，基本建成有力支撑健康中国建设、具有中国特色的卫生健康标准体系，以标准化助力构建强大公共卫生体系，引领医疗卫生服务高质量发展、推动爱国卫生运动深入发展、支撑卫生健康事业创新发展。同时，通过互联互通标准化成熟度测评，促进卫生信息标准的采纳、实施和应用，推进医疗卫生服务与管理系统的标准化建设，促进业务协同，为医疗卫生机构之间标准化互联互通和信息共享提供技术保障。

安全体系与标准体系是卫生信息化建设的两大保障，因此在完善卫生信息标准体系建设的同时要强化信息基础设施安全防护，构建适应卫生健康信息化建设和健康医疗大数据应用发展的网络与信息安全保障体系。要全面构建行业网络可信体系，健全行业网络与信息安全标准化建设工作,加强数据安全管理,加强全民健康数据隐私保护,加强网络安全应急处置能力建设,健全完善网络安全监测预警响应机制,提升网络安全态势感知、事件分析、追踪溯源以及遭受攻击后的快速恢复能力。

6. 建立身份标识统一识别认证机制 整合构建全国统一的城乡居民、医疗卫生人员、医疗卫生机构的身份标识、信息索引与认证服务体系,实现可信医学数字身份、电子实名认证和数字访问控制,建立服务授权可信、管理留痕可溯、数据安全可控的健康管理新模式;全面普及应用电子健康卡(码),加快推动"多码融合"发展,深入解决"多卡并存、互不通用"堵点问题,实现覆盖全体居民、全生命周期、全健康业务的统一标识认证服务。

7. 推进新信息技术在卫生健康领域的深入应用 持续推进"互联网+"、大数据、人工智能在卫生健康领域的深入应用。针对卫生健康信息化发展新问题和新情况,探索区块链、5G 技术、网络流量分析、零信任网络访问等新一代信息技术、网络技术和安全技术,以及图谱分析、边缘计算等新兴前沿技术与卫生健康领域的应用与融合发展,构建业务与技术双轮驱动的协同发展模式,引领数字健康持续发展。

(胡西厚)

思考题

1. 简述信息管理发展的阶段及其特点。
2. 简述卫生信息管理的层次与内容。
3. 简述我国卫生信息化未来发展方向。
4. 结合所学内容,浅谈你对卫生信息化建设必要性的理解。

第二章 卫生信息标准与应用

卫生信息化是医改的重要任务，也是医改的重要支撑和保障，而卫生信息标准化工作是其中的重中之重。卫生信息标准与规范建设是实现不同医疗卫生机构之间、不同医疗卫生信息系统之间互联互通、信息共享的重要的基础性工作。基于卫生信息标准的卫生信息平台建设，对于提高医疗卫生机构的服务能力，缓解"看病难，看病贵"问题具有重要作用。本章介绍了信息标准与标准化的基本概念、特征、类型，卫生信息标准化的内涵、体系、制（修）订、相关组织以及常用医学术语传输与交换标准，在此基础上，从数据元等基本理论出发梳理了我国卫生信息标准体系，并探究了区域卫生信息标准、中医药信息标准、公共卫生信息标准等的标准应用现状及未来发展。

第一节 信息标准与标准化

一、信息标准的概念与特征

（一）信息标准的产生与概念

从古至今，人类的任何实践活动都需要按照一定的章法运行，才能奏效。"不以规矩，不成方圆"就是这一章法的体现。"规矩"就是标准，是基础。"方圆"就是质量，是效益。标准是提高质量和效益的依据。在东周春秋时期的《礼记·中庸》就有记载"今天下车同轨，书同文"，这显示出我们祖先很早就开始注意工具的统一性问题。度量衡的统一使华夏文明成为世界古代标准化工作的典范，这是标准化工作的重大进展，它促进了全国各地的沟通与民族融合。

国际上，业界对标准的认识也在不断提升与发展。1991 年，国际标准化组织在第 2 号工作指南中对标准重新定义为："标准是由一个公认的机构制定和批准的文件。它对活动或活动的结果规定了规则、导则或特性值，供共同和反复使用，以实现在预定领域内最佳秩序的效益"。

我国 2014 年发布的国家标准《标准化工作指南 第 1 部分：标准化和相关活动的通用术语》（GB/T 20000.1—2014）中对标准有严格的定义：通过标准化活动，按照规定的程序经协商一致制定，为各种活动或其结果提供规则、指南或特性，供共同使用和重复使用的文件。

信息标准（information standard）作为标准的一个重要组成部分，是一个大的概念，它涵盖了信息技术的方方面面。信息标准是专门为信息科学研究、信息产生、信息管理等信息领域所制定的各类规范和行动准则，包括在信息的产生、传输、交换和处理时采用的统一的规则、概念、名词、术语、传输格式、表达格式和代码等。广义的信息标准包括信息处理的全过程应遵循的标准，如信息的采集、信息传递与通信、数据流程、信息处理的技术与方法、信息处理设备的标准等。狭义的信息标准，即信息表达的标准，是指在一定范围内人们共同使用的，对某类、某些、某个客体抽象的描述与表达，并进行科学的分类和编码。

（二）信息标准的特征

1. 标准对象的特定性 制定标准的对象是"重复性的事物和概念"。重复性事物和概念是指同一事物或概念反复多次出现和应用。对"事"制定的标准，一般属于管理标准、工作标准和方法标准；对"物"制定的标准，一般属于技术标准；对"概念"制定的标准，一般属于名词、术语、代号、符号等标准。只有对具有重复性的事物和概念,才有必要制定标准。显然,信息标准的对象是涵盖信息内容、信息技术、信息设备等方面。

2. 标准制定依据的科学性　标准的基础是"科学、技术和实践经验的综合成果"。这表明了标准的科学性、先进性和可行性。因此,每制定一项标准,必须认真地做好以下两方面基础工作:一方面是将科学研究的成就、技术进步的新成果同实践积累的先进经验相互结合,纳入标准中,奠定标准的科学性和先进性的基础;另一方面,由于标准所反映的内容不是局部的、片面的经验,所以标准的制定要经过认真研究,全面分析,充分协商,从全局出发作出规定,从而使标准具备科学性。

3. 标准的本质特征是统一性　标准形式是解决重复应用问题的最佳方式。标准的本质是对"重复性事物和概念所作的统一规定",即通过标准化的简化、优化、协调等方式,将科技成果和实践经验综合成统一的标准。通过统一的标准,使各有关工作有各自共同的依据和目标。同时,标准所产生的具有经济效益和社会效益的成果也有了公认的衡量准则。信息标准的统一性特征是信息共享、互联互通的必然要求。

4. 标准制(修)订的时效性　制(修)订标准是根据过去和当前的实际,按照标准制(修)订的流程,开展标准研制工作。显然随着时间的推移,现实情况在不断发生着变化,标准可能有一个3年至5年的稳定期。但过了这个时间段,出现标准和实际不相匹配的情况时,就需要进行标准的修订。当前,信息技术突飞猛进,信息标准的时效性备受关注,信息标准的及时修订显得尤为重要。

5. 标准执行的法规特性　标准产生的程序、标准的形式、标准的作用、标准的法律保证都有相关的规定。标准的编写、印刷、书面格式和编号方法都有严格的规定,这样既可以保证标准的编写质量,又便于标准资料的管理,同时也体现出标准文件的严肃性。标准必须"由主管机构批准,以特定形式发布"。标准从制定到发布的一整套工作程序和审批制度,是标准内涵科学规律的体现,也是标准本身所具有的法规特性的表现。

二、信息标准的类型

(一)信息标准分类

信息标准的种类繁多。基于不同目的,可从不同角度、以不同方法对其进行分类。如按标准化的对象、按标准的约束性等分类。本书主要介绍按标准的约束性分类,将标准分为强制性标准和推荐性标准两类。

1. 强制性标准　强制性标准是指在一定范围内通过法律、行政法规等强制性手段加以实施的标准。当事人(主要是企业)没有选择、考虑的余地,只能不折不扣地按标准规定的内容执行,不得违反。

2. 推荐性标准　推荐性标准又称自愿性标准或非强制性标准,是指在生产、交换、使用等领域,通过经济手段或市场调节促使当事人自愿采用的一类标准。这类标准,任何单位有权决定是否采用。但一经接受并采用该类标准,或有关各方商定同意将其纳入商品、经济合同之中,它就成为共同遵守的技术依据,具有法律约束性,彼此必须严格贯彻执行。

(二)信息标准分级

根据《中华人民共和国标准化法》(2017年修订)的规定,我国标准分为五级标准,即国家标准、行业标准、地方标准、团体标准和企业标准。

1. 国家标准　国家标准是指对全国技术经济发展有重大意义而必须在全国范围内统一的标准。《中华人民共和国标准化法》规定:"对保障人身健康和生命财产安全、国家安全、生态环境安全以及满足经济社会管理基本需要的技术要求,应当制定强制性国家标准;对满足基础通用、与强制性国家标准配套、对各有关行业起引领作用等需要的技术要求,可以制定推荐性国家标准"。国家标准由国务院标准化行政主管部门制定发布,以保证国家标准的科学性、权威性、统一性。

国家标准在全国范围内适用,其他各级别标准不得与国家标准相冲突。

国家标准一般为基础性、通用性较强的标准,是我国标准体系的主体。国家标准一经批准发布实施,与国家标准相冲突的行业标准、地方标准应立即废止。

2.行业标准 行业标准是指在全国性的各个行业范围内统一的标准。《中华人民共和国标准化法》规定:"对没有推荐性国家标准、需要在全国某个行业范围内统一的技术要求,可以制定行业标准。""行业标准由国务院有关行政主管部门制定,报国务院标准化行政主管部门备案。"行业标准在全国某个行业范围内适用。行业标准专业性较强,是国家标准的补充。随着市场经济的发展,行业管理必将加强,行业标准也将会有所发展。

3.地方标准 地方标准是指在某个省、自治区、直辖市范围内需要统一的标准。《中华人民共和国标准化法》规定:"为满足地方自然条件、风俗习惯等特殊技术要求,可以制定地方标准。""地方标准由省、自治区、直辖市人民政府标准化行政主管部门报国务院标准化行政主管部门备案,由国务院标准化行政主管部门通报国务院有关行政主管部门。"地方标准由省、自治区、直辖市标准化行政主管部门制定,在地方辖区范围内适用。

4.团体标准 团体标准是依法成立的社会团体为满足市场和创新需要,协调相关市场主体共同制定的标准。社会团体开展团体标准化工作应当遵守标准化工作的基本原理、方法和程序。国务院标准化行政主管部门统一管理团体标准化工作。国务院有关行政主管部门分工管理本部门、本行业的团体标准化工作。国家鼓励学会、协会、商会、联合会、产业技术联盟等社会团体协调相关市场主体共同制定满足市场和创新需要的团体标准,由本团体成员约定采用或者按照本团体的规定供社会自愿采用。

5.企业标准 对于没有国家标准、行业标准、地方标准和团体标准的产品,企业应当制定相应的企业标准。企业标准是指由企业制定的产品标准和为企业内需要协调统一的技术要求和管理、工作要求所制定的标准。企业标准在该企业内部适用。

三、信息标准化

(一)信息标准化的概念

1991年,国际标准化组织(International Organization for Standardization,ISO)第2号工作指南指出,标准化是对实际与潜在问题作出统一规定,供共同和重复使用,以在预定领域内获取最佳秩序的效益的活动。

2014年修订的国家标准《标准化工作指南 第1部分:标准化和相关活动的通用术语》(GB/T 20000.1—2014)中对标准化进行了严格的定义。标准化(standardization)是指为了在既定范围内获得最佳秩序,促进共同效益,对现实问题或潜在问题确立共同使用和重复使用的条款以及编制、发布和应用文件的活动。要明确的是,标准是标准化活动的产物。标准化对客体(对象)干预的手段是标准。信息标准化是研究、制定和推广应用统一的信息分类分级、记录格式及其转换、编码等技术标准的过程,以实现不同层次、不同部门信息系统之间的信息共享和系统兼容。

(二)信息标准化的基本原理

标准化原理是标准化工作中具有普遍意义的基本规律,它以标准化的大量实践为基础,并为其实践所验证。标准化原理是标准化理论的重要组成部分。本书重点介绍国内学者们关注较多的"四原理",即简化原理、统一原理、协调原理与最优化原理。

1.简化原理 简化原理包含以下几个要点。

(1)简化的目的是经济且更有效地满足需要。

(2)简化的原则是从全面满足需要出发,保持整体构成精简合理,使之功能效率最高。所谓功能效率系指功能满足全面需要的能力。

（3）简化的基本方法是对处于自然存在状态的对象进行科学的筛选提炼，剔除其中多余的、低效能的、可替换的环节，精炼出高效能的、能满足全面需要所必要的环节。

（4）简化的实质不是简单化而是精练化，其结果不是以少替多，而是以少胜多。

2．统一原理　统一原理包含以下要点。

（1）统一是为了确定一组对象的一致规范，其目的是保证事物所必需的秩序和效率。

（2）统一的原则是功能等效，从一组对象中选择确定一致规范，应能包含被取代对象所具备的必要功能。

（3）统一是相对的，确定的一致规范，只适用于一定时期和一定条件，随着时间的推移和条件的改变，旧的统一就要由新的统一所代替。

统一原理的基本思想包括：①统一化的目的是确立一致性；②经统一而确立的一致性适用于一定时期；③统一的前提是等效。

3．协调原理　协调原理包含以下要点。

（1）协调的目的在于使标准系统的整体功能达到最佳并产生实际效果。

（2）协调的对象是系统内相关因素的关系以及系统与外部相关因素的关系。

（3）相关因素之间需要建立相互一致关系（连接尺寸）、相互适应关系（供需交接条件）、相互平衡关系（技术经济指标平衡，有关各方利益矛盾的平衡），为此必须确立条件。

（4）协调的有效方式包括有关各方面的协商一致、多因素的综合效果最优化、多因素矛盾的综合平衡等。

4．最优化原理　按照特定的目标，在一定的限制条件下，对标准系统的构成因素及其关系进行选择、设计或调整，使之达到最理想的效果，这样的标准化原理称为最优化原理。最优化的一般程序：确定目标、收集资料、建立数学模型、计算、评价和决策。

最优化的方法是指对于较为复杂的标准化问题，要应用包括计算机在内的最优化技术；对于较为简单的方案的优选，可运用技术经济分析的方法求解。

（三）简化、统一、协调和最优化之间的关系

标准化的基本原理既是标准化活动客观存在的规律性法则，又是指导标准化实践活动的依据。简化、统一、协调、最优化等原理是标准化长期活动的总结，是相互关联的有机整体，在标准化活动中起着重要的指导作用。

简化和统一原理是最基本和最普遍的标准化形式，在实践过程中，简化和统一互相渗透，简化是为以后的统一打基础，标准化对象的统一往往从简化入手，而简化又是在统一的基础上展开的。在标准化活动中简化和统一又展开为系列化、通用化、组合化和互换性等多种形式。无论是简化还是统一，都是经过协调一致，达到总体最优化的目的。在简化、统一、协调过程中都贯穿了一个最基本的原则，就是从多个可行方案中选择确定一种最优方案，而最优方案的选择和确定，必须借助于标准化的原则和方法。

标准化的四项基本原理不是孤立地存在和起作用的，它们之间不仅密切关联，而且在标准化实践中相互渗透，相互依存，结合成一个有机的整体，综合反映标准的客观规律。

第二节　卫生信息标准化

一、卫生信息标准及体系

（一）卫生信息标准的基本内涵

卫生标准是标准的重要组成部分，是指为实施国家卫生法律法规和有关卫生政策，保护人体健康，在预防医学和临床医学研究与实践的基础上，对涉及人体健康和医疗卫生服务事项制定的各类技术规定。其既是国家的一项重要的技术法规，也是进行预防性和经常性卫生监督的重要依据。

卫生信息标准（health information standard）是指在医学事务处理过程中，进行信息采集、传输、交换和利用时所采用的统一的规则、概念、名词、术语、代码和技术。广义的卫生信息标准包括处理卫生信息的各种标准，如：卫生信息表达标准、卫生信息交换标准、卫生信息软件与硬件标准。其中软件的标准大致包括软件产品的标准、生产和管理软件工程的标准、软件开发环境的标准。卫生信息硬件标准与一般信息硬件相同，是医疗卫生信息系统建设的基础保障。狭义的卫生信息标准即卫生信息表达的标准，如卫生信息概念、名词、术语、代码等的标准。

一般意义上的卫生标准是从"生产"的角度来定义的，而卫生信息标准是从"流通"的角度来定义的，二者概念上互相交叉，内容上互相包含。二者的主要区别是：前者是"产品"标准，后者是"数据"标准，前者包括后者。可见，卫生标准的称谓是从标准适用领域来定义的，而卫生信息标准是针对标准化对象而言的。

（二）卫生信息标准体系

标准体系（standard system）是一定范围内的标准按其内在联系形成的科学的有机整体。标准体系由标准体系框架和标准体系表组成，主要有层次结构和线性结构两种形式。标准体系具有集合性、目标性、可分解性、相关性、整体性、环境适应性等特征，一个标准体系围绕某一特定的标准化目的，标准之间在相关的质的规定方面互相一致、互相衔接、互为条件、协调发展。

从卫生信息标准和标准化的定义可见，卫生信息标准大致涉及以下三类。①信息表达标准：信息标准化的基础，包括命名、分类编码等，如医学系统命名法（systematized nomenclature of medicine，SNOMED）和国际疾病分类（international classification of disease，ICD）。②信息交换标准：解决信息传输与共享问题，往往比信息的表达要复杂。交换标准更注重信息的格式，其语义和内容依赖于表达标准，如卫生信息交换标准（health level seven，HL7）、可扩展标记语言（extensible markup language，XML）、医学数字成像和通信标准（digital imaging and communication in medicine，DICOM）等。③信息处理与流程标准：指信息技术方面的标准，用来规范信息处理流程，与具体的领域业务规范相关联，对信息系统的开发与推广具有十分重要的意义。

基于不同的分类概念和应用目的，可对卫生信息标准提出不同的分类方案，从而形成不同的标准体系。2001年，国际标准化组织/技术委员会215（ISO/TC 215）发布了技术报告即卫生信息架构（health information architecture framework，HIAF）。该架构旨在通过建立一个分类指导，以促进卫生信息标准之间的协调、沟通和兼容（图2-1）。HIAF的结构为二维分类矩阵，从不同的角度对卫生信息标准制品（artifact，指卫生信息管理的任何模型、文档或工作成果）进行鉴别和分类。框架的三行表示特异度水平，从抽象到具体，分别是概念层、逻辑层和物理层，说明卫生信息学标准工件定义的详细程度；六列表示不同的视角，分别是内容、方法、地点、人员、时间、目的。两个维度的交叉点构成一个框架单元。一个工件可以定位于一个或多个框架单元格中。该框架是描述卫生信息标准工件的通用框架，为不同领域的卫生信息标准的描述和分类归档提供了一个统一的方法，以最大限度地发现、鉴别和复用国内外现有的各类卫生信息标准，促进卫生信息标准制定过程的相互协调，避免各种标准规范的重叠和重复。

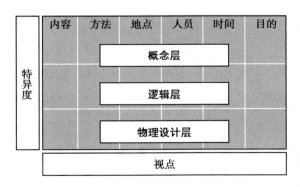

图2-1　卫生信息标准的描述与归档框架的分类矩阵

二、卫生信息标准制(修)订

标准化是以制定、修订和实施标准为主要内容的全部活动过程,信息标准化即信息标准制(修)订和实施活动。广义的信息标准化不仅涉及信息元素的表达,而且涉及信息处理的整个过程,包括信息传输与通信、数据流程、信息处理的技术与方法、信息处理设备等。狭义的信息标准化指信息表达上的标准化,实质上就是在一定范围内,人们能共同使用的,对某类、某些、某个客体抽象的描述与表达。

卫生信息标准化指信息标准化在卫生领域的具体应用,主要包括卫生信息本身表达的标准化、卫生信息交换与传输的标准化和卫生信息技术实现的标准化。卫生信息标准的制(修)订遵循国家卫生健康委员会关于卫生标准制(修)订的如下基本流程。

(一)标准制(修)订立项申请与审查

国家卫生健康委员会根据工作需要组织制订标准工作中长期规划和标准制(修)订年度计划(以下简称年度计划)。卫生健康标准工作规划和年度计划项目的确定应当符合以下要求:①保障公众健康,促进国民经济与社会发展;②符合国家有关法律法规、卫生健康政策和方针;③满足卫生健康工作需要;④具有充分的科学依据,切实可行。

国家卫生健康委员会公开向社会征集标准制(修)订项目建议,任何公民、法人和其他组织均可以提出立项建议。此外,国家卫生健康委员会还公开向社会征集标准制(修)订项目承担单位,由标准协调管理机构或委托相关机构通过评审择优选取。国家鼓励具备实施条件的科技成果转化为卫生健康标准。根据转化的内容和需求,按本办法规定的程序提出标准立项建议。

(二)标准起草阶段

国家卫生健康委员会下达年度卫生标准制(修)订项目计划后,项目承担单位和标准第一起草人应当按照有关要求填写《卫生健康标准制(修)订项目委托协议书》,并按时提交至所属的卫生健康标准专业委员会,逾期未交的,视为自动放弃所承担的项目。

国家提倡由不同单位组成协作组承担标准起草工作。鼓励科研院所、教育机构、行业学/协会、社会团体参与标准的起草。多个单位参与标准起草时,主要负责单位为第一起草单位,主要负责人为第一起草人。标准第一起草单位应当在充分调查研究或实验证据基础上起草标准并形成标准征求意见稿。

(三)标准草案征求意见阶段

第一起草单位应当广泛征求标准使用单位、科研院所、行业学/协会、专家等各相关方面的意见,并在卫生健康标准网上向社会公开征求意见。征求意见对象的选择应当具有代表性,征求标准使用单位的意见时,应当考虑选择各地区、各级别、各类型的单位。

标准第一起草单位应当对反馈意见进行归纳整理、分析研究,不采纳所提意见时,应当说明理由,并填写《征求意见汇总处理表》。

(四)标准审查阶段

标准第一起草人将标准送审稿、编制说明、征求意见汇总表和标准经费使用情况表的纸质文件和电子版报送相应标准专业委员会秘书处。报送时应当有标准第一起草人签名和项目承担单位的公章。

专业委员会负责对标准材料的合法性、科学性、实用性、可行性进行审查,对涉及市场主体利益的强制性标准应当进行公平竞争审查。审查通过的标准,报标准协调管理机构;审查未通过的标准,专业委员会应当向标准第一起草单位反馈意见,说明未予通过的理由并提出相应修改要求,起草单位应当根据审查意见修改。

（五）标准报批与发布阶段

标准第一起草人在卫生标准专业委员会审查通过后 30 日内提交根据审查意见修改的标准报批稿、编制说明和征求意见汇总处理表。国家卫生健康委员会法规司负责审核标准报批程序，复核相关强制性标准的合法性和公平性。需要对外通报的强制性标准则需按照程序进行通报。重大卫生健康标准发布前应当由国家卫生健康委员会再次征求社会或相关方面意见。项目承担单位和标准第一起草人应当配合卫生标准专业委员会研究落实相关业务司局对卫生标准报批稿的审核、复核意见。

三、国际上主要的卫生信息标准化组织

统一标准是信息化建设的一项重要的基础性工作。当前，有大量的国际机构在制定和统一行业标准。各国政府、行业都有相应的机构和组织正在引导、推动、制定本国的或本行业的卫生信息标准。

（一）国际标准化组织 / 技术委员会 215

国际标准化组织（International Organization for Standardization，ISO）是一个全球性的非政府组织，是国际标准化领域中一个十分重要的组织。其任务是促进全球范围内的标准化及其有关活动，以利于国际产品与服务的交流，以及在知识、科学、技术和经济活动中发展国际的相互合作。

ISO 下设多个技术委员会（technical committee，TC），其中，ISO/TC 215 是负责卫生信息（health informatics）领域标准的技术委员会。它的职能范围是卫生信息领域的标准化、卫生信息和通信技术，其目标是在不同的系统中实现兼容性及互用性，保证数据在统计上的兼容性（比如分类），尽力减少冗余。ISO/TC 215 秘书处设在美国国家标准学会（American National Standards Institute，ANSI），主要工作领域包括医疗保健接续、疾病预防和健康促进、公共卫生和监测以及健康服务的临床研究。按照研究领域划分为 22 个工作组（working groups），分别负责一个方面的标准研制工作。

（二）欧洲标准化委员会 / 技术委员会 251

欧洲标准化委员会（European Committee for Standardization，CEN）成立于 1961 年，是以西欧国家为主体、由国家标准化机构组成的非营利性标准化机构，是欧洲标准和技术规范的主要供应者。其宗旨在于促进成员国之间的标准化协作，制定本地区需要的欧洲标准（除电工行业以外）和协调文件，是具有 317 个技术委员会的欧洲标准化组织。其中，CEN/TC 251（卫生信息学）是负责医疗卫生信息标准化的技术委员会。

欧洲标准化委员会 / 技术委员会 251（European Committee for Standardization/Technical Committee，CEN/TC 251）是欧洲标准化委员会的一个工作组，主要致力于卫生信息和通信技术领域的标准化工作。其目标是实现独立的系统之间的相互兼容和相互操作，使电子健康记录系统模块化。医学信息 CEN/TC 251 包括以下两个工作组：企业与信息、技术与应用。

（三）美国 HL7 组织

HL7（Health Level Seven International）成立于 1987 年，1994 年成为美国国家标准学会（ANSI）认可的非营利性标准研发组织（Standards Developing Organizations，SDOs）。最近十余年来，HL7 迅速发展壮大，成员包括了卫生行业 90% 的信息系统最大供应商。

HL7 成员分属于不同的工作组。工作组由常设管理委员会、技术委员会（Technical Committee，TC）和特别兴趣组（Special Interest Group，SIG）组成。常设管理委员会负责各类活动的组织管理，如培训、项目实施、临床研究协调、出版印刷、考核评价等。技术委员会直接负责标准的内容，建立规范和标准。特别兴趣组则是为 HL7 发掘新的标准研发领域。所有组织都按照制

度规定的工作方式和日程安排从事相应的活动，主要是通过科学的标准研发途径，如讨论、评议、测试、表决等，更新和维护 HL7 现有标准体系，并适时研究新标准。依赖这样一个完备的组织机构，HL7 标准家族从最初的 Arden Syntax、临床语境对象工作组（Clinical Context Object Workgroup，CCOW）逐步发展和完善，已经成为一套完整的卫生信息传输标准及其方法学体系。

全球任何对卫生信息标准感兴趣的个人或组织都可申请成为 HL7 成员，成员需根据具体情况向 HL7 缴纳一定数额的会费，用于组织的业务运行支持，HL7 还通过培训会、出版物等其他服务和社会各方的捐赠获得资金收入。

第三节　常用医学术语与传输交换标准

一、医学术语标准

（一）国际疾病分类

国际疾病分类（international classification of diseases，ICD）是世界卫生组织（World Health Organization，WHO）制定的国际统一的疾病分类方法，它根据疾病的病因、病理、临床表现和解剖位置等特性，将疾病分门别类，使其成为一个有序的组合，并将其用编码方法表示。国际疾病分类自产生到现在已有 100 多年的历史，它在世界卫生组织和各成员国的关注和支持下得以不断补充、完善，并成为国际公认的卫生信息标准分类。1890 年，由耶克·贝蒂荣（Jacques Bertillon）主持，在巴黎召开了第一次国际死因分类修订会议。经 26 个国家的代表共同修订，通过了一个包括 179 组死因的详细分类和一个包含 35 组死因的简略分类，这是国际疾病分类（ICD）的第一个版本。此后，每隔 10 年左右召开一次 ICD 的国际修订会议，以补充和完善 ICD 的内容。1948 年举行的第六次 ICD 国际修订会议，标志着国际生命统计和卫生统计进入一个新纪元，会议批准并通过了可同时用于死因分类和临床医疗、科研、教学中对疾病分类的综合性类目表，明确提出使用"根本死亡原因""国际死亡医学证明书"基本格式和确定死因规则及注释的要求，使 ICD 成为对疾病或死因进行分类的国际标准。1975 年举行的第九次 ICD 国际修订会议对 ICD 进行了更加深入细致补充和修改，使其具有更大的灵活性和实用性。我国自 1981 年成立世界卫生组织疾病分类合作中心以来即开始了推广应用国际疾病分类第九次修订本（ICD-9）的工作，并于 1987 年正式使用 ICD-9 进行疾病和死亡原因的统计分类。1993 年，国家技术监督局发布了疾病分类与代码的中华人民共和国国家标准，将 ICD-9 的分类标准完全等同于国家标准。2001 年等同采用 ICD-10 的国家标准《疾病分类与代码》（GB/T 14396—2001）发布，并于 2016 年发布该标准的修订版。

目前全世界通用的是第十次修订本《疾病和有关健康问题的国际统计分类》，WHO 仍保留了 ICD 的简称，并通称为 ICD-10，其共有 22 个章节，每个章节再分节和小节。

ICD 分类原理是依据疾病的四个主要特征，即病因、部位、病理、临床表现（包括症状、体征、分期、分型、性别、年龄、急慢性、发病时间等）。ICD-10 采用 3 位数编码确定核心分类，并采用字母数字编码形式（A00.0～Z99.9）：英文字母 + 两位数字 + 小数点 + 两位数字，如 S82.01。其中，前三位编码泛指 ICD 编码，代表类目；第四位编码代表亚类；第五位编码代表细目。例如：

S02　　颅骨和面骨骨折（类目）

S02.0　颅骨穹窿骨折（亚类）

S02.01　颅骨穹窿开放性骨折（细类）

2007 年，WHO 组织成立了专门工作组，正式启动 ICD-10 的修订，并于 2018 年 6 月正式发布 ICD-11，供成员国实施准备。2019 年 5 月 ICD-11 经第 72 届世界卫生大会审议通过，于 2022

年1月起正式生效。WHO为各成员国进行ICD-11的实施或过渡提供技术指南，并对ICD-11进行持续性更新维护。ICD-11首次以完全电子化的形式呈现，目前可提供约17 000个类别，超过100 000个医学诊断索引术语。另外，ICD-11中新增设传统医学病证补充章节，填补了全球范围内传统医学病证数据统计标准的空白。

目前，北京协和医院WHO国际分类家族中国合作中心已完成ICD-11中文版的翻译，开发完成ICD-11编码工具并发布ICD-11中文版网站，且将其与医院信息系统进行了集成测试，接下来将逐步开展扩大化试点。作为ICD-11知识的传播和学习平台，其旨在帮助国内的ICD用户了解和掌握ICD-11的编码方法和最新动态。网站可提供ICD-10国家临床版向ICD-11的单向映射结果查询，为ICD编码数据的纵向对接与比较提供参考，为我国ICD-11的应用与推广奠定基础。

（二）观测指标标识符逻辑命名与编码系统

观测指标标识符逻辑命名与编码系统（Logical Observation Identifiers Names and Codes，LOINC）旨在促进临床观测指标结果的交换与共享。其中，LOINC术语涉及用于临床医疗护理、结局管理和临床研究等方面的各种临床观测指标，如血红蛋白、血清钾、各种生命体征等。当前，大多数实验室及其他诊断服务部门都在采用或倾向于采用HL7等类似的卫生信息传输标准，以电子消息的形式，将其结果数据从报告系统发送至临床医疗护理系统。然而，在标识这些检验项目或观测指标的时候，实验室或诊断服务部门采用的却是其自己内部独有的代码。因此，临床医疗护理系统也需要采用结果产生方和发送方的实验室或观测指标代码，否则，就不能对其接收到的结果完全地"理解"和正确地归档；在存在多个数据来源的情况下，需要花费大量的财力、物力和人力将多个结果产生方的编码系统与接受方的内部编码系统一一对照。LOINC代码作为实验室检验项目和临床观测指标通用标识符可以很好地解决这一问题。

LOINC数据库实验室部分所收录的术语涵盖了化学、血液学、血清学、微生物学（包括寄生虫学和病毒学）以及毒理学等常见类别或领域；还有与药物相关的检测指标，以及在全血或脑脊液细胞计数中的细胞计数指标等类别的术语。LOINC数据库临床部分的术语则包括生命体征、血流动力学、液体的摄入与排出、心电图、产科超声、心脏超声检查、泌尿系统成像、胃镜检查、呼吸机管理、精选调查问卷及其他领域的多类临床观测指标。Regenstrief研究院一直承担着LOINC数据库及其支持文档的维护工作。

LOINC概念的核心部分主要由一条代码、六个概念定义轴以及简称等组成。每个LOINC概念均由若干条基本概念及其组合概念（LOINC Parts）组合而成。其中，每个基本概念又具有相应的概念层次结构及相应的首选术语、同义词和相关名称。每条LOINC记录都与唯一一种试验结果或套组（panel）相对应。如下为LOINC的六个概念定义轴。

1. 成分（component）　或称为分析物，如钾、血红蛋白、丙型肝炎病毒抗原。

2. 受检属性（property）　如质量浓度、酶的催化活性。

3. 时间特征（timing）　也就是说，一项检测指标是某个时刻或短时间的观测结果，还是在更长时间段内的观测结果，如24小时尿标本。

4. 样本类型（sample）　如尿、静脉血。

5. 标尺类型（scale）　即结果属于定量型、等级型、名义型（如金黄色葡萄球菌），还是叙述型（如显微镜检查的诊断意见）。

6. 方法（method）　是指在获得实验结果或其他观测结果时所采用的方法。

LOINC命名实际上采用的是一种面分类方法（即上述六个面）。其命名原则详细而明确，备有多个语种的用户手册，其中包括对基本概念和组合概念的命名。基本概念的命名遵循国际上公认的相应专业的命名方法和原则，如各种生物（细菌、真菌、病毒和动植物）和有机化合物的命名。

LOINC具有明确无歧义的编码方案。编码采用无含义的数字型顺序码，并备有一位校验码

（如 10008-8）。一条 LOINC 代码，从其创建直至废弃，具有完整的生命周期，但绝不会物理删除废弃代码或者对其加以复用，只是对它们加以废弃标志"DEL"。这样，就保证了概念标识的唯一性以及概念含义的持久性，从而避免发生含义漂移，甚至含义变化的问题，并确保了历史数据在纵向时间轴上的长期有效性。

（三）医学术语系统

医学系统命名法 - 临床术语（systematized nomenclature of medicine-clinical terms，SNOMED CT），是当前国际上广为使用的一种临床医学术语标准。1974 年，SNOMED 第一版问世。SNOMED 的每一个术语（词条）均有一个编码与之对应，在疾病 / 诊断轴内，很多疾病概念还提供了与其他术语的交叉参照关系。2002 年 1 月，医学系统命名法 - 参考术语集（SNOMED reference terminology，SNOMED RT）与英国国家卫生服务部（National Health Service，NHS）的临床术语（clinical terms/read codes）相互合并，并经过扩充和结构重组，从而形成了 SNOMED CT。SNOMED CT 目前成为国际上广为使用的临床词表，涵盖了临床医学的大多数方面，同时还与其他的术语集交叉映射，如国际疾病分类第九版临床修订（International Classification of Diseases，ninth revision，clinical modification，ICD-9-CM）、国际疾病分类肿瘤学专辑第三版（International Classification of Diseases for Oncology，third edition，ICD-O-3）、ICD-10 LOINC 和人口普查与调查办公室手术操作分类第 4 版（Office of Population Censuses and Surveys-Classification of Surgical Operations and Procedures 4th revision，OPCS-4）。SNOMED CT 还支持 ANSI、DICOM、HL7 和 ISO 标准。2007 年 4 月，国际卫生术语标准制定组织（International Health Terminology Standards Development Organization，IHTSDO）收购了 SNOMED CT。

SNOMED CT 的核心内容是三个表：概念表、描述表和关系表。此外还包括历史表、ICD-9-CM 图谱及技术参考手册等。

1. 概念表　SNOMED CT 的概念表收录有超过 344 000 个具有唯一性的医疗概念，如"肺炎""手臂肿胀""肺活组织检查""诊断性内镜检查"等。SNOMED CT 将这些概念分为 18 个层面：身体结构（body structure）、临床表现（clinical finding）、环境或地理位置（environment or geographical location）、事件（event）、观察实体（observable entity）、生物体（organism）、药物 / 生物制品（pharmaceutical/biologic product）、物理力（physical force）、物理对象（physical object）、操作（procedure）、记录制品（record artifact）、临床语境（situation with explicit context）、SNOMED CT 模型组件（SNOMED CT model component）、社会语境关系（social context）、特殊概念（special concept）、标本（specimen）、分期和分级（staging and scales）、物质（substance）。

2. 描述表　SNOMED CT 中的所有概念描述达 993 420 个，其中包括 99 420 多个英语的描述或同义词，用来灵活地表达临床概念。在 SNOMED CT 中，每一个概念都有唯一的概念编码。一个概念可以有一个或多个描述，这些描述中的词也都有编码。这些描述词的编码都会对应到某一个概念码。

3. 关系表　SNOMED CT 关系表大约包含了 146 万条语义关联。语义关联一方面可以用来组织概念，另一方面也可以构成灵活多样的复杂概念表达方式。关系表中的所有关联可以分为两大类："Is a"和其他。

"Is a"表示"父子"关联，形成上下位的树形结构。这种结构既可作为一种编码顺序，又可以看作是一种分类法。如"慢性胆管炎（71912000）"→"慢性消化系统疾病（128284006）"→"慢性疾病（27624003）"→"疾病（64572001）"，从分类上看，后一个概念是前一个概念的上位概念。

除"Is a"以外的其他关联则用于连接不同层面的概念，构成可以表达一定临床意义的短句或词组，既利于灵活多样且详尽地描述复杂的临床发现或事件，又利于以自然语言书写为主的临床病案的电子化处理。它常采用以下的格式：概念 1 + 连接概念 + 概念 2 = 一个简单的句子（concept 1 + linkage concept + concept 2 = a simple sentence）。

4．属性　属性在 SNOMED CT 中是用来准确具体表示概念的，每一个属性都是可用的、可理解的与可重复的。

每类概念的属性对应规则采用的是描述逻辑法，描述逻辑是用一系列结构化的和形式上能为人所透彻了解的方式表达一个应用领域的术语知识的表达语言。SNOMED CT 对每一个概念都明确定义了其主要的属性，与该概念相关的概念及其成分都事先依据知识或者语义对应起来。

总之，SNOMED CT 提供了一套全面统一的医学术语系统，涵盖多方面的临床信息，可以协调一致地在不同的学科、专业和照护地点之间实现对于临床数据的标引、存储、检索和聚合，便于计算机处理。同时，它还有助于组织病历内容，减少临床照护和科学研究工作中数据采集、编码及使用方式的变异。SNOMED CT 对于临床医学信息的标准化和电子化起着十分重要的作用。

二、传输与交换标准

（一）卫生信息交换标准

HL7 提供了在具有不同数据结构和应用领域的异构系统环境之间进行信息共享的一种标准模式，其目的是达成临床上乃至卫生领域跨平台的应用，为医疗服务、卫生管理提供信息交换和整合的标准，让各个卫生医疗信息系统之间的信息交换变得简单而畅通。实际上 HL7 标准是一套系列标准，包括概念标准、文档标准、应用标准、知识表达的标准、XML 文档结构标准、电子病历标准、词汇术语标准等。用于信息交换标准的消息标准（例如 HL7 V2.5 和 V3.0）只是 HL7 标准系列中的一个组成部分，要与其他标准配套使用。HL7 的消息机制是 HL7 的核心部分，在 HL7 V2.x 版本中，HL7 消息采用"竖线编码方案"，如下一段消息：

MSH|^~\&|ADT1|MCM|LABADT|MCM|198808181126|SECURITY|ADT^A01|MSG00001|P|2.4|<cr>

EVN|A01|198808181123||<cr>…

一个消息由多个段（segments）组成，一个段由多个字段（fields）组成，字段是由一个或多个数据元组成的字符串，各字段之间采用竖线分隔。这种消息表示方法的优点是编码紧凑，消息长度短，但它明显的缺点就是消息可读性差，加上消息定义过程中存在许多自主性，给消息的解读带来困难，最终影响到应用的一致性。

另外，HL7 V3.0 则采用可扩展标记语言（extensible markup language，XML）表达数据结构。通过各个系统生成包含 HL7 消息内容的 XML 文档或从 XML 文档中解析 HL7 消息，不同系统就能够交换和处理消息。重要的是，HL7 V3.0 提供了更为强大的开发框架，通过定义各种信息模型而推导出严谨的 XML HL7 消息文档，最大限度地避免不确定性。

参考信息模型（reference information model，RIM）是 HL7 V3.0 标准开发方法的关键，为标准开发和制定者提供一个最高层次的参考模型。RIM 是一个纯粹的对象结构模型，某一个业务域的专家在开发数据标准时，其所使用到的任何元素、数据类型、词汇或代码如果都是衍生自 RIM 规范要求，就可保证其开发的数据标准与其他业务域一致。

目前，国外健康档案的数据模型工作很多都是基于 HL7 RIM 或采用了 HL7 RIM 的思想和方法。虽然起初 HL7 主要是针对临床信息的共享而开发的，但随着 HL7 的发展，尤其是引入 RIM 之后，HL7 的模型和方法已经不再局限于临床应用，而是能够满足患者管理、财政、公共卫生、电子健康档案、基因组学等更广泛领域的建立信息模型的需求。

HL7 RIM 的框架结构是通过六个主类及它们之间的关系来表达的（图 2-2）。这六个主类中的"活动（act）"是最核心的主类，当采用 HL7 RIM 描述健康档案的信息模型时，RIM 中的"活动"对应着健康档案三维概念模型中的主要卫生服务活动（或干预措施）的基本活动。

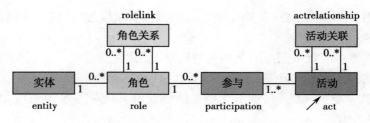

图 2-2　HL7 RIM 的六个主类

各个主类的含义如下。

活动：表示卫生服务活动（或干预措施），这些服务活动或干预措施产生相关的健康档案记录信息。

实体：是指物理意义上的人和物。其包括所有生命体（如人和动物）、机构（正式的和非正式的）、材料（如持久和非持久的货物、食物、组织、容器）和场地。

角色：是指"实体"在"参与"卫生服务活动（或干预措施）过程中所扮演的各种角色。

参与：定义"角色"和"活动"之间的关系，是指"实体"通过扮演的"角色""参与"卫生服务活动（或干预措施）的行为方式。

活动关联：描述"活动"之间的相互关系。

角色关系：描述参与卫生服务活动（或干预措施）的各个角色之间的关系。

HL7 V3.0 信息模型的层次结构为参考信息模型（RIM）、领域消息模型（domain message information model，D-MIM）和精细化消息模型（refined message information model，R-MIM）。参考信息模型 RIM 是顶层的概念模型，与具体的业务域（domain）无关；D-MIM 和 R-MIM 是逻辑模型，D-MIM 是一个业务域的信息模型，一个业务域中可能有多个主题（topic），R-MIM 是业务域中一个主题的信息模型。

RIM、D-MIM 和 R-MIM 是采用"对象关系"的表达方式来描述信息模型的，但为了用 XML 来记载 HL7 V3.0 的信息模型，必须将信息模型从"对象关系"的表达方式转换成"层次关系"的表达方式。层级消息描述（hierarchical message descriptors，HMD）正是信息模型的层次表达，消息类型（message type，MT）用于定义消息的目的和用途。从 RIM 到 D-MIM、R-MIM，再到 HMD、MT，是一个根据业务需求对模型逐步限定和细化的过程。

（二）医学数字成像和通信标准

医学数字成像和通信标准（digital imaging and communication in medicine，DICOM）是由美国国家电气制造商协会（National Electrical Manufacturers Association，NEMA）下属的医学影像技术协会发布的医学影像通信标准。1970 年前后出现了数字化的医学影像技术及相应的计算机处理技术，为了适应这一发展趋势，美国放射学会（American College of Radiology，ACR）和 NEMA 在 1983 年成立了开发传输数字化影像的标准化方法的联合委员会。该联合委员会在 1985 年出版了第一版的 ACR-NEMA 标准，1988 年第二版的 ACR-NEMA 标准文件发布了图像信息术语、信息结构和文件编码等内容，但是直到 1993 年第三版的标准发布，该标准文件才广为流传，被大家所接受，从第三版开始，标准的名称被固定为 DICOM。目前 DICOM 由 NEMA 下属的医学影像和技术联盟管理。

DICOM 的目标是在医疗环境中的图像信息系统和其他信息系统之间实现良好的兼容性和提高工作效率。目前 DICOM 被各大临床科室和专业技术科室广泛地应用于图像的传输，比如：心内科、牙科、内镜治疗、X 射线成像、眼科、小儿科、放射科等。DICOM 还实现了同 EHR 系统的整合，可以通过网络实现在 EHR 系统中图像的存储和传输。

DICOM 的制定是医学图像通信标准化的里程碑，DICOM 详细地规定了传输医学图像及其相关信息的交换方法和交换格式。DICOM 基于操作系统提供的传输控制协议 / 互联网协议（transmission control protocol/internet protocol，TCP/IP），实现了不同操作系统的互联。通过扩展 TCP/IP 协议的应用层，DICOM 定义了一组同类应用之间统一的通信接口，实现了同类应用之间的互操作。根据 ISO 的开放系统互连（open system interconnection，OSI）网络协议模型的分层概念，DICOM 是一种网络应用层协议。在实现上，DICOM 利用 TCP/IP 协议的跨平台特性，扩充定义了适合医学图像传输的应用协议栈。符合 DICOM 标准的两台设备采用的交换方式是 DICOM 协议中定义的请求 / 响应方式，传输数据的格式是 DICOM 数据流。不论图像及患者信息在具体的设备内部如何存储，在对外交换时，它们的格式都是 DICOM 格式。这样，就消除了不同厂家产生的图像格式不一致带来的障碍。

第四节　我国卫生信息标准体系

一、数据元与元数据理论

（一）数据元概念

数据元（data element）是通过定义、标识、表示和允许值等一系列属性进行规范描述的基本数据单元，在特定的语义环境中可认定为不可再细分的最小数据单元。国际标准 ISO/IEC 1117 ［IEC 即国际电工委员会（International Electrotechnical Commission）］提出了关于数据元的基本模型。其中，数据元概念则是一个具体对象与该对象的一个特定特性的结合。数据元概念与表示类词结合才能组成一个数据元。数据元概念与数据元之间是一对多的关系，即一个数据元概念在与不同的值域结合后可以产生不同的数据元。数据元的基本模型如图 2-3。

一个数据元概念由对象类和特性两部分组成，是能以一个数据元形式表示的概念，其描述与任何特定表示法无关。一个数据元是由对象类、特性及表示三部分组成。

对象类是可以对其界限和含义进行明确的标识，且特性和行为遵循相同规则的观念、抽象概念或现实世界中事物的集合。

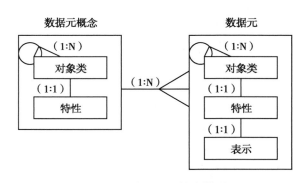

图 2-3　数据元的基本模型

特性是一个对象类的所有成员所共有的特征。它用来区别和描述对象，是对象类的特征，但不一定是本质特征，它们构成对象类的内涵。

表示可包括值域、数据类型、表示类（可选的）和计量单位四部分，其中任何一部分发生变化都会成为不同的表示。

值域是数据元允许值的集合。一个允许值是某个值和该值的含义的组合，值的含义简称为值含义。值域的基本模型由概念域和值域两部分组成。概念的外延构成了概念域，每个值域都是概念域的一个元素，一个概念域是一个值含义集合（图 2-4）。

值域有两种（非互斥的）子类：一是可枚举值域，由允许值（值和它们的含义）列表规定的值域；二是不可枚举值域，由描述规定的值域。

（二）数据集

数据集是具有一定主题的、可标识的、能被计算机化处理的数据集合。其中，主题是围绕着某一项特定任务或活动进行数据规划和设计时，对其内容进行的系统归纳和描述。通常，数据

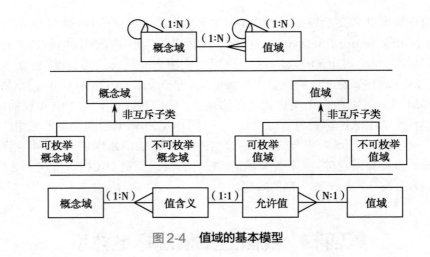

图2-4　值域的基本模型

集主题应具有划分性和层级性，划分性是指主题间可通过不同的命名，将相同属性的主题归并在一起形成相同的类，将不同属性的主题区分开形成不同的类；层级性是指主题可被划分成若干子主题。

可标识是指能通过规范的名称和标识符等对数据集进行标记，以供识别。标识与名称的取值需要通过具体的命名或编码规则来规范。

能被计算机化处理指可以通过计算机技术（软硬件、网络），对数据集内容进行发布、交换、管理和查询应用。这些数据可以由不同的物理存储格式来实现，按照数据元的定义与数据类型，在计算机系统中以数值、日期、字符、图像等不同的类型表达。

数据集合是指由按照数据元所形成的若干数据记录所构成的集合。

医药卫生领域的数据集主要可以归纳为三个方面：其一是信息发布类统计数据集；其二是业务系统建设类的基本数据集；其三是为达到特定目的收集、整理、制作的数据集。

（三）元数据

元数据是定义和描述其他数据的数据。但这种定义容易引起误解，如果利用以下定义描述元数据可能更加贴切：元数据是一种使得数据在任何时候和地方可理解、可共享的数据。只要元数据可以获得，数据就可以保持可用、可共享并且可理解。

所有产生数据的组织都必须创建元数据，保证组织内部或外部用户能够理解数据。如果没有元数据，数据本身不可理解。

元数据的特点表现在如下几个方面：其一，元数据在文档中必须与数据明确分开；其二，元数据必须能够保证整个文档完全可以理解；其三，元数据一般无法进行通用的定义，因为每个组织和用户需求不同。

二、卫生信息标准体系

经过近几年的积极探索，我国初步建立了卫生信息标准的业务体系和组织管理体系。我国卫生信息标准体系主要分为基础类标准、数据类标准、技术类标准、安全与隐私类标准和管理类标准五大类（图2-5）。其中，基础类标准是其他各类标准的上位标准，具有指导性和全局性，涉及卫生信息标准的体系框架、理论与方法、术语及高层信息模型等；数据类标准指卫生信息采集、表达、处理与传输交换过程中涉及的相关数据标准，是保证语义层无歧义的重要基础；技术类标准对业务应用系统设计、开发、实施、运行等各建设环节的技术要求、系统架构、技术实现方式等予以规范约束；安全与隐私类标准是指对卫生信息采集和利用过程中涉及的信息网络安全和隐私保护等予以规范约束；管理类标准用于指导业务应用系统合理应用相关标准以及对标准应用实施水平的评价与监督管理。

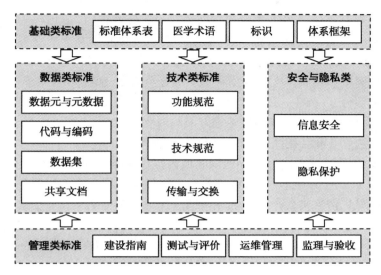

图2-5 国家卫生信息标准体系基本框架

结合医改信息化建设的需要，我国在充分引进和借鉴国际上主流的标准化技术基础上，已完成了一批急需的基础性的卫生信息标准的研发与制定。下面介绍我国信息标准化工作取得的主要成绩。

（一）四项基础类标准

基础类卫生行业标准主要包括：《卫生信息数据元标准化规则》（WS/T 303—2009）、《卫生信息数据模式描述指南》（WS/T 304—2009）、《卫生信息数据集元数据规范》（WS/T 305—2009）、《卫生信息数据集分类与编码规则》（WS/T 306—2009）。这四项标准指导了卫生信息数据类标准的研究与编制，如《卫生信息数据元目录》《卫生信息数据元值域代码》《城乡居民健康档案基本数据集》《电子病历基本数据集》等。

（二）卫生信息数据元目录及值域代码

《卫生信息数据元目录》标准规范了我国卫生信息数据元目录（字典）的编制原则、目录中数据元描述属性和描述方法（图 2-6）。《卫生信息数据元目录》和《卫生信息数据元值域代码》均包括十七个部分，分别是：总则，标识，人口学及社会经济学特征，健康史，健康危险因素，主诉与症状，体格检查，临床辅助检查，实验室检查，医学诊断，医学评估，计划与干预，卫生费用，卫生机构，卫生人员，药品、设备与材料和卫生管理。《卫生信息数据元目录》满足了我国卫生领域相关数据信息的交换与共享的需要。

数据元标识符	DE04.30.013.00
数据元名称	肝质地类别代码
定义	受检者肝脏质地在特定分类中的代码
数据元值的数据类型	S2
表示格式	N1
数据元允许值	1. 软 2. 中等 3. 硬

图2-6 数据元实例

（三）卫生信息共享文档规范

卫生信息共享文档规范的编制研究是在借鉴采用国外成熟的通用架构，并满足中国卫生信息共享实际需求的前提下，以数据元和数据集来规范约束卫生信息共享文档中的数据元素，以模板库约束为手段来规范描述卫生信息共享文档的具体业务内容，以值域代码为标准来规范记载卫生信息共享文档的编码型数据元素，从而清晰展示了具体应用文档的业务语境以及数据单元之间的相互关系，支持更高层次的语义上的互联互通。卫生信息共享文档规范包含《卫生信息共享文档编制规范》《健康档案共享文档规范》（第1部分至第20部分）及《电子病历共享文档规范》（第1部分至第53部分）。其中，卫生信息共享文档编制规范是整个文档规范的总纲，明确规范涉及的基本概念、文档架构、基本描述规则等方面的内容。

（四）区域卫生信息平台和医院信息平台技术规范

基于健康档案的区域卫生信息平台是以区域内健康档案信息的采集、存储为基础，能够自动产生、分发、推送工作任务清单，为区域内各类卫生机构开展医疗卫生服务活动提供支撑的卫生信息平台。区域卫生信息平台是连接区域内的医疗卫生机构基本业务信息系统的数据交换和共享平台，是不同系统之间进行信息整合的基础和载体。区域卫生信息平台总体架构如图2-7。2014年，《基于居民健康档案的区域卫生信息平台技术规范》发布。

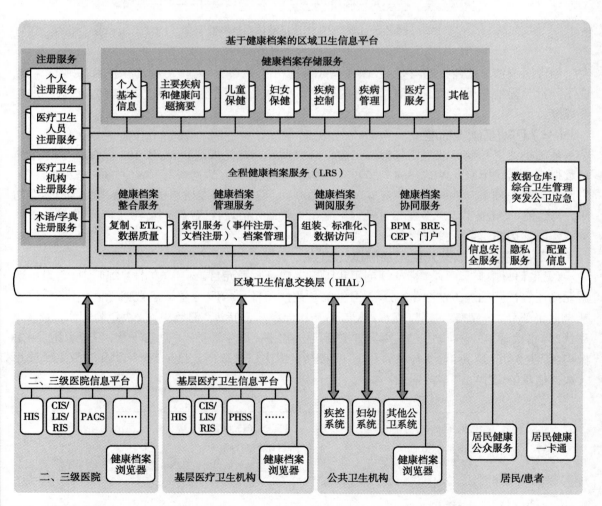

HIS：医院信息系统；CIS：临床信息系统；LIS：实验室信息系统；RIS：放射信息系统；PACS：影像存储与传输系统；ETL：数据抽取、转换与装载；BPM：业务流程管理；BRE：业务规则引擎；CEP：复杂事件处理；PHSS：基层卫生服务系统。

图2-7　区域卫生信息平台总体架构

医院信息平台是实现医疗监管和区域协同的基础,对内实现医院内部不同业务系统的统一集成、互联互通和信息整合,对外基于区域卫生信息平台实现跨机构医疗信息共享、医疗业务协同和医疗业务监管等功能扩展。2014 年,《基于电子病历的医院信息平台技术规范》发布。

(五)居民健康档案和电子病历基本数据集

居民健康档案是居民健康管理(疾病防治、健康保护、健康促进等)过程的规范、科学的记录。《城乡居民健康档案基本数据集》规定数据集所包含的数据元内部标识符、数据元标识符、数据元名称、定义、数据元值的数据类型、表示格式、数据元允许值这 7 个数据元属性。

电子病历是居民健康档案的主要信息来源和重要组成部分。《电子病历基本数据集》将电子病历按照业务域分为病历概要、门(急)诊病历记录、住院病历记录、转诊(院)记录及医疗机构信息 5 大业务域,每个业务域又包含若干个业务活动记录,最终形成了包含 5 个业务域、17 类业务活动、若干个业务活动记录的电子病历基本架构(图 2-8)。

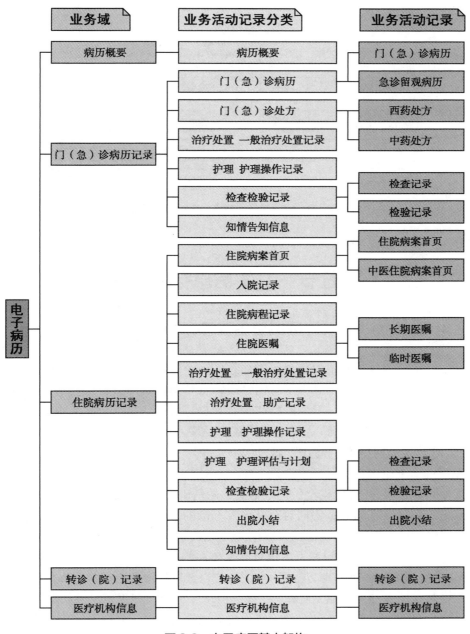

图 2-8　电子病历基本架构

（六）居民健康卡技术规范

在卫生信息化建设总体框架中，居民健康卡是卫生信息化建设的重要环节，是连接电子健康档案，电子病历和国家、省、地市三级信息平台，实现居民跨业务系统、跨机构、跨地域持卡就医和"一卡通"，通过整合推动卫生信息化建设成果直接服务群众的重要载体。《居民健康卡技术规范》统一制定了居民健康卡号编码规则、卡介质规范、卡面规范、卡数据规范、读卡终端要求、数据安全、卡应用这七个方面内容，确立了居民健康卡技术框架，为居民健康卡在全国各地发行提供了统一的标准，确保居民健康卡在全国范围的互认识别和互联互通。

居民健康卡数据分为身份识别数据、卡识别数据、基础健康数据、管理数据四大类（图2-9），可以记录居民血型、过敏反应、凝血紊乱、联系人信息等情况，方便紧急情况下对持卡人进行急救，也可以记录最近的门诊核心信息和住院核心信息，方便医生了解持卡人既往情况以及方便核算报销就医费用。

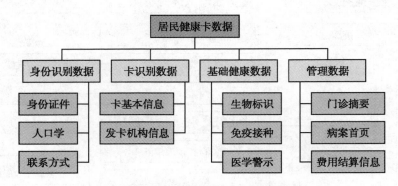

图2-9 居民健康卡数据内容框架示意图

第五节 卫生信息标准应用

一、区域卫生信息标准应用

区域卫生信息标准体系是卫生信息标准体系的一个子集，主要包括与区域卫生健康信息化应用相关的标准。我国区域卫生健康信息化包括居民健康档案、医疗卫生服务、公共卫生、疾病预防控制、医疗保障、药品保障、卫生监督和综合管理等诸多信息平台和系统建设，区域卫生健康信息标准是我国区域卫生健康信息化建设发展和互联互通的重要支撑。

（一）区域卫生信息标准的应用现状

1. 国家层面 卫生健康信息标准建设是"健康中国2030"战略规划的重要支撑，是深化医药卫生体制改革的重要任务，是推进全民健康信息化的基础性工程。卫生健康行业涉及许多领域，众多业务系统的数据共享和业务协同对现有信息标准的综合应用提出了很高的要求，卫生信息标准体系的应用正是为不同信息系统之间的互联互通提供了有力支撑。

2. 各省市层面 各省市在国家卫生信息标准体系的指导下，根据各区域实际情况对现有标准进行补充，形成适合该区域的地方标准，从而推进以健康档案和电子病历为核心的区域医疗健康信息化建设与互联互通。依据《国家医疗健康信息区域全民健康信息互联互通标准化成熟度测评方案》，截至2021年12月，144个地市级卫生健康委员会区域互联互通成熟度评级结果为四级及四级以上（表2-1）。

表2-1 区域全民健康信息互联互通标准化成熟度评级结果（截至2021年12月）

等级	区域数量/个
三级	14
四级乙等	35
四级甲等	96
五级乙等	13

（二）区域卫生信息标准应用的未来发展

随着国家《"健康中国2030"规划纲要》《中华人民共和国基本医疗卫生与健康促进法》等政策和法规的施行，以及大数据、人工智能等新一代信息技术与卫生健康领域的深度融合，区域卫生健康信息标准化建设将取得新发展。

1. 健全区域信息标准化人才队伍体系 卫生信息化工作者需要不断加强卫生信息标准体系的开发编制、落地应用和持续改进，积极开展卫生信息标准的新技术、新方法的研究应用，促进国内区域卫生健康信息化建设发展。

2. 强化区域卫生健康信息标准的质量评估和应用效果评价 推动以区域卫生信息平台为核心的省、市、县卫生健康信息化标准化建设和以医院信息平台为核心的医院信息化标准化建设，促进信息共享互认和互联互通应用。以国家医疗健康信息互联互通标准化成熟度测评为抓手，对各级各类医疗卫生机构信息标准实施效果进行评价，对区域和医院信息化建设整体水平进行测评；推进测评工作国家—省分级管理体系建设，以省为单位推进测评开展，地市级卫生健康信息化建设应达到区域卫生信息互联互通标准化成熟度测评四级水平。

二、中医药信息标准应用

在国家、行业层面，我国已经初步建成了中医药信息标准体系。国家层面的中医药信息基础数据类标准研制主要围绕两个方面展开：一是名词术语类标准，如《中医临床诊疗术语》等国家标准；二是面向中医药信息的分类与代码标准，诸如《中医病证分类与代码》和《中药编码规则及编码》。在团体标准研制层面，国家中医药管理局通过开展2015年中央财政专项资金项目——101项中医药信息标准研究与制定项目（以下简称101项目），截至2022年6月，已发布94项中医药信息团体标准，诸如《中医药信息化常用术语》《中医电子病历基本数据集》《中医医院管理信息基本数据集分类》等。

（一）中医药信息标准的应用现状

标准化是手段不是目的，中医药信息标准的制定在临床辅诊和医院及中医馆信息化建设层面都有重要作用。

1. 临床辅诊 基层医生是非常需要标准化诊疗指导的群体。通过中医药指南与标准，医生能快速掌握疾病诊治的"大经大法"，最大限度保证基本诊疗思路的正确性。为了更好地宣传和推广新版中医药国家卫生信息标准，中医国家标准修订项目组构建了中医国家标准应用平台。平台按照辨病与辨证论治相结合的模式，建立疾病与证候、证候与治法之间的关联关系，形成合乎中医学术本体、贴切临床实际的诊疗路径，并可用于评估中医临床诊断、治疗的合理性，以此辅助医生临床诊疗活动。

2. 医院及中医馆信息化建设 随着信息化、大数据技术的发展，中医药逐渐步入标准化、现代化、科学化的应用进程，也为中医药信息资源数字化的处理和研究提供了手段和机会。2015年国家中医药管理局启动基层医疗卫生机构（中医馆）健康信息平台建设项目，要求各省级中医药主管部门建立省级中医药数据中心,负责本省中医药信息化建设与发展。在 101 项目中,数据中心建设类标准有 2 项,健康信息平台建设类标准为 7 项,信息系统建设类标准为 22 项,各医院和中医馆在相关标准的指导下构建信息平台促进医院和中医馆信息化,以此实现互联互通。

(二)中医药信息标准应用的未来发展

中医药信息标准化工作仍存在工作基础相对薄弱,标准体系不健全,标准与中医医疗、保健、教育、科研、产业等业务工作结合不紧密,专业人才缺乏等问题,在以下方面还需进一步完善。

1. 进一步健全中医药信息标准 标准的作用与意义必须通过标准的应用才能实现。加强中医药标准体系建设既要坚持科学性、先进性,又要注重可行性、可操作性;既要涵盖中医药行业发展的方方面面,又要突出层次和重点;既要注重标准数量,又要保证标准质量与水平,以中医药事业发展对标准化的需求为导向,从而引领和支撑中医药发展,提升中医药医疗、保健、科研、教育、产业质量效益。

2. 组织开展中医药信息标准应用测评工作 为了促进中医药信息标准进一步应用,宜通过政府主导、多方参与、第三方评价机构评价的方式开展中医药信息互联互通标准化成熟的测评,从标准适用性、可推广性和持续性等维度评估各中医医疗机构现阶段标准应用程度,建立中医药标准推广应用评价体系并纳入国家医疗健康信息标准测评工作中,以此为抓手促进中医药数据的标准化,实现团体标准的质量提升。

三、公共卫生信息标准应用

公共卫生信息标准是卫生信息标准的重要组成部分,是公共卫生领域信息化建设的基础。2003 年卫生部印发的《全国卫生信息化发展规划纲要(2003—2010 年)》,首次从宏观规划和顶层设计的高度,提出"统一标准,是卫生信息化建设的基础工作"。该纲要的发布,表明我国意识到研发卫生信息标准的紧迫性。2020 年,国家卫生健康委办公厅、国家中医药局办公室联合发布《全国公共卫生信息化建设标准与规范(试行)》,进一步明确和强化了全国公共卫生信息化建设的基本内容和建设要求。

(一)公共卫生信息标准的应用现状

《全国公共卫生信息化建设标准与规范(试行)》中明确了各级疾病预防控制中心、二级及以上医院、基层医疗卫生机构、其他公共卫生机构等机构的公共卫生服务和管理业务,业务范围覆盖公共卫生信息化建设和应用的主要业务服务和管理要求,包括管理服务业务、信息技术业务这 2 个部分,其中一级指标 21 项、二级指标 125 项、三级指标 421 项,全面规范了我国公共卫生信息化建设的主要内容和要求(表 2-2)。

表 2-2 管理服务业务和信息技术业务一级指标

一级指标	
管理服务业务	传染病防控、寄生虫病防控、免疫规划、慢性病防控、地方病防控、精神卫生防治、癫痫防治、老年人健康服务管理、妇幼健康服务管理、健康教育、营养健康服务管理、健康档案管理服务、伤害防控、突发公共卫生事件管理、环境卫生管理、监督执法服务管理、食品安全风险监测和职业病防控,共计 18 项
信息技术业务	信息平台、信息安全、新一代信息技术应用

不同的业务领域目前已出台了许多信息标准,如传染病标准、职业病标准、环境健康标准等,各种标准在实践应用中不断充实和修订。现行的公共卫生信息标准涵盖公共卫生的多个业务领域,如预防接种管理、妇幼健康管理、传染病管理、慢性病管理、精神卫生管理、医学证明管理等。

2019 年国家药品监督管理局发布《疫苗追溯基本数据集》《疫苗追溯数据交换基本技术要求》等信息化标准，规范疫苗追溯管理。此外，各地方结合自身工作实际制定了满足自身需求的一系列地方标准。如《血液管理信息指标代码与数据结构》是血液管理信息方面的第一个地方标准。2018 年，××省发布《××省养老服务信息基本数据集》。在新冠疫情期间，为了更好地提供公共卫生服务，一些团体标准也应运而生。2020 年，由××市中心医院提出并归口，某些机构为主要起草单位编制了《新型冠状病毒肺炎基本数据集》，其包括门诊、住院、随访、临床科研四个部分。

目前，卫生信息标准已广泛应用于各级人口健康信息平台、医院信息系统、公共卫生机构信息系统等系统建设中。为确保标准的落地、实施、推广和应用，我国从 2012 年开始，开展国家医疗健康信息互联互通标准化成熟度测评试点工作。《区域全民健康信息互联互通标准化成熟度测评方案（2020 年版）》中强调了电子健康档案信息管理系统要实现与公共卫生主要业务系统的数据整合，实现信息交换和共享功能。

（二）公共卫生信息标准应用的未来发展

1. 全面规范推进公共卫生信息标准和信息化建设，提高公共卫生机构信息化建设与应用能力，支撑国家和地方卫生健康委员会的管理与决策，提升公共卫生信息化"平战结合"能力。

2. 应用卫生信息标准推动二级及以上医院、基层医疗卫生机构和各级疾病预防控制中心等专业公共卫生机构之间的信息系统互通共享，促进医防融合，健全重大疫情应急响应机制，推动公共卫生服务与医疗服务高效协同、无缝衔接，健全联防联控、群防群治工作机制。

3. 鼓励各级各类医疗卫生机构根据自身情况，运用大数据、人工智能、云计算等新一代信息技术与公共卫生领域的应用融合，探索创新发展模式，在疫情监测分析、病毒溯源、防控救治、资源调配等方面更好地发挥支撑作用。

在未来的发展中要处理好发展和安全的关系，当前和今后一个时期是我国公共卫生各类矛盾和风险易发期，各种可以预见和难以预见的风险因素将日渐增多，要根据社会发展需求，统筹发展和安全，贯彻新发展理念，强调公共卫生信息化建设的高质量发展。

四、医疗保障信息标准应用

我国医疗保障制度建立 20 年来，经办服务的信息化、标准化水平都有显著提高，一些地方也自行探索出了一套医保标准化的经验，建立了药品、诊疗项目、服务设施、疾病、医用材料等标准规范。但全国尚未形成统一的信息业务编码标准，大多数地区业务标准不统一、数据不互认，进而形成"信息孤岛"；此外，有的地方名义上使用统一的业务标准，但都进行了本地化改造，导致异地间标准不一致，没有"通用语言"，制约了异地就医、直接结算等医保工作的进一步完善。业务标准编码是信息交流中语言、数据对接的基础，而数据不共享，利用程度低，制约了国家和省级医保部门的精准决策，影响了部门之间的政策衔接。缺少数据链的支撑，医保部门无法实现有效的大数据分析，也难以提供更人性化、更高品质的医保服务，因而我国亟须建立一套全国统一的医疗保障信息标准，满足日益复杂化的医保信息服务需求。

（一）国家医疗保障 15 项信息业务编码标准的制定

2019 年 6 月，国家医疗保障局发布了《国家医疗保障局关于印发医疗保障标准化工作指导意见的通知》（医保发〔2019〕39 号），指出要建立国家医疗保障局主导、相关部门认同、各地协同推进的标准化工作机制，形成与医疗保障改革发展相适应的标准化体系。到 2020 年，在全国统一医疗保障信息系统建设基础上，逐步实现《医保疾病诊断、手术操作分类与代码》《医疗服务项目分类与代码》和《医保结算清单》等 15 项信息业务编码标准（以下简称 15 项信息业务编码标准）的落地使用。"十三五"期间，形成全国医疗保障标准清单，启动部分医疗保障标准的研究制定和试用完善，医疗保障信息业务编码标准数据库基本数据集见表 2-3。

表 2-3　医疗保障信息业务编码标准数据库基本数据集一览表

标准名称	信息数据子集	
	代码	名称
医保疾病诊断、手术操作分类与代码	DS001.01.001	（西医）疾病诊断分类与代码子集
	DS001.01.002	肿瘤形态学分类与代码子集
	DS001.02.001	手术操作分类与代码数据子集
	DS001.03.001	中医疾病分类与代码子集
	DS001.03.002	中医证候分类与代码子集
医疗服务项目分类与代码	DS002.01.002	医保政策参数子集
医保药品分类与代码	DS003.02.001	注册参数数据子集
	DS003.02.002	医保政策参数子集
	DS003.03.001	国产药品企业数据子集
	DS003.03.002	进口药品企业数据子集
	DS003.03.003	经销关系数据子集
	DS003.04.001	中药饮片信息数据子集
	DS003.05.001	医疗机构制剂信息数据子集
医保医用耗材分类与代码	DS004.02.001	注册参数数据子集
	DS004.02.002	医保政策参数子集
	DS004.03.001	国内企业数据子集
	DS004.03.002	国外企业数据子集
	DS004.03.003	经销关系数据子集
医保系统单位分类与代码	DS005.01.002	医保系统单位信息数据子集
医保系统工作人员代码	DS006.01.001	基本信息数据子集
	DS006.01.002	医保系统工作人员信息数据子集
定点医疗机构代码	DS007.01.002	医疗机构信息数据子集
	DS007.01.003	医保管理信息数据子集
定点零售药店代码	DS008.01.002	零售药店信息数据子集
	DS008.01.003	医保管理信息数据子集
医保医师代码	DS009.01.001	基本信息数据子集
	DS009.01.002	医保医师信息数据子集
	DS009.01.003	注册管理信息数据子集
	DS009.01.004	信用管理信息数据子集
医保护士代码	DS010.01.001	基本信息数据子集
	DS010.01.002	医保护士信息数据子集
	DS010.01.003	注册管理信息数据子集
	DS010.01.004	信用管理信息数据子集
医保药师代码	DS011.01.001	基本信息数据子集
	DS011.01.002	医保药师信息数据子集
	DS011.01.003	注册管理信息数据子集
	DS011.01.004	信用管理信息数据子集
医保门诊慢特病病种目录	DS012.01.002	医保政策子集
医保按病种结算病种目录	DS013.01.002	医保政策子集
医保日间手术病种目录	DS014.01.002	医保政策子集

15 项信息业务编码标准包括 14 个基本数据集和 1 个医保结算清单，可划分为以下 8 个类别。

1. 医保疾病诊断、手术操作分类与代码　《医保疾病诊断、手术操作分类与代码》是依据国际疾病分类的基本原理和分类规则，以及卫生健康部门发布的现行标准，结合医保业务工作要求制定的，是我国医疗保障部门开展病种相关信息采集、分析和统计的重要工具。

2. 医疗服务项目分类与代码　《医疗服务项目分类与代码》是按照最大公约数和最小改造原则，在《全国医疗服务价格项目规范（试行 2001 年版）》等规定的基础上，参考《全国医疗服务价格项目规范（2012 年版）》，集中梳理各地制定的医疗服务项目，根据行业专家共识，形成的统一分类与代码，服务异地就医结算，助力支付方式改革，实现医保系统一码通，便于项目费用分析，支持医保政策完善。

3. 医保药品分类与代码　《医保药品分类与代码》融合了《社会保险药品分类与代码》（LD/T 90—2012）、药品本位码、国家药管平台药品采购唯一性识别码的核心要素，结合国家医保局职能制定的。该数据集覆盖了经药品监督管理部门批准上市的全部药品，实现一药一码，能够服务异地就医结算、提供资源共享、便于公众查询、支持数据分析。

4. 医保医用耗材分类与代码　《医保医用耗材分类与代码》是按照国家医保局职能，遵循系统性、实用性、稳定性、唯一性原则，借鉴相关单位现行耗材编码方法，根据专家共识，对医疗服务项目中可单独收费的一次性医用耗材形成的统一分类与代码。该数据集实现了一品一码、码库结合来满足应用，能够服务异地就医结算，支撑招采、支付，利于准入、监管，支持数据分析，满足信息共享，兼顾临床应用的需要。

5. "两定"机构及人员分类与代码　《"两定"机构及人员分类与代码》是指构建《定点医疗机构代码》《定点零售药店代码》《医保医师代码》《医保药师代码》《医保护士代码》，编码唯一、易识别，协助全流程服务。该类数据集依据《中华人民共和国行政区划代码》，覆盖全国医保"两定"机构及人员，是根据行业专家共识，形成的统一分类与代码。建立"两定"机构唯一码，能够进行公共查询、服务就医结算、便于协议监管、支持数据分析、实现信息共享。其中，"两定"机构代码内容包括分类、等级、地址、名称、是否定点、异地就医等；"两定"机构人员代码内容包括姓名、执业单位、执业地区、职业类别、执业范围等。

6. 医保系统单位及工作人员分类与代码　《医保系统单位及工作人员分类与代码》是指构建《医保系统单位分类与代码》和《医保系统工作人员代码》。该类数据集是依据《中华人民共和国行政区划代码》，覆盖全国医保系统单位及工作人员，参照国家标准，形成的统一分类与代码。其中，机构人员能够覆盖行政机关、经办机构和社会团体，包括但不限于医疗保障行政机关、医疗保障经办机构、医疗保障监管机构、医疗保障招采机构、医疗保障信息管理机构。

7. 医保病种分类与代码　《医保病种分类与代码》是指构建《医保门诊慢特病病种》《医保日间手术病种》《医保按病种结算病种》。该类数据集是依据《医保疾病诊断、手术操作分类与代码》基本原理和分类规则，梳理各地医保病种结算政策，根据行业专家共识，形成的统一分类与代码，能够服务医保结算、提升异地就医、助力精准决策、支持数据分析、推进政策统一。其特点是一病一码，如：门诊慢特病病种中的风湿性关节炎代码为 M05001，其中 M 代表医保门诊慢特病标识码，05001 代表风湿性关节炎。

8. 医保结算清单　《医保结算清单》是指定点医疗机构在开展门诊慢特病、住院等医疗服务时向医保部门申请医保费用结算时所需提交的数据清单。该清单共涉及 185 个数据指标，应用 14 项信息业务编码标准，其中基本信息 31 项、门诊慢特病诊疗信息 6 项、住院诊疗信息 57 项、医疗收费信息 91 项。结算信息一旦集成，能够助力按病种付费（diagnosis related groups，DRGs）改革、服务医保结算、利于医保监管、推进编码标准应用、支持医保数据分析。《医保结算清单》由国家医保局统一发布，各级医保部门及定点医疗机构按填报指南规范填写。所有数据指标均能从医疗机构现有的信息系统中生成，不增加医疗机构负担。

（二）国家医疗保障15项信息业务编码标准的应用

2019年10月，国家医保局开始选择部分地区，开展15项编码标准测试应用。2020年开始评估推广，逐步实现15项信息业务编码标准全国落地使用。截至2022年5月，9个省（自治区、直辖市）已通过国家医保局验收，完成15项医保编码标准落地应用，其他地区对各项医保编码标准也实现了不同程度的应用。

国家医保服务平台上公布的《疾病诊断、手术操作分类与代码》中，西医疾病诊断代码33 250条，中医疾病分类代码624条，手术操作分类代码12 690条；《医疗服务项目代码》中，共有代码197 782条；《药品分类与代码》中，西药代码114 257条，中成药代码81 586条，中草药代码12 326条，自制药代码42 429条；《医用耗材分类代码》中，共有代码77 336条；全国各省、自治区、直辖市的《医保系统单位分类与代码》中，共有代码6 256条，《定点医疗机构代码》中，共有代码539 275条，《定点零售药店代码》中，共有代码444 298条；医保支付方式改革中，区域点数法总额预算和按病种分值付费（diagnosis-intervention packet，DIP）试点省（自治区、直辖市）覆盖27个，试点城市覆盖71个，DRGs试点省（自治区、直辖市）和试点城市均为30个。

国家医保信息业务编码标准是服务就医结算（含异地），助力支付方式改革，支持医保智能监管和统计分析的基础。其中，《医保药品分类与代码》的特点是覆盖了经药品监督管理部门批准上市的全部药品，实行"一药一码"，为医保部门招标采购、医保支付、统计分析、基金监管等提供数据支撑，利于异地就医结算，便于公众查询，并为相关部门管理提供资源共享。《医保医疗耗材编码》有效解决了数量庞大、耗材种类繁多、组成结构差异大而导致同物不同名、同名不同物、一品多名等不互认问题。国家医保信息业务编码标准的制定，统一了"度量衡"，推动建立了全国层面的医保大数据库，为全国医保大数据全面聚合与深度应用打下了坚实的基础。

（三）国家医疗保障15项信息业务编码标准应用的未来发展

医保标准化建设是深化医疗保障制度改革的重要一环，通过编码的标准化，可以实现医保业务之间、各统筹区域之间，以及国家和各省（区、市）之间的数据贯通，进而实现全国共用一个标准、共享一个数据池，形成全国层面的医保大数据分析应用。

1. 实现15项信息业务编码标准的陆续推广　截至2022年5月各地区15项信息业务编码标准应用落实进度不一致，已有9个省和直辖市实现应用落地，未来其他省份将通过以下措施实现信息业务编码标准的陆续落地应用：进一步加强本地区医保药品、医用耗材、医疗服务项目、门诊慢特病病种、按病种结算病种和日间手术病种这6项信息业务编码与国家编码标准数据库的映射校验；组织所辖地市与省级映射数据库的编码对应和确认；按照职责权限标识省地两级相关医保待遇政策，组织统筹地区医保经办机构与定点医药机构完成本地区编码匹配工作。

2. 15项信息业务编码标准的逐步完善　目前15项信息业务编码标准还处于动态维护的过程中，国家医疗保障局同时也上线了"医保业务编码标准动态维护"功能，随着各地将医保疾病诊断和手术操作、医保系统单位、医保系统工作人员、定点医疗机构、医保医师、医保护士、定点零售药店、医保药师这8项信息业务编码进行全量完整维护、及时入库、动态调整、国家赋码后同步更新，将实现编码标准"纵向全贯通、横向全覆盖"，信息业务编码标准也将得到逐步完善。

3. 助力医疗保障信息平台建设　医保信息平台建设是推进医保治理体系和治理能力现代化的重要手段，我国医保信息化建设总目标是建设全国统一医疗保障信息平台。2019年6月，"医保业务编码标准动态维护"在国家医疗保障局的官方网站窗口上线试运行，标志着国家医疗保障信息平台正式落地。15项信息业务编码标准的应用能够为加快建立全国统一、高效、兼容、便捷、安全的医疗保障信息系统提供基础支撑，构建统一医保信息平台为医保精细化管理提供数据基础，而大数据、互联网、人工智能等平台工具和新一代信息技术手段将成为实现医保管理精细化、监管智能化、治理能力现代化的重要推动力，推进医疗保障公共服务均等与可及。

五、医疗信息标准应用

国家高度重视医疗卫生信息的标准化和规范化建设工作,原国家卫生和计划生育委员会陆续颁布了《电子病历基本数据集》《基于电子病历的医院信息平台技术规范》等一系列标准规范,有力推动了医疗信息的标准化和规范化建设工作的进程,助力"健康中国"建设。

(一)医疗信息标准的应用现状

为了推进"健康中国"建设,落实国家"互联网＋医疗健康"战略,国家卫生健康委员会统计信息中心加快推进国家医疗健康信息互联互通标准化成熟度测评工作,加强卫生信息标准的应用与推广,以测促用、以测促改、以测促建,促进各地区、各医疗机构信息化水平的提升和跨机构跨地域互联互通与信息共享。医院信息互联互通标准化成熟度测评,主要对电子病历与医院信息平台相关标准符合性以及互联互通实际应用效果进行综合测试和评价。2022年1月,国家卫生健康委印发的《"十四五"卫生健康标准化工作规划》中特别强调要以国家医疗健康信息互联互通标准化成熟度测评为抓手,对区域和医疗机构信息化建设整体水平进行测评。截至2021年12月,541家三级医院通过四级及四级以上互联互通成熟度测评(表2-4)。

表2-4　医院信息互联互通标准化成熟度测评结果(截至2021年12月)

等级	医院数量／个
三级	6
四级乙等	57
四级甲等	431
五级乙等	53

与此同时,以电子病历为核心的医院信息化建设是医改重要内容之一,为确保我国以电子病历为核心的医院信息化建设工作顺利开展,逐步建立适合我国国情的电子病历系统应用水平评估和持续改进体系,国家卫生健康委员会制定《电子病历系统应用水平分级评价标准(试行)》,对已实施以电子病历为核心医院信息化建设的各级各类医疗机构进行评价分级。电子病历系统应用水平划分为九个等级,每一等级的标准包括电子病历各个局部系统的要求和对医疗机构整体电子病历系统的要求。

《国家三级公立医院绩效考核操作手册(2022版)》明确给出了对医疗质量相关指标的考核,其中包括电子病历应用功能水平分级,该分级评价从系统功能实现、有效应用范围、数据质量三个维度对医疗机构电子病历及相关临床系统的应用水平进行评价,实现了对医疗机构以电子病历为核心的信息系统应用水平的评估。国家卫生健康委员会于2018年发布的《全国医院信息化建设标准与规范(试行)》(国卫办规划发〔2018〕4号)对医院的信息化建设的主要任务和建设要求提出了指导性的操作方针。《国务院办公厅关于推动公立医院高质量发展的意见》(国办发〔2021〕18号)明确提出了要强化信息化的支撑作用,要求推进电子病历、智慧服务、智慧管理"三位一体"的智慧医院建设和医院信息标准化建设。尤其是要以"电子病历"为核心,进一步夯实智慧医疗的信息化基础,推进以电子病历为核心的医院信息化建设,全面提升临床诊疗工作的智慧化程度。按照《电子病历系统应用水平分级评价管理方法(试行)》及《电子病历系统应用水平分级评价标准(试行)》要求,推进医院内部信息系统集成整合,推进医疗数据统一管理应用,加快临床诊疗无纸化进程。

当前,医疗健康大数据仍存在信息标准不统一、标准化程度不够和应用深度不够等问题。医疗健康大数据具有多源异构性，医疗系统内长期积累了大量冗余数据，数据质量良莠不齐，因此必须进行整合、清洗和转换，以为后续数据挖掘分析奠定基础。我国医疗信息标准化建设起步较晚、标准操作性不强，尽管已初步启动了国家健康医疗大数据资源目录体系的研究，但目前医疗机构多自主招标建设信息系统，不同厂商采用的数据接口和数据格式不统一，数据颗粒度不一致，机构之间的数据交换与共享程度仍需不断提升。

（二）医疗信息标准应用的未来发展

医疗健康大数据标准化是深度应用医疗健康大数据，有效辅助临床决策的前提。通过标准化、规范化的信息平台建设，达到资源整合，减少重复投资的目的。目前医疗领域内各级医疗机构及管理部门都在积极推进大数据平台建设和大数据分析应用发展。国家卫生健康委员会下发了《关于加强全民健康信息标准化体系建设的意见》，明确了医疗健康大数据的相关数据标准，但是前期大量历史数据的清洗、业务系统改造整理的工作量巨大，导致标准难以落地。加强医疗健康大数据的建设与应用是实现面向诊疗的数据驱动、推进医疗信息标准应用的关键。

此外，医学术语的规范和统一是医学科技发展、学术交流、医学教育和医学科普的基础。在医学领域和临床实践中，医学术语的标准化和规范化对提高医疗水平和改善医疗质量有着非常重要的作用。但实际应用中同义词和多义词众多，部分医学术语之间存在着相互矛盾等问题，影响了临床诊疗效率和质量，在一定程度上也阻碍了医学信息的互通共享。建立中文临床医学术语标准体系对支撑我国医学学科发展具有不可替代的特殊价值和意义。

我国临床医学术语标准化的探索起步较晚，目前还处在研究或初级开发阶段，尚不足以适应医疗人工智能的应用需求。医疗人工智能迫切需要临床医学术语的规范化、标准化、统一化。临床医学术语的规范化，有助于实现病历文本的语义标识和结构化处理，为医疗大数据挖掘提供知识工具，有利于整合庞大、分散、非结构化的医疗数据。临床医学术语的标准化和统一化也为精准医学的实现奠定基础，将在加速推进医疗与人工智能跨界融合、实现跨系统之间数据有效整合的过程中起到关键性作用。

（沈丽宁）

思考题

1. 简述医改与卫生信息标准化的关系。
2. 试分析区域卫生信息平台与卫生信息标准的关系。
3. 谈谈卫生信息标准化工作在国家卫生健康信息化建设中所处的地位与作用。

第三章　卫生信息管理技术

卫生信息管理技术指利用现代管理理念和先进的技术、工具，对卫生信息进行获取、传递、存储、处理和使信息标准化的经验、知识、技能，以及将体现这些经验、知识、技能的劳动资料进行有目的地结合的过程。卫生信息管理技术代表着当今卫生领域先进生产力的发展方向，其广泛应用使卫生信息的重要生产要素和战略资源的作用得以发挥，使人们能更高效地进行资源优化配置，从而提高社会劳动生产率和社会运行效率。本章主要介绍计算机网络技术、数据库技术、物联网、云计算、人工智能等卫生信息管理技术，这些技术是当今卫生行业工作中必不可少的工具，通过这些技术可以更便捷、更高效地进行卫生信息管理。

第一节　计算机网络技术

一、计算机网络传输与交换技术

随着世界经济的快速发展，网络信息技术已经全面融入经济社会生产和生活的各个领域，引领了社会生产发生新的变革，创造了人类生活的新空间，深刻地改变着全球的产业、经济、利益、安全等格局。

（一）网络基础知识

1. 计算机网络的定义、功能及拓扑结构

（1）定义：计算机网络是指将地理位置不同，具有独立功能的多台计算机及其外部设备，通过通信线路连接起来，在网络系统软件和通信协议的管理协调下，实现资源共享和信息传递的计算机设备的集合。

（2）功能：计算机网络的功能是实现计算机之间的资源共享、网络通信和对计算机的集中管理，除此之外还有负荷均衡、分布处理和提高系统安全与可靠性等功能。

（3）拓扑结构：计算机网络的拓扑结构是计算机网络上各结点和通信链路所构成的几何形状。拓扑结构影响着整个网络的设计、功能、可靠性和通信费用等多项性能，是决定网络性能优劣的重要因素之一，常用的拓扑结构有总线型结构、星型结构、环型结构、树型结构、混合型结构等，部分网络拓扑结构如图3-1所示。

2. 计算机网络的分类　依据不同的分类原则，计算机网络的分类如下。

（1）按网络所覆盖的地理范围的不同：计算机网络可分为如下几类。

1）局域网（local area network，LAN）：一般是用微型计算机或工作站通过高速通信线路相连（速率通常在10Mbit/s以上），但地理上则局限在较小的范围（如1km左右）。

2）城域网（metropolitan area network，MAN）：作用范围一般是一个城市，可跨越几个街区甚至整个城市，作用距离约为几公里到几十公里。

3）广域网（wide area network，WAN）：作用范围通常为几十到几千公里，因而有时也称为远程网（long haul network），广域网是互联网的核心部分，其任务是通过长距离运送主机发送数据。

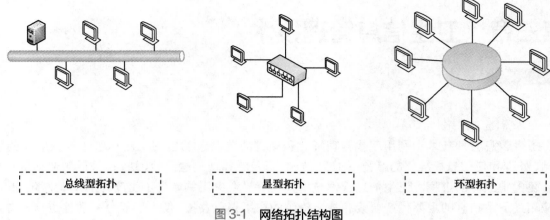

总线型拓扑　　　星型拓扑　　　环型拓扑

图 3-1　网络拓扑结构图

（2）按照网络传输介质不同：计算机网络可分为有线网络（wired network）和无线网络（wireless network）。

此外，还可以按照拓扑结构和功能作用等进行划分。

3．计算机网络的系统组成　计算机网络系统是一个集计算机硬件设备、通信设施、软件系统及数据处理能力为一体的，能够实现资源共享的综合服务系统。计算机网络系统包括硬件系统、软件系统和网络传输介质。

（1）硬件系统：硬件系统由计算机、通信设备、连接设备及辅助设备组成。主要包括服务器、工作站、网络适配器、集线器、路由器等。

（2）软件系统：按其功能可以划分为数据通信软件、网络操作系统和网络应用软件。数据通信软件是指按着网络协议的要求完成通信功能的软件。网络操作系统是指能够控制和管理网络资源的软件，常用的网络操作系统有：NetWare、Windows NT、UNIX 和 Linux 系统等。网络应用软件是指能够借助网络为用户提供各种服务的软件，如浏览器、远程登录软件、电子邮件等。

（3）网络传输介质：指在网络中用于传输信息的载体，常用的传输介质分为有线传输介质和无线传输介质两大类。不同的传输介质，特性不同，对网络中数据通信质量和通信速度有较大影响。有线传输介质包括双绞线、同轴电缆、光纤等。无线传输介质包括无线电波、微波、红外线、激光、卫星通信等。

4．计算机网络的性能　计算机网络的性能一般是指几个重要的对计算机网络性能有较大的影响的指标。性能指标从不同的方面度量计算机网络的性能。

（1）速率（data rate）：速率是计算机网络中最重要的一个性能指标，指的是数据的传送速率，也称为数据率（data rate）或比特率（bit rate）。速率的单位是比特每秒（bit/s）。

（2）带宽（bandwidth）：在计算机网络中，带宽用来表示网络某通道传送数据的能力，因此网络带宽表示在单位时间内网络中某信道所能通过的"最高数据率"。带宽和数据率具有相同的单位。

（3）吞吐量（throughput）：表示在单位时间内通过某个网络（或信道、接口）的实际的数据量。吞吐量经常用于对网络的测量，以便知道实际上到底有多少数据量能够通过网络。吞吐量受网络带宽或网络的额定速率的限制。

（4）时延（delay 或 latency）：是指数据（一个报文或分组，甚至比特）从网络（或链路）的一端传送到另一端所需的时间。时延也称为延迟或迟延。它主要有发送时延、传播时延、处理时延、排队时延等。

（5）往返路程时间（round trip time，RTT）：表示从发送端发送数据开始、到发送端收到来自接收端的确认，总共经历的时间。

（6）利用率（utilization rate）：包括信道利用率和网络利用率两种，信道利用率指出某信道有百分之几的时间是被利用的（有数据通过），完全空闲的信道利用率是 0；网络利用率则是全网络的信道利用率的加权平均值。信道利用率并非越高越好，因为根据排队论的理论，当某信道的利用率增加时，该信道引起的时延也就迅速增加。信道或网络的利用率过高会产生非常大的时延，如果网络利用率超过 50%，就要准备扩容，增大线路的带宽。

5. 计算机网络体系结构　计算机的网络结构可以从网络体系结构、网络组织和网络配置三个方面来描述。网络体系结构是从功能上来描述计算机网络结构；网络组织是从网络的物理结构和网络的实现两方面来描述计算机网络；网络配置是从网络应用方面来描述计算机网络的布局、硬件、软件和通信线路。

（1）网络协议：在计算机网络中，为了保证数据通信双方能正确有效地进行通信，针对通信过程的各种问题所制定的一整套约定就是网络系统的通信协议，即网络协议。综上所述，网络协议就是网络实现通信时必须遵守的规则、标准或约定。协议包括三个要素：一是语法，即数据与控制信息的结构或格式；二是语义，即需要发出何种控制信息、完成何种动作以及做出何种应答；三是同步，即事件实现顺序的详细说明。网络协议规定了计算机信息交换中消息格式和意义的协定，是通信双方都必须遵循的一系列规则，因此，协议也代表了标准化。

（2）协议分层：由于通信过程比较复杂，为了简化协议设计，将通信问题划分为多个小问题，然后为每个小问题设计一个单独的协议的方法，这就是协议分层。各层协议之间能高效率地相互作用，协同解决整个通信问题。分层结构的优点是：①各层之间相互独立；②灵活性好；③结构上可分割开；④易于实现和维护；⑤易于标准化工作。

（3）网络体系结构：计算机网络各个层的层次结构和在各层上所使用的协议集合就是网络体系结构。

（4）ISO 的 OSI 七层参考模型：ISO 提出的开放系统互联（open system interconnection，OSI）参考模型（reference model，RM）。它将数据从一个站点到达另一个站点的工作按层分割成七个不同的任务（图 3-2）。

ISO/OSI RM 中各层的主要功能如下。

1）物理层（传送二进制位流）：是实现系统通信媒体的物理接口，数据以比特（bit）或字节（byte）为单位传输；提供物理连接、物理服务数据复原服务、顺序化服务。

2）数据链路层（传送帧）：提供简单的通信链路，数据以帧（frame）为单位传输；提供链路层的连接和释放，数据单位和服务质量的控制。

3）网络层（传送分组）：在网络节点之间提供路由选择和数据交换等操作，为传输层提供整个网络范围内两个终端用户之间数据传输的通路。

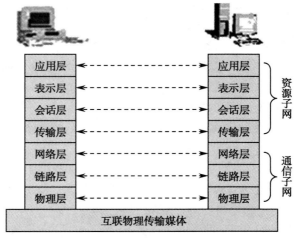

图 3-2　开放系统互联（OSI）参考模型

4）传输层（传送报文）：解决"端"到"端"的通信，提供面向联结的服务，传输的数据单元为报文；将传输层的传输地址映射到网络层的网络地址。

5）会话层（传送报文）：①建立和释放对话连接；②进行正常和专门的数据交换；③交互对话管理；④对话连接同步；⑤特殊情况汇报；⑥数据发送确认；⑦对话服务数据单元顺序编号；⑧将信息分类做多帧传送。

6）表示层（OSI 内部语法）：①信息表示方法的转换；②数据的加密和解密；③为信息传递提供表示方法。

7）应用层（为用户使用网络提供接口）：为网络用户之间的通信提供专用的程序，如万维网（World Wide Web，Web/WWW）服务、电子邮件、聊天、文件传输协议（file transfer protocol，FTP）等。

有人把 ISO/OSI RM 中的各层比喻为：应用层比喻为"做什么"；表示层比喻为"对方看起来像什么"；会话层比喻为"该谁讲话，从哪儿讲起"；传输层比喻为"对方在哪儿"；网络层比喻为"走哪条路可以到达对方"；数据链路层比喻为"每一步该怎么走"；物理层比喻为"怎样利用物理媒体"。

（二）互联网

互联网（internet）是由为数众多的网络互联而成的全球最大的开放式计算机网络。它是资源、服务和信息的网络。互联网是从 20 世纪 60 年代末开始发展起来的，前身是阿帕网（ARPAnet），它是美国国防部高级研究计划署（Advanced Research Project Agency，ARPA）于 1969 年开展的一项实验性计划，目的是研究坚固、可靠、独立于各生产厂商的计算机网络以达到保密效果，这些相关的技术现在被称为互联网技术。互联网开始只有 4 个节点，商业化后一直迅猛发展到今天的规模。

互联网之所以能够向用户提供众多服务，其原因是互联网具有两个重要的基本特点，即连通性和共享性。所谓连通性就是互联网使上网用户之间，不管相距多远，都可以非常便捷、非常经济地交换各种信息，好像这些用户终端都彼此直接连通一样。所谓共享性就是指资源共享。资源共享的含义是多方面的，可以是信息共享、软件共享，也可以是硬件共享。由于网络的存在，这些资源就好像在用户身边一样，方便使用。

1. TCP/IP　互联网采用的是传输控制协议 / 互联网协议（transmission control protocol/internet protocol，TCP/IP），是一组不同的协议组合在一起构成的协议族。包括互联网协议（internet protocol，IP）、传输控制协议（transmission control protocol，TCP）、远程上机协议（telnet protocol）、文件传输协议（FTP）、简单邮件传送协议（simple mail transfer protocol，SMTP）、简单网络管理协议（simple network management protocol，SNMP）等。这些应用层协议为任何联网的单机或网络提供了互操作能力和用户计算机入网共享资源所需的基本功能。TCP/IP 参考模型由应用层、运输层、网际层和网络接口层四层组成。

2. IP 地址　互联网上的每一个网络设备都有唯一的标识，即 IP 地址。IP 地址分为第 4 版互联网协议（internet protocol version 4，IPv4）与第 6 版互联网协议（internet protocol version 6，IPv6）两个版本。

IPv4 地址由 32 位二进制数组成，分隔成 4 个 8 位二进制数（即 4 个字节）。IP 地址通常用"点分十进制"表示成"a.b.c.d"的形式，其中，a.b.c.d 都是 0～255 之间的十进制整数。例如：一台主机 IP 地址是 01100100.00000100.00000101.00000110，用点分十进制表示为 100.4.5.6。

由于 IPv4 只有 4 段数字且每一段不超过 255，所以 IP 地址数量是有限的，而随着互联网的蓬勃发展，IP 地址的需求量愈来愈大，在 2011 年 2 月 3 日 IPv4 地址分配完毕。地址空间的不足阻碍了互联网的进一步发展，为了解决这一问题，扩大了地址空间，采用 IPv6 地址重新定义了地址空间。

IPv6 地址由 128 位二进制数组成，分割成 8 组，每组 4 个十六进制数，中间用冒号分隔。IPv6 地址可以采用"零压缩法"缩减其长度，如果几个连接段位的值都是"0"，那么这些"0"可以简单地以"::"表示，注意只能简化连续段位的 0，且只能用一次，每组数字中的前导零可以省略。例如，5001:007B:0000:0000:0000:0000:2DA5:0001，可简化成 5001:7B::2DA5:1。

在一个网络内部，IP 地址的分配有两种方法：静态分配和动态分配。静态分配是指预先给每台网络设备分配一个固定的 IP 地址；动态分配是指在网络设备启动网络功能时向某一台管理机申请 IP 地址。

3．互联网域名　以数字形式表示的 IP 地址很难记忆，因此，使用直观明了的、由字符串组成的、有规律的、容易记忆的域名来帮助记忆。域名（domain name，DN），又称主机识别符或主机名，是一种更高级的地址形式。TCP/IP 采用分层命名域名，使整个域名空间成为一个倒立的分层树形结构，每个结点上都有一个名字。

域名的表示类似 IP 地址的表示方法，用点号将各级域名分隔开来。域的层次从右向左（从高级到低级）分别为顶级域名、二级域名、三级域名等，分别说明不同国家或地区的名称、组织类型、组织名称、分组织名称和计算机名称等，采用格式位为：

主机名．单位名．机构名．国家名

computer1.tsg.****edu.cn

其中顶级域名 cn 表示中国，子域名 edu 表示教育机构，**** 表示 ** 大学，tsg 表示图书馆，computer1 表示计算机的名字。

互联网的域名系统是一个分布式数据库系统，它的功能是实现 IP 地址和域名之间的转换（域名服务）。

4．统一资源定位服务　万维网系统使用统一资源定位器（uniform resource locator，URL），使客户程序能找到位于整个互联网范围的某个信息资源。URL 由 3 部分组成：协议、存放资源的主机域名及资源的路径名和文件名。例如：

http://www.****.edu.cn/xxyw/n4868.html

协议为 http，主机域名为 www.****.edu.cn，路径名为 xxyw，文件名为 n4868.html。URL 激活资源文件名时，表示将定位于 Web 主页。

5．文件传送服务 FTP　文件传输协议（file transfer protocol，FTP）允许用户在计算机之间传送文件，并且文件的类型不限。FTP 是一种实时的联机服务，在工作前必须先登录到对方的计算机上，登录后才能进行文件传送的有关操作。

用户从授权的异地计算机向本地计算机传输文件称为下载；而把本地文件传输到其他计算机上称为上传。

（三）数据交换技术

数据交换是网络实现数据通信的重要技术。数据在从源节点传送到目的节点的过程中，节点不关心数据的内容，只关心数据的准确传输。实现数据交换的 3 种基本技术是电路交换、报文交换和分组交换。

1．数据交换的基本技术

（1）电路交换：电路交换是把源站和目的站通过一条链路直接连通，当发送方请求与接收方建立一条连接并开始通信时，在发送方和接收方之间就会建立一条临时的专用线路，其他的用户就不能再使用该线路，直到通信结束才会释放该线路。电路交换时建立线路需要较长的时间，线路建立后通路是专用的，这种交换方式适合传输大量的数据，传输少量数据时，效率不高。

（2）报文交换：报文交换不需要在发送方和接收方之间建立专用线路。节点把发送的信息组织成一个数据包（报文）进行传输，报文中含有目标地址，节点将报文在网络中一站一站地向前传送。每个节点都要检查目标地址，每个节点对所收到的数据包要先存储，再进行转发。报文交换是先存储后转发，这样就增加了传送时延，而且网络的通信量愈大，造成的时延就愈大，因此报文交换的实时性差，不适合传送实时或交互式业务的数据，更适合电子邮件系统传送。

（3）分组交换：在分组交换中数据包有固定的长度，交换节点只需要开辟一个小的缓冲区，分组交换再对要传送的信息进行分组编号，加上含有源地址和目标地址的分组头后开始传送。所有分组在网络中的传输又有两种方式，即数据报（datagram）和虚电路（virtual circuit）。

2．数据交换的技术指标　数据的成功传输主要依赖于两个主要的因素：传输信号的质量和传输媒体的性能。信号在传输过程中都会发生衰减、变形，尤其是在长距离传输后会发生严重的畸变。此外,数据传输的好坏还取决于发送和接收设备的性能。数据交换的主要技术指标是衡量数据传输的有效性和可靠性的参数。有效性主要由数据传输的数据速率、调制速率、传输延迟、信道带宽和信道容量等指标来衡量;可靠性一般用数据传输的误码率指标来衡量。

二、计算机网络安全技术

随着网络的发展,网络以其开放和共享的特性对社会的影响也越来越大。人们越来越多地借助网络来获取信息和知识,网络上兴起如电子商务、电子政务、网络银行等新业务,随之而来的机密信息的安全问题越来越突出,利用计算机及网络发起的信息安全事件频繁出现并逐年攀升。在享受信息社会带来的巨大经济利益和娱乐的同时,计算机网络安全问题成为一个必须面对的严峻的国际性问题。

网络安全从其本质上来讲,就是网络上的信息安全问题,是指网络系统的硬件、软件及其系统中的数据受到保护,不因偶然或者恶意的原因而遭到破坏、更改、泄露,保证系统连续、可靠、正常地运行及网络服务不中断。

(一)网络安全的特征

1.保密性 信息不泄露给非授权用户、实体或过程,或信息不供其利用的特性。

2.完整性 数据未经授权不能进行改变的特性。即信息在存储或传输过程中保持不被修改、不被破坏和不被丢失的特性。

3.可用性 可被授权实体访问,并按需求供其使用的特性。即当授权实体需要信息时,能够存取所需的信息。网络环境下拒绝服务、破坏网络和有关系统的正常运行等都属于对可用性的攻击。

4.可控性 对信息的传播及内容具有控制能力。

5.可审查性 出现安全问题时可以提供依据与手段。

(二)网络安全的类型

网络安全的类型就是我们要面临的最常见的安全问题,主要有以下四个方面。

1.运行系统安全 运行系统安全即保证信息处理和传输系统的安全,它侧重于保证系统正常运行,避免因为系统的崩溃和损坏而对系统存储、处理和传输的信息造成破坏和损失,并避免由于电磁泄漏而产生信息泄露,进而导致干扰他人或受他人干扰等。

2.网络上系统信息的安全 网络上系统信息的安全包括用户口令鉴别,用户存取权限控制,数据存取权限、方式控制,安全审计,安全问题跟踪,计算机病毒防治,数据加密。

3.网络上信息传播的安全 网络上信息传播的安全即信息传播结果的安全,包括信息的过滤等。它侧重于防止和控制非法、有害的信息进行传播,避免公用通信网络上大量自由传输的信息失控,本质上是维护道德、法律或国家利益。

4.网络上信息内容的安全 网络上信息内容的安全侧重于保护信息的保密性、真实性和完整性。避免攻击者利用系统的安全漏洞进行窃听、冒充、诈骗等有损于合法用户的行为。本质上是保护用户的利益和隐私。

(三)网络安全技术

网络安全首先要保障网络上信息的物理安全。物理安全是指在物理介质层次上对存储和传输的信息的安全保护。目前,常见的不安全因素(安全威胁或安全风险)包括四大类:一是自然灾害,如由雷电、地震、火灾、水灾等引起的网络物理损坏(如硬盘损坏、设备使用寿命到期、外力破损等)、设备故障(如停电断电、电磁干扰等)和意外事故。二是电磁泄漏,如侦听微机操作过程产生信息泄露,干扰他人或受他人干扰,趁机而入(如进入安全进程后半途离开)和痕迹泄露(如口令密钥等保管不善,易于被人发现)。三是操作失误,如删除文件、格式化硬盘、线路拆除等和意外疏漏（如系统掉电、"死机"等系统崩溃）。四是计算机系统机房环境的安全。

针对网络不安全因素，主要有以下方法。

1. 操作系统的安全控制　操作系统的安全控制方法主要有隔离控制和访问控制。

（1）隔离控制：隔离控制的方法主要有物理隔离、时间隔离、加密隔离和逻辑隔离四种。物理隔离，如把不同的打印机分配给不同安全级别的用户。时间隔离，如以不同安全级别的程序在不同的时间使用计算机。加密隔离，如把文件、数据加密，使无关人员无法阅读。逻辑隔离，如把各个进程的运行限制在一定的空间，使它们感受不到彼此（进程或程序）的存在。

（2）访问控制：操作系统的安全控制的核心问题是访问控制。访问控制是确定谁能访问系统、能访问系统的何种资源以及在何种程度上使用这些资源。访问控制就是对系统各种资源的存取控制，它既包括对设备（如内存、虚拟存储器或磁盘等外存储器）的存取控制，也包括对文件、数据的存取控制。

2. 主机安全技术　主机的安全风险是由入侵者利用主机或设备提供的服务的漏洞而引起的。主机有两大类别：客户端和服务器。有效保护客户端和服务器的安全需要权衡安全程度和可用程度。主机安全技术中的防御技术包括操作系统加固、强身份验证、更新管理、防病毒更新和有效的审计等方法。

3. 身份认证技术　身份认证技术是为了在计算机网络中确认操作者身份而产生的解决方法。增强的身份验证机制可降低成功入侵网络环境的可能性。许多组织仍使用静态密码方式，即使用用户名和密码组合来验证用户对资源的访问权限。但随着技术手段的不断发展，静态密码技术容易被破解。如今广泛使用的是更安全的动态密码技术，例如许可证书（certification authority，CA）、硬件令牌、生物识别技术、区块链等。

4. 访问控制技术　访问控制技术指系统根据用户身份及其所属的预先定义的策略组，而对其使用数据资源的能力进行限制的手段。访问控制三要素是：提出访问资源具体请求的主体、被访问资源的实体（即客体）和主体对客体的相关访问规则集合的控制策略。

5. 防火墙技术　防火墙是在一个内部可信任的私有网络和外部不可信任的网络之间建立一个检查点，在这个点上可以根据用户的安全策略控制出入的信息流，禁止一切未经允许的流量通过，从而有效地保证用户网络的安全。

6. 安全审计技术　安全审计提供了一种监视访问管理事件和目录对象更改的手段。安全审计通常用于监视发生的问题和违反安全性的情况。在实施之前需要确定哪些类型的审计事件最为重要，需要捕获、存储和报告。

7. 安全管理技术　网络安全不仅需要外部的软硬件技术的应用，还需要建立一套完善的安全管理策略，包括安全策略、安全过程和安全教育计划。

第二节　数据库技术

一、数据库技术相关概念

大量的卫生信息都要在数据库中进行储存，数据库是数据管理的有效技术，是由一批数据构成的有序集合，这些数据被存放在结构化的数据表里。数据表之间相互关联，反映客观事物之间的本质联系。数据库技术是信息系统的一个核心技术。

（一）数据库的基本概念

1. 数据　所谓数据（data）就是描述事物的符号。人们通过数据来认识世界、交流信息。

2. 数据库　数据库（database，DB）是数据和数据库对象的集合。数据库中的数据有"集成"

和"共享"的特点。数据库可以集中各种应用的数据，并对其进行统一的构造与存储，使它们能够被不同的应用程序引用。

3. 数据库管理系统　数据库管理系统（database management system，DBMS）是用于管理数据的计算机系统软件。数据库管理系统使用户能方便地定义和操纵数据，维护数据的安全性和完整性以及进行多用户下的并发控制和恢复数据库。

4. 数据库系统　数据库系统（database system，DBS）狭义地讲是由数据库、数据库管理系统和用户构成的；广义地讲是由计算机硬件、操作系统、数据库管理系统以及在它支持下建立起来的数据库、应用程序、用户和维护人员组成的一个整体。数据库系统具有集成性、高共享性、低冗余性、独立性、统一管理与控制的特点。

（二）数据分析与数据挖掘

1. 数据分析　数据分析（data analysis）是指用适当的统计分析方法对收集来的大量数据进行分析，提取有用信息和形成结论而对数据加以详细研究和概括总结的过程，其目的是最大化地开发数据的功能。在实际应用中，数据分析可帮助人们做出判断，以便采取适当行动。数据来源包括搜索引擎抓取数据、网站基本数据、网站的超文本传送协议（hypertext transfer protocol，HTTP）响应数据等。

数据分析主要包含简单数学运算、统计、快速傅里叶变换、平滑和滤波、基线和峰值分析等。Excel 是最常用的分析工具，可以实现基本的分析工作，在商业智能领域有 Cognos、Style Intelligence、BRIO、Business Objects（BO）、Oracle、大数据魔镜等软件进行数据分析工作。在统计学领域，数据分析划分为描述性统计分析、探索性数据分析以及验证性数据分析。其中，探索性数据分析侧重于在数据之中发现新的特征，而验证性数据分析则侧重于已有假设的证实或证伪。

2. 数据挖掘　近年来，随着大量数据的广泛使用，以及将这些数据转换成有用的信息和知识的迫切需要，数据挖掘（data mining）的概念应运而生，它泛指半自动地分析大型数据库以发现有用模式的处理过程。类似于人工智能里的知识发现（也叫机器学习）或统计分析，数据挖掘试图从数据中发现规则和模式。然而，数据挖掘与机器学习和统计的不同在于，它处理主要存储在磁盘上的大量数据。也就是说，数据挖掘处理"数据库中的知识发现"。

数据挖掘与计算机科学有关，并通过统计、在线分析处理、情报检索、机器学习、专家系统（依靠过去的经验法则）和模式识别等诸多方法来实现上述目标。数据挖掘的任务有关联分析、聚类分析、分类分析、异常分析、特异群组分析和演变分析等。主要应用在统计、情报检索、模式识别、零售业、制造业、财务金融保险、通信业以及医疗服务等领域。

数据挖掘的功能就是通过对大数据高度自动化的分析，做出归纳性推理，从中挖掘出潜在的模式，可以帮助用户调整政策、减少风险、理性面对问题，并做出正确的决策。数据挖掘的功能可分为三大类：分类区隔类、推算预测类、序列规则类。数据挖掘功能最广泛的应用是那些需要某种形式的预测的应用和寻找关联的应用。

二、数据库系统的组成与结构

（一）数据库系统的内部结构体系

数据库系统在其内部具有三级模式和二级映射。三级模式分别是概念模式、内模式与外模式。二级映射则分别是概念模式到内模式的映射以及外模式到概念模式的映射。数据库系统建立的二级映射，实现了各个模式之间的联系和转换。三级模式与二级映射构成了数据库系统内部的抽象结构体系（图 3-3）。

1. 数据库系统的三级模式

（1）概念模式：概念模式（conceptual schema）是数据库系统中对全局数据逻辑结构的描述，

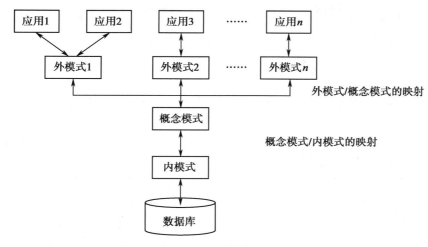

图 3-3　三级模式与二级映射

是全体用户（应用）公共数据视图。一个数据库只有一个概念模式，它是以某种数据模型为基础，综合考虑所有用户的需求而形成的，概念模式可用实体 - 联系模型（entity-relationship model，又称 E-R 模型）来描述。概念模式不但要描述数据的逻辑结构，比如数据记录的组成，各数据项的名称、类型、取值范围，还要描述数据之间的联系，数据的完整性、安全性要求。

（2）外模式：外模式（external schema）也称子模式或用户模式，它是用户的数据视图，也就是用户所见到的数据模式，它由概念模式推导而出。外模式是数据库用户可以看见和使用的局部数据的逻辑结构和特征的描述，是与某一应用有关的数据的逻辑表示。一个数据库通常都有多个外模式。当不同用户在应用需求、保密级别等方面存在差异时，其外模式描述就会有所不同。一个应用程序只能使用一个外模式，但同一外模式可为多个应用程序所使用。外模式是保证数据库安全的重要措施。每个用户只能看见和访问所对应的外模式中的数据，而不能看见数据库中的其他数据。

（3）内模式：内模式（internal schema）又称物理模式，它给出了数据库物理存储结构与物理存取方法，一个数据库只有一个内模式。内模式描述记录的存储方式，索引的组织方式，数据是否压缩、是否加密等。内模式的物理性主要体现在操作系统及文件级上，但内模式并不涉及物理记录，也不涉及硬件设备（如磁盘及磁盘操作）。内模式对一般用户是透明的，但它的设计直接影响数据库的性能。

在数据库三级模式结构中，概念模式是数据库的核心与关键，外模式通常是概念模式的子集。数据按外模式的描述提供给用户，按内模式的描述存储在硬盘上，而概念模式介于外、内模式之间，既不涉及外部的访问，也不涉及内部的存储，从而起到隔离作用，有利于保持数据的独立性。

2. 数据库系统的二级映射

（1）概念模式 / 内模式的映射：实现了概念模式和内模式之间的相互转换。

（2）外模式 / 概念模式的映射：实现了外模式和概念模式之间的相互转换。

可以看出，由于有二级映射，当内模式发生变化，甚至概念模式发生变化时，都可以使外模式在最大限度上保持不变。由于应用程序是在外模式所描述的数据结构的基础上编写的，所以，外模式的稳定性就保证了应用程序的稳定性，而这正是数据库结构采用三级模式、二级映射为系统提供高度的数据独立性所得到的结果。

（二）数据库系统的体系结构

数据库系统的体系结构一般指在数据库系统中，数据的存储层、应用层、用户界面层以及网络通信之间的布局和分布关系，其与计算机系统的体系结构有关。

1. 单用户数据库系统 单用户数据库系统适合于个人计算机,所有的应用程序、DBMS、数据等都装在一台计算机中。尽管它在数据的完整性、安全性以及并发性上存在一些缺陷,但已经基本实现了 DBMS 的基本功能。在单用户数据库系统中,由于它被一个用户独占使用,其他机器之间不能共享数据。

2. 主从式结构的数据库系统 主从式结构的数据库系统包括一个主机和多个与此相连的终端。其中主机内集中了操作系统、应用程序、数据等,系统所有的处理都由主机来完成,终端只是作为主机的输入 / 输出设备。

3. 分布式结构的数据库系统 在分布式结构的数据库系统中,数据库中的数据物理地分布在不同的主机节点上,但逻辑上组成一个整体。网络中的任一节点既可以处理本地的数据,也可以处理其他主机上的数据。各节点处理数据库中的数据时应协同工作。

4. 客户 - 服务器体系结构的数据库系统 客户 - 服务器体系结构的数据库系统是目前流行的数据库系统结构。在这种结构中,数据服务器执行 DBMS 功能,以便对客户机的请求做出回应。客户机执行用户的应用程序,负责管理用户界面,接收用户数据,生成数据库服务请求等。数据存储层处于服务器上。

三、数据库概念设计

在数据库系统中,数据模型是用以提供信息表示和操作手段的形式构架,是客观世界实体及其联系的数据抽象和描述。它反映的是数据以及数据之间的联系。

(一)数据模型分类

数据模型包括概念数据模型和逻辑数据模型两类。

1. 概念数据模型 概念数据模型是用以提供信息表示和操作手段的形式构架,是客观世界实体及其联系的数据抽象和描述,反映的是数据与数据之间的联系。概念数据模型由数据结构、数据操作、数据约束三部分组成。最典型的概念数据模型是 E-R 模型。

2. 逻辑数据模型 在利用数据库技术进行数据处理时,还应该将概念数据模型转换成逻辑数据模型,使数据可以在数据库中进行表示。逻辑数据模型决定了数据库中数据之间联系的表达方式。

(二)概念数据模型

1. 概念数据模型的基本结构 概念数据模型所描述的内容包括以下 3 部分。

(1)数据结构:主要描述数据的类型、内容、性质以及数据间的联系等。数据结构是概念数据模型的最基本的组成部分,是数据操作和数据约束的基础。数据结构不同,数据的操作和约束也不同。概念数据模型一般是按照数据结构的不同进行分类的。

(2)数据操作:主要描述在相应的数据结构上,数据库系统所允许的对其数据进行操作的类型和方式。

(3)数据约束:主要描述数据结构内数据之间的语法、语义联系,以及数据之间的制约与依存关系。数据约束定义了数据变化时的限定和规则,以保证数据的正确、有效与相容。

2. 实体 - 联系模型 实体 - 联系模型(entity-relationship model)也称 E-R 模型或 E-R 图。E-R 模型将现实世界的要求转化为实体、联系、属性等几个基本概念以及它们之间的基本连接关系,并且用图非常直观地表现出来。E-R 模型主要包括以下 3 部分。

(1)实体:是客观存在并且可以相互区别的事物。实体可以是有形的对象,也可以是无形的对象,具有共同性质的同类实体组成的集合称为实体集。

(2)属性:实体所固有的特征和特性称为属性。一个实体可以有若干个属性,如学生实体可以用学号、姓名、性别等属性描述。每个属性都可以有值,如某一学生的各属性值可描述为:

10160210101、王平、男。

（3）联系：实体之间的对应关系称为实体间的联系，具体是指一个实体集中，可能出现的每一个实体，与另一个实体集中，一个或多个实体之间存在的联系。实体间的联系可分为一对一的联系、一对多的联系、多对多的联系。

（三）逻辑数据模型

目前被广泛使用的数据库逻辑数据模型有层次模型、网状模型和关系模型 3 种。

1. 层次模型 将现实世界的实体彼此之间抽象成一种自上而下的层次关系，是使用树形结构表示实体与实体间联系的模型。

2. 网状模型 网状模型是每两个实体之间相互关联的模型。

3. 关系模型 关系模型是将数据组织成二维表的形式，并通过一张二维表来描述实体的属性，描述实体间联系的逻辑数据模型。

（四）数据库设计与管理

1. 数据库设计概述 数据库设计是指对于一个给定的应用环境，建立一个能满足用户要求、性能良好的数据库，并以数据库为基础开发一系列供用户完成各种事务处理的应用程序。数据库设计是数据库应用的核心，其根本目标是要解决数据共享的问题。

数据库设计要与整个数据库应用系统的设计开发结合起来进行，它包括需求分析、概念结构设计、逻辑结构设计、物理结构设计、设计库实施、数据库运行和维护 6 个阶段。数据库设计的每个阶段都有各自的任务：①需求分析阶段，任务主要是收集和分析数据，这一阶段收集到的基础数据和数据流图是下一步设计概念结构的基础；②概念设计阶段，分析数据间内在语义关联，在此基础上建立一个数据的抽象模型，即形成 E-R 模型；③逻辑设计阶段，将 E-R 模型转换成指定关系数据库管理系统（relational database management system，RDBMS）中的关系模式；④物理设计阶段，对数据库内部物理结构做调整并选择合理的存取路径，以提高数据库访问速度及有效利用存储空间。

2. 数据库的设计原则

（1）关系数据库的设计应遵从概念单一化，即"一事一地"的原则；

（2）避免在表之间出现重复字段；

（3）表中的字段必须是原始数据和基本数据元素；

（4）用外部关键字保证关联表之间的联系。

数据被加工的过程一般称为数据处理，数据处理的内容主要包括数据的收集、整理、存储、统计、计算、查找和维护等。在数据处理的大量工作中，除了对数据的统计、计算和查找外，还必须要做好对数据的存储、管理、维护以及数据的输入、传输和输出，一般将这些环节统称为数据管理，它们都是数据库管理软件的基本功能。

四、常见数据库管理系统

（一）Access 数据库管理系统

Access 是一种关系数据库管理系统，也是 Office 的系统程序之一。它结合了 Jet Database Engine 和图形用户界面两项特点，能够访问 Access/Jet、SQL Server、Oracle 数据库或者任何开放式数据库互连（open database connectivity，ODBC）兼容数据库内的数据。Access 可以管理从简单的文本、数字字符到复杂的图片、动画、音频等各种类型的数据。它提供了大量的工具和向导，即使没有任何编程经验，也可以通过可视化的操作来完成大部分的数据库管理和开发任务。而对于数据库开发人员，Access 提供了 Visual Basic 应用程序版（Visual Basic for Applications，VBA）的编程语言，可用于开发高性能、高质量的桌面数据库系统。

（二）SQL Server 数据库管理系统

SQL Server 是一种关系数据库管理系统，并于 1988 年推出了第一个 OS/2（Operating System/2）版本。SQL Server 是基于客户 - 服务器模式的大型关系数据库管理系统。它在电子商务、数据库解决方案等应用中起着重要的核心作用，为企业的数据库管理提供强大的支持，对数据库中的数据进行有效的管理，并采用有效的措施保证数据的完整性和安全性。

SQL Server 采用客户 - 服务器体系结构把所有的工作负荷分解为服务器上的任务和客户端上的任务。客户端应用程序负责商业逻辑和向用户提供数据，服务器负责对数据库数据进行操作和管理。SQL Server 的缺点就是只能在 Windows 下使用。

（三）Oracle 数据库管理系统

Oracle 数据库系统是以分布式数据库为核心的一组软件产品，是适应目前客户 - 服务器体系结构和浏览器 - 服务器体系结构的数据库之一。Oracle 数据库具有完整数据管理功能、完备关系产品、分布式处理功能、用 Oracle 实现数据仓库操作等特色。Oracle 数据库是目前世界上使用最为广泛的数据库管理系统，可移植性高。

Oracle 数据库最新版本引入了一个新的多承租方架构，使用该架构可轻松部署和管理数据库云。此外，一些创新特性可最大限度地提高资源使用率和灵活性，如 Oracle Multitenant 可快速整合多个数据库，而 Automatic Data Optimization 和 Heat Map 能以更高的密度压缩数据和对数据分层。这些独一无二的技术进步再加上其在可用性、安全性和大数据支持方面的增强技术，使得 Oracle 数据库成为私有云和公有云部署的理想平台。

（四）MySQL 数据库管理系统

MySQL 是关系型数据库管理系统，由于成本低，可靠性、易用性、开源性突出，成为全球广受欢迎的、最流行的关系型数据库管理系统之一。

MySQL 所使用的结构查询语言（structure query language，SQL）是用于访问数据库的最常用标准化语言，由于 MySQL 体积小、速度快、开放源码等特点，一般中小型网站的开发都选择 MySQL 作为网站数据库。

（五）DB2 数据库管理系统

DB2 是一种分布式数据库解决方案，是一种大型关系型数据库平台。它支持多用户或应用程序在同一条 SQL 语句中查询不同数据库，甚至不同 DBMS 中的数据。DB2 数据库核心又称作 db2 公共服务器，采用多进程多线索体系结构，可以运行于多种操作系统之上，并分别根据相应平台环境做了调整和优化，以便能够达到较好的性能。

第三节　新一代信息技术

一、物　联　网

20 世纪 90 年代末比尔·盖茨在《未来之路》一书中提及物联网（internet of things，IoT）的基本思想，但直到 1999 年美国麻省理工学院自动识别中心（Auto-ID Labs）的凯文·阿什顿（Kevin Ashton）才真正提出物联网的概念。阿什顿将其定义为：物联网是以网络无线射频识别（radio frequency identification，RFID）等通信感知类技术为依托，将约定的通信协议与互联网相结合，实现物品信息的智能化识别和管理，从而互联形成网络的技术模式。

2005 年，国际电信联盟正式确定了"物联网"的概念，对物联网的含义进行了扩展，即信息与通信技术的目标已经从任何时间、任何地点连接任何人，发展到连接任何物品的阶段，而万物的连接就形成了物联网。此外，国际电信联盟还归纳了物联网的技术、特征、未来挑战与市场机遇等。

国内通用定义认为，物联网是通过 RFID、红外感应器、定位跟踪系统、激光扫描器、环境传感器、图像感知器等信息传感设备，按约定的协议，把任何物品与互联网连接起来，进行信息交换和通信，以实现智能化识别、定位、跟踪、监控和管理的一种网络。

（一）物联网的特征

1. 全面感知　物联网的感知层通过 RFID、二维码、传感器等技术能够在任何时间、任何地点采集物体的动态信息。

2. 可靠传输　感知到的各类信息可通过物联网的网络层实时可靠地传送。

3. 智能处理　物联网的应用层利用计算机相关技术，对海量的数据及时进行智能化处理，真正达到物品与物品（thing to thing，T2T）、人与物品（human to thing，H2T）、人与人（human to human，H2H）之间的沟通。

（二）物联网技术

物联网是随着信息技术的不断发展而产生的，代表了未来智能化、自动化的发展方向。物联网是指能够全面实现人与物、物与物、人与人之间的互联。为了达成这一目标，即实现万物互联的物联网，所采用的技术手段，称为物联网技术。物联网技术涉及多领域、多需求、多技术形态。技术主要可以分为如下四类。

1. 计算与服务技术　计算与服务技术是物联网的最终价值和核心支撑。物联网下"万物皆数据"所带来的海量信息，要求研究者们能够采用高效的信息计算技术实现数据融合、清洗、存储、计算以及挖掘等功能，同时能以应用为导向，针对不同行业、不同情境提供不同的服务计算。目前，计算与服务技术更多是利用云计算强大的资源存储和计算能力来为海量信息的分析利用提供技术支持。

2. 网络与通信技术　物联网在以 IPv6 为核心的网络服务基础上，结合多种物与物相连的通信手段来实现数据的联通。在物联网技术中，多样化的数据接入手段和通信网络体系保证了物联网系统中信息的准确和安全传递。

3. 感知与标识技术　感知与标识技术主要完成对现实世界中各类信息的采集，实现对物理世界的数字化，从而使得世间万物能够被感知、被识别、被计算。目前常用的感知与标识技术主要有传感器技术、RFID 技术以及二维码技术等。传感器主要能将现实世界的各种物体信号经过电路模块转化为电信号，从而使得这些数据能够被计算机进行计算和分析；RFID 和二维码主要是标识技术，它们通过为物联网世界中的每一个对象标定独属标识码（identifier，ID），而使这些对象能够被察觉和标识。目前越来越多的研究者也在努力，试图通过各类传感器和 RFID 等身份标识技术来采集更多现实世界原本无法被感知到的数据。

4. 管理与支撑技术　管理与支撑技术主要是为了保证物联网系统的正常工作，通过测量分析、网络管理以及安全保障等手段保障物联网系统正常运转，提高物联网系统的信息安全性。

二、大　数　据

大数据是继物联网之后信息技术（information technology，IT）产业又一次颠覆性的技术变革，其核心在于为客户从数据中挖掘出有价值的信息，并不是软硬件的简单堆砌。

（一）相关概念

某全球知名的咨询公司将"大数据（big data）"定义为一种特定的数据集合，其特点为：无法利用传统的数据库软件工具在一定时间内进行处理的时候，通过一种创新的数据处理模式在使用过程中获得更高价值的，具有数据量巨大、高速增长和多样化等特点的信息资产。

大数据中隐含着未知的价值，而发掘大数据的价值需要依赖相应的大数据技术。简言之，具有从各种各样的数据中快速地获得有价值信息的能力的技术就是大数据技术。

大数据的来源非常广泛,如信息管理系统、网络信息系统、物联网系统、科学实验系统等。大数据分析采用的工具主要有 Hadoop、Spark、Storm、Apache Drill 等软件。

大数据的数据类型包括结构化数据、半结构化数据和非结构化数据。这三种类型可能并存,只是在不同场合会以其中一种结构为主导。

(二)大数据分析的主要技术

知识计算是首先从大数据中获得有价值的知识,然后对其作进一步计算和分析的过程。也就是说要对数据进行高端的分析,需要从大数据中先抽取出有价值的知识,并把它构建成可支持查询、分析与计算的知识库。知识计算包括属性计算、关系计算、实例计算等。目前,世界各个组织建立的知识库多达 50 多种,如 DBpedia、Knowledge Vault 及中国科学院计算技术研究所的 OpenKN 等,这些知识库使知识计算发挥更大的作用。另外,人工智能中的深度学习,也是依靠大数据,以其为基础,成为大数据分析的另一个主要技术。

三、云 计 算

云计算的核心是数据,云计算技术就是能满足海量、多类型、高负载、高性能、低成本需求的数据管理技术。

(一)云计算的概念

"云"的概念最早诞生于互联网,随着其发展,云技术在各行各业得到运用。"云"是一个比喻的说法,一般是在后端,难以看见,这让人产生虚无之感,因此被称为"云"。云计算(cloud computing)就是在当今出现数据存储量暴增,资源分配不当等问题的大背景下提出的。

云计算具有通过网络提供可伸缩的、廉价的分布式计算的能力,代表了以虚拟化技术为核心、以低成本为目标的动态可扩展网络应用的基础设施,是最具代表性的网络计算技术模式。美国国家标准与技术研究所(National Institute of Standards and Technology,NIST)定义云计算为通过网络方便的、按需获取的模型,以最少的管理代价或者使最少的服务商参与该过程,进而快速地对可配置共享资源池(网络、服务器、存储、应用和服务)进行部署与发布。

通过云计算,用户可以根据其业务负载快速申请或释放资源,并以按需支付的方式对所使用的资源付费,在提高服务质量的同时降低运维成本。云计算就是分布式计算、互联网技术、大规模资源管理等技术的融合与发展。

云计算按照资源交付的范围,分为公有云、私有云、混合云。

云计算是计算机技术和网络技术发展融合的产物,是动态的、易扩展且被虚拟化的计算资源,并通过互联网提供服务。云计算的核心思想是将大量用网络连接的计算资源进行统一管理和调度,构成一个计算资源池,根据用户需求提供服务。云计算具有资源池化、泛在接入、弹性服务、高扩展性、高可靠性的特征。

(二)云计算与大数据的关系

云计算是大数据分析与处理的一种重要方法,云计算是计算方法,大数据是计算对象。如果数据是财富,大数据就是宝藏,云计算就是挖掘和利用宝藏的利器。云计算与大数据相辅相成、密不可分。

云计算以大数据为中心,以虚拟化技术手段来整合服务器、网络、存储等各种资源,形成资源池并实现对物理设备的集中管理、动态分配和按需使用。借助云计算的力量,可以实现对大数据的统一管理、高效流通和实时分析,挖掘大数据的价值,发挥大数据的意义。

云计算为大数据提供了有效的工具和方法。云计算可以高效、低成本地计算分析大数据的相关性,快速找到共性规律,促使人们对客观规律有深入的认识。

（三）云计算核心技术

云计算可以分为两种不同的技术方法。第一种是分布式计算与存储的技术，以映射-化简（MapReduce）为代表。第二种是将集中的资源分割后分散使用的技术，即实现资源集约与分配的技术，主要有两类，一类是虚拟化技术，包括对计算资源、网络资源、存储等的虚拟化；另一类是各种资源的精细化管理技术。

虚拟化与资源池化技术是云计算技术的核心，是可以将各种计算及存储资源充分整合和高效利用的关键技术。它们可以通过虚拟化手段将系统中各种异构的硬件资源转换成灵活统一的虚拟资源池，进而形成云计算基础设施，为上层云计算平台和云服务提供相应的支撑。

四、区　块　链

区块链（blockchain）技术诞生于2005年，从最开始中本聪先生开发的比特币加密到数字资产与智能合约再到区块链大社会化，其在证券交易、电子商务、物联网、社交通信、身份验证等科学、医疗、教育以及人工智能多个领域都有广泛的应用。

（一）概念提出

区块链是比特币的一个重要概念，它本质上是一个去中介化的数据库，同时，作为比特币的底层技术，区块链是一串使用密码学方法相关联产生的数据块，每一个数据块中包含了一次比特币网络交易的信息，用于验证其信息的有效性（防伪）和生成下一个区块。简单地说，区块链是一种按照时间顺序将数据区块以顺序相连的方式组合成的一种链式数据结构，并以密码学方式保证的不可篡改和不可伪造的分布式账本。

我国工业和信息化部指导发布的《中国区块链技术和应用发展白皮书（2016）》这样解释区块链："区块链技术是利用块链式数据结构来验证与存储数据、利用分布式节点共识算法来生成和更新数据、利用密码学的方式保证数据传输和访问的安全、利用由自动化脚本代码组成的智能合约来编程和操作数据的一种全新的分布式基础架构与计算范式。"

区块链的工作原理并不复杂，网络上的所有节点共同维护一个区块链账本，这个账本在所有的节点上都会存储，网络上的节点进行两种工作：一项工作是将自己的交易信息广播向网络中所有的节点，请求节点认证，然后写入区块。网络中的节点会计算网络中广播的交易，一项交易如果被网络中大多数节点认证通过（通常情况下是一半以上），则认为此交易是安全可行的交易，则交易即将写入区块。另一项工作是网络中的节点共同计算一个问题，首先算出问题的节点拥有区块的记账权，负责收集此段时间内网络中的交易，将交易写入区块，然后将区块连接在区块链的尾部。这样的操作保证区块上的交易被网络集体验证，以此来保证本网络上交易都是安全可信的。

根据区块链在区域运行的授权特性将其分类为公有区块链、联盟（行业）区块链和私有区块链。

（二）区块链结构

区块是区块链的基本组成单位，通常用来存储交易记录。区块之间相互链接形成一条完整的区块链，每一个区块链都有一个创世区块，这是一个特殊的不包含上一区块哈希值的区块，代表区块链的开端。每个区块都含有指向前一区块的地址，即区块哈希值。每个区块都由两部分构成，区块头和区块体。区块头中存储了这个区块的基本信息，包含版本号、父哈希值、本区块哈希值、时间戳、默克尔（Merkle）树根值等信息，大小是固定的（比特币中每个区块头占80字节）。而区块体中包含了这个区块中的交易数量和交易详情两部分，大小不固定。

区块之间的链接通过哈希值来完成。本区块可以通过上一区块的地址链接到上一区块，以此类推，即可建立一条完整的数据链条。区块链具有链式数据结构、分布式节点、去中介化、安全可靠性、溯源性、开放性的特征。

五、虚 拟 现 实

虚拟现实（virtual reality，VR）是把原本在现实世界的一定时间、空间范围内很难体验到的场景，通过计算机图形技术、计算机仿真技术、传感器技术、显示技术等多种科学技术手段，模拟仿真形成三维虚拟环境，使用户沉浸在该环境中，产生身临其境的感觉，展现与环境完美融合的交互作用能力。虚拟现实技术在医学、娱乐、军事、工业、教育、汽车、能源、生物等多个方面都具有广泛的应用。

（一）虚拟现实技术的基本特点

1. 沉浸性　沉浸性（immersion）是指计算机操作人员作为人机环境的主导者存在于虚拟环境中。虚拟现实技术通过多维方式与计算机所创造的虚拟环境进行交互，使参与者全身心地沉浸在计算机所生成的三维虚拟环境中，使其产生身临其境的感觉，将人与环境融为一体，在操作过程中参与者可以自始至终发挥作用，就像在真正的客观现实世界中一样。

2. 交互性　交互性（interaction）是指操作人员对模拟环境内物体的可操作程度和从环境得到反馈的自然程度（包括实时性）。例如，操作人员可以用手去直接抓取环境中的物体，这时手有握着东西的感觉，或者可以感觉物体的重量等。

3. 构想性　构想性（imagination）是指参与者借助虚拟现实系统给出的逼真视听触觉信号而产生的对虚拟空间的想象。其可以使人类突破时间与空间，去体验世界上早已发生或尚未发生的事件；可以使人类进入宏观或微观世界进行研究和探索；也可以完成那些因为某些条件限制难以完成的事情。

（二）虚拟现实系统组成

1. 输入设备

（1）跟踪定位设备：能够实时地测量用户身体或其局部的位置和方向，并将其作为用户的输入信息传递给虚拟现实系统的主控计算机，从而根据用户当前的视点信息刷新虚拟场景的显示。

（2）虚拟现实系统的交互接口：一般使用手势接口，即测量用户手指实时位置的设备，如数据手套、三维鼠标、数据衣。

（3）快速建模设备：一般使用三维摄像机，通常采用两个摄像镜头，以一定间距和夹角记录影像的变化，模拟人的视觉生理现象；或者使用三维扫描仪建模。

2. 虚拟现实系统输出设备　一般使用图形显示设备、头盔显示设备、沉浸式立体投影系统（大屏幕三维立体投影显示系统）、立体眼镜、声音定位、触觉反馈等方式。

六、人 工 智 能

从 1946 年第一台电子计算机诞生以来，人们就一直希望计算机有强大的功能，并能完成更多的工作。21 世纪以来，由于计算机能力的不断提高和大数据处理的出现，人工智能技术得到了巨大的发展。人们发现，人工智能能够更好、更快地完成工作任务。人们把现在的时代称为"人工智能时代"，人工智能技术日趋成熟，人工智能产品日新月异。

（一）人工智能的起源与定义

1956 年 8 月召开的达特茅斯会议，主要成就是使人工智能成为一个独立的研究学科，确定了人工智能的名称为"artificial intelligence"，即 AI。这次会议被公认为人工智能的起源。

达特茅斯会议对人工智能的预期目标设想是"制造一台机器，该机器可以模拟学习或者智能的所有方面,只要这些方面可以精确描述"。该预期目标曾被当作人工智能的定义使用,对人工智能发展起到举足轻重的作用。

目前 AI 有两个定义:一个是明斯基提出的"人工智能是一门科学,是使机器做那些人需要通过智能来做的事情";另一个更专业一些的定义是尼尔森给出的"人工智能是关于知识的科学",所谓"知识的科学"就是研究知识的表示、知识的获取和知识的运用。

在这两个定义中,专业人士更倾向于第二个定义。虽然不同的学科致力于发现不同领域的知识,但应承认所有的学科都是以发现知识为目标的。AI 的研究是以知识的表示、知识的获取和知识的应用为归依的。

(二)人工智能的"知识"

知识是在长期的生活、社会实践和科学研究及实验中积累起来的对客观世界的认识与经验。知识是把有关信息关联在一起所形成的信息结构,反映了客观世界中事物之间的关系,不同事物或者相同事物间的不同关系形成了不同的知识。

知识内容包括知识表示、知识获取、知识应用三个部分。知识具有相对正确性、不确定性、可表示性、可利用性的特性。

知识图谱(knowledge graph)的概念最初于 2012 年提出,目的是利用网络多源数据构建的知识库来增强语义搜索、提升搜索质量。

知识图谱又称科学知识图谱,是通过将应用数学、图形学、信息可视化技术、信息科学等学科的理论和方法与计量学引文分析、共现分析等方法结合,并利用可视化的图谱形象地展示学科的核心结构、发展历史、前沿领域以及整体知识架构,从而达到多学科融合目的的现代理论。它把复杂的知识领域通过数据挖掘、信息处理、知识计量和图形绘制显示出来,揭示知识领域的动态发展规律,为学科研究提供切实的、有价值的参考。

(三)机器学习

人工智能近年在语音识别、图像处理等诸多领域都获得了重要进展。在人脸识别、机器翻译等任务中已经达到甚至超越了人类的能力。尤其是在举世瞩目的围棋"人机大战"中,阿尔法围棋(AlphaGo)以绝对优势先后战胜了世界围棋冠军李世石九段和柯洁九段,让人类领略到了人工智能技术的巨大潜力。可以说,人工智能技术所取得的成就在很大程度上得益于目前机器学习理论和技术的进步。

1. 机器学习的概念 学习是人在生活过程中,通过获得经验而产生行为或行为潜能的行为方式,而且学习是一个相对持久的过程。机器学习是一门多领域交叉学科,专门研究计算机怎样模拟或实现人类的学习行为,以获取新的知识或技能,重新组织已有的知识结构,使之不断改善自身的性能。

人工智能就是努力将通常由人类完成的智力任务自动化。因此,人工智能是一个综合性的领域,不仅包括机器学习与深度学习,还包括更多不涉及学习的方法。

机器学习是一个从定义数据开始,最终获得一定准确率的模型的过程。机器学习模型将输入数据变换为有意义的输出,这是一个从已知的输入和输出示例中进行"学习"的过程。机器学习的技术定义:在预先定义好的可能性空间中,利用反馈信号的指引来寻找输入数据的有用表示。

2. 机器学习的方式

(1)监督学习:监督学习是机器学习中最重要的一类,是在已知输入输出的情况下训练出一个模型,将输入映射到输出。大家在学校课堂里学到的知识绝大多数是通过监督学习学到的。例如:1 加 1 等于几? 等于 2。这样的问题都是有答案的,而答案就是关于问题的另外一种描述。在学校里,学生充当了函数的功能,如果学生给出的结果和标准答案不一样,学生就会被教育如何改正自己的错误,从而给出正确的答案。这个"做题 ⇒ 看答案 ⇒ 改错 ⇒ 再做题"的过程和机器学习中模型训练的过程一致,只不过在这里训练的对象是我们自己。

（2）无监督学习：无监督学习即不受监督的学习。无监督学习不需要人类进行数据标注,而是通过模型不断地自我认知、自我巩固,最后进行自我归纳来实现其学习过程。这类问题通常对应着"某某猜想",或者是通过实验和分析得出某个未知的结论。由于没有训练的过程,而且不知道一个问题的答案,我们只能利用现有知识和现有的经验解决问题,并用一些间接的方式评价模型给出的结果。虽然这一部分看起来比前面的监督学习要困难不少,不过一旦解决了这些问题,发现了其中的规律,这些问题也就有了标准答案,就可以按照监督学习的方式学习这些知识。

（3）弱监督学习：监督学习标注数据成本高,无监督学习缺乏指定的标签,弱监督是相对于监督学习而言的。弱监督学习中的数据标签可以是不完全的,即训练集中只有一部分数据是有标签的,其余是没有标签的。只要是标注信息不完全、不确切或者不精确的标记学习都可以看作是弱监督学习。例如,某个人产生了一个行为后,同学对这个行为的态度,行为之后发生的事情等,这些反馈并不明确指出行为的对错,但是它依然改变了周围的环境,让行动者看到了结果的好与坏,从而揭示了行为正误的程度。

3. 机器学习的过程 机器学习的过程分为问题定义、数据采集与准备、训练模型、应用模型四个部分。

（1）问题定义：需求是什么？这个任务真的需要更高级的预测算法来解决吗？机器学习按照学习问题类型来划分,可以分为四大类：分类、聚类、回归、决策。

（2）数据采集与准备：正确的数据是解决机器学习问题的关键。即使是利用基本算法,高质量的数据也会产生令人满意的结果。收集数据有很多种不同的方式,需要根据要解决的问题进行选择,其中设计定向爬虫是数据收集最重要的手段。数据采集之后,需要经过数据预处理、特征工程和特征学习三个步骤后才能用于训练模型。

（3）训练模型：模型（model）是所有机器学习的核心,是对机器学习系统中输入的数据的一种描述方法,也是机器学习算法应用于数据集之后的输出。一个训练好的模型能持续应用于新的数据集上,能学习到新的经验,并能用于预测新的数据。一个特定的机器学习问题,存在多种可以解决它的算法并生成对应的模型。在选择算法之后,开始训练模型。

（4）应用模型：上述步骤完成之后,就可以获得在训练集上训练生成的,并在测试集上完成评估的模型。可以使用这个模型来预测新数据的值。这个模型并不总是一样的,每当获得新的数据时,都要将上面所列的步骤重新进行一遍,以改进模型的性能。

（四）深度学习

深度学习是机器学习的分支,是一种以人工神经网络为架构对数据进行表征学习的算法。深度学习是一种能够模拟出人脑的神经结构的机器学习方式,从而能够让计算机具有人一样的智慧。深度学习利用层次化的架构学习对象在不同层次上的表达,这种层次化的表达可以帮助解决更加复杂抽象的问题。让计算机模仿人脑的机制来分析数据,建立类似人脑的神经网络进行机器学习,从而实现对数据的有效表达、解释和学习。深度学习具有广阔的应用前景。

深度学习里经典的模型是全连接神经网络（每相邻的两层节点之间是通过边与边全连接）,比较典型和成功的就是卷积神经网络（convolutional neural network,CNN；对于大型图像处理有出色表现）和循环神经网络（recurrent neural network,RNN；在序列建模,例如自然语言理解或者语音信号里面用得最多）模型。

深度学习的工作原理：深度学习的"深"是指神经网络的深度,深度学习就是深度神经网络。神经网络的灵感来自大脑皮质的结构,最基本的层次是感知器（perceptron）。类似于生物的神经元结构,人工神经网络（artificial neural network）将神经元定义为中央处理单元,其执行数学运算是从一组输入生成一组输出。神经元的输出是输入的加权和加上偏差的函数。如果接收到的信号总量超过激活阈值，则每个神经元都执行非常简单的操作，整个神经网络的函数仅仅是对所有神经元的输出的计算，这是一个完全确定性的计算。

七、移动通信技术

随着社会的不断发展，互联网逐渐成为人们生活中的重要部分。据国家统计局公布的数据显示，2017 年我国互联网普及率达到 55.8%，互联网上网人数达 7.72 亿人。随着宽带无线接入技术和移动终端技术的飞速发展，人们迫切希望能够随时随地乃至在移动过程中都能方便地从互联网获取信息和服务，移动互联网应运而生并迅猛发展。2009 年我国开始实施第三代移动通信技术（third generation mobile communication technology，3G）通信，移动互联技术开始迅速发展。2021 年手机上网人数为 9.86 亿人，移动互联网接入流量达 2 216 亿 GB。

（一）相关概念

移动互联技术是在互联网基础上，与移动终端结合的开放共享的技术，实现了移动通信与互联网技术的结合。它是指互联网的技术、平台、商业模式和应用与移动通信技术结合并实践的活动的总称。

移动互联网（mobile internet，MI）是移动互联技术、移动终端和互联网融合的产物，继承了移动终端随时随地随身和互联网分享、开放、互动的优势，是整合二者优势的"升级版本"，即运营商提供无线接入，互联网企业提供各种成熟的应用。

（二）移动互联主要技术

移动互联技术主要有两方面，一方面是网络平台技术，另一方面称为应用服务平台技术。网络平台技术是连接移动互联网络和移动终端的技术，主要包括无线保真（wireless fidelity，WiFi）、近场通信（near field communication，NFC）、蓝牙、第二代移动通信技术（second generation mobile communication technology，2G）、3G、第四代移动通信技术（fourth generation mobile communication technology，4G）、第五代移动通信技术（fifth generation mobile communication technology，5G）等；应用服务平台技术是应用商通过各种协议把应用提供给移动网络终端的技术，主要包括云计算技术、Android、IOS、超文本置标语言（hypertext markup language，HTML）等技术。

5G 号称速率可达到 1～10Gbit/s，网络传输要满足这个速率，就需要达到上百上千吉比特每秒，比 4G 的峰值下载数据几百兆比特每秒要快 10 多倍。技术上通过毫米波、小基站、大规模天线技术、全双工以及波束成形这五种形式实现。未来 5G 网络的传输速率可达 10Gbit/s，这意味着手机用户在不到 1 秒时间内即可完成一部高清电影的下载。

5G 作为一种新型移动通信网络，不仅解决了人与人通信的问题，为用户提供增强现实、虚拟现实、超高清（三维）视频等更加身临其境的极致业务体验，更是解决了人与物、物与物通信的问题，满足了移动医疗、车联网、智能家居、工业控制、环境监测等物联网应用需求。5G 已渗透到经济社会的各行业各领域，成为支撑经济社会数字化、网络化、智能化转型的关键新型基础设施。

5G 网络的主要目标是让终端用户始终处于联网状态。2016—2018 年，中国开始 5G 技术研发试验，分为 5G 关键技术试验、5G 技术方案验证和 5G 系统验证三个阶段实施。2018 年 4 月 23日，重庆市首张 5G 试验网正式开通，推动 5G 产品走向成熟，标志着重庆市 5G 网络商用化之路正式起步。2018 年 8 月 13 日，"5G NEXT"计划正式发布，北京市首批 5G 站点同步正式启动，这标志着 5G 移动通信网络开始在北京市搭建，首都正迈进 5G 时代。截至 2020 年底，我国已累计建成 5G 基站 71.8 万个，"十四五"期间，我国将建成系统完备的 5G 网络，5G 垂直应用的场景将进一步拓展。

八、新一代信息技术在卫生领域中的应用

（一）人工智能应用

1. 人脸识别 人脸识别也称人像识别、面部识别，是基于人的脸部特征信息进行身份识别的一种生物识别技术。涉及的技术主要包括计算机视觉、图像处理等。在医疗的领域，如通过人脸识别技术可以实现患者预约、挂号、缴费、查报告、预约结算等。

2. 声纹识别 生物特征识别技术包括很多种，除了人脸识别，目前用得比较多的是声纹识别。声纹识别是一种生物鉴权技术，也称为说话人识别，包括说话人辨认和说话人确认。声纹识别的工作过程是系统采集说话人的声纹信息并将其录入数据库，当说话人再次说话时，系统会采集这段声纹信息并自动与数据库中已有的声纹信息做对比，从而识别出说话人的身份。目前，声纹识别技术有声纹核身、声纹锁和黑名单声纹库等多项应用案例，应用声纹技术可以对电子病历等重要资料进行防伪、保护，也广泛应用于金融、安防、智能家居等领域，落地场景丰富。

3. 医学图像处理 医学图像处理是目前人工智能在医疗领域的典型应用，它的处理对象是由各种不同成像机制生成的医学影像，如在临床医学中广泛使用的核磁共振成像、超声成像等。

传统的医学影像诊断，主要通过观察二维切片图发现病变体，这往往需要依靠医生的经验来判断。而利用计算机图像处理技术，可以对医学影像进行图像分割、特征提取、定量分析和对比分析等工作，进而完成病灶识别与标注，如针对肿瘤放疗环节的影像的靶区自动勾画，以及手术环节的三维图像重建。

该应用可以辅助医生对病变体及其他目标区域进行定性甚至定量分析，从而大大提高医疗诊断的准确性和可靠性。另外，医学图像处理在医疗教学、手术规划、手术仿真、各类医学研究、医学图像重建中也起到重要的辅助作用。

（二）虚拟现实应用

1. 医学应用 VR在医学方面的应用具有十分重要的现实意义。在虚拟环境中，可以建立虚拟的人体模型，借助于跟踪球、感觉手套，学生可以很容易地了解人体内部各器官结构，这比现有的采用教科书的方式要有效得多。

在医学院校，学生可在虚拟实验室中进行解剖及各种手术练习。这项技术不受标本、场地等限制，大大降低了成本费用。对于一些医学培训、实习和研究，虚拟现实系统仿真程度高，其优越性和效果是不可估量和不可比拟的。

外科医生在手术之前，通过虚拟现实技术的帮助，能在显示器上重复地模拟手术，移动人体内的器官，寻找最佳手术方案并提高熟练度。在远距离遥控外科手术、复杂手术的计划安排、手术过程的信息指导、手术后果预测及改善残疾人生活状况等方面，虚拟现实技术都能发挥十分重要的作用。

2. 教育应用 虚拟现实应用于教育是教育技术发展的一个飞跃，它营造了"自主学习"的环境，是一种能够代替传统的"以教促学"的新型学习方式，它可以使学习者通过自身与信息环境的相互作用得到知识、技能。当前许多高校都在积极研究虚拟现实技术及其应用，并相继建立了虚拟现实与系统仿真的研究室，将科研成果迅速转化实用技术。教育领域应用虚拟现实具有以下优点。

（1）节省成本：许多实验由于设备、场地、经费等硬件的限制无法开展，如果利用虚拟现实系统，学生足不出户便可以做各种实验，获得与真实实验一样的体会。在保证教学效果的前提下，极大地节省了成本。

（2）规避风险：真实实验或操作往往会带来各种危险，利用虚拟现实技术进行虚拟实验，学生在虚拟实验环境中，可以放心地去做各种危险的实验。例如：虚拟的传染病教学系统，可避免

因学生操作错误而感染传染疾病的可能。

（3）打破空间、时间的限制：利用虚拟现实技术，可以彻底打破时间与空间的限制。大到宇宙天体，小至原子粒子，学生都可以进入这些物体的内部进行观察。一些需要几十年甚至上百年才能观察的变化过程，通过虚拟现实技术，可以在很短的时间内呈现给学生观察。例如，生物中的孟德尔遗传定律，用果蝇做实验往往要几个月的时间，而虚拟技术在一堂课内就可以实现。

（三）区块链应用

1. 医疗领域 医疗领域已经成为区块链技术的第二大应用领域。区块链在医疗行业的应用模式主要是将区块链本身的普遍适用性和现有商业模式进行简单组合。例如隐私保护主要基于区块链的安全性，电子健康病历和药品防伪是基于区块链的不可篡改性，而医疗互助平台则是依赖区块链的分布式计算特性。

2. 教育行业 2018 年 4 月，来自牛津大学的学者宣布创办世界上第一所区块链大学——伍尔夫大学。与其他传统高校不同，伍尔夫大学没有实体校园，取而代之的是一个允许学者向未来学生宣传其专业知识的应用平台，学生则可根据自己的需要和兴趣选择专业课程。学校的管理将全部依托于区块链平台进行，区块链技术将用于监管合同、学费支付，并记录学生的学术成就和学分。学生修满学分，便可获得学位证书。

3. 金融行业 2018 年 6 月 25 日，全球首个基于区块链的电子钱包跨境汇款服务在中国香港特别行政区上线。中国香港特别行政区 AlipayHK 的用户可以通过区块链技术向菲律宾钱包 Gcash 汇款。在区块链技术的支持下，跨境汇款从此能做到像本地转账一样，实时到账、省钱、省事、安全、透明。

（胡树煜）

思考题

1. 计算机网络的功能是什么？计算机网络是如何分类的？
2. 网络安全的特征是什么？网络安全技术有哪些？
3. 什么是数据库？数据库的内部结构是如何设置的？常见的数据库有哪些？
4. 什么是人工智能？人工智能的分类有几种？机器学习的过程是如何进行的？
5. 你了解的人工智能的应用有哪些？

第四章　卫生信息获取与组织

　　信息获取是信息利用的第一步，俗话说"巧妇难为无米之炊"，没有信息或不能获取相关信息，将导致无法实现信息利用。卫生信息的复杂性及卫生服务的被动性，使得卫生信息管理较之企业信息管理，无论从信息获取还是信息分析利用方面都存在很大的差距。信息获取的准确程度也直接影响了卫生决策的科学程度。卫生事业管理者重视卫生信息管理与利用，首先必须重视信息获取与组织这两个连贯的过程，在获取大量准确信息的基础上，按照一定规则与方法，将信息组织起来便于共享与利用。本章主要介绍卫生信息源的内涵与分布，卫生信息获取的途径、原则、方法及卫生信息组织的原则、内容和方法等内容。

第一节　卫生信息源

一、卫生信息源的内涵

　　联合国教科文组织出版的《文献术语》中将信息源（information source）定义为：个人为满足其信息需要而获得信息的来源。简而言之，信息源就是信息的来源。

　　卫生信息源（health information source）即借以获取卫生信息的来源。卫生信息从产生到被利用经过了数次传播与交流，这一过程中的卫生信息产生源、卫生信息持有源及卫生信息传播源都属于卫生信息源的范畴。卫生信息源包括各种卫生信息相关的原始记录及加工产品，所有与卫生信息生产、发布、传播、存储等相关的活动及参与这些活动的机构或个人，如各类卫生信息统计报告及对其进行编写、审查与收藏的机构，发布、传播、存储卫生信息的网站，医药卫生领域科研人员等，都属于卫生信息源的范畴。

　　分析卫生信息源是进行卫生信息获取与组织的基础，其目的在于掌握卫生信息的分布及其变化的规律性，明确卫生信息获取的方向。

二、卫生信息源的类型

　　对卫生信息源进行分类，了解各自的特征有助于更有效地从各类卫生信息源获取恰当的卫生信息。卫生信息源的类型可依据不同的标准划分如下。

（一）按照信息源产生的时间顺序

　　卫生信息源可分为先导卫生信息源、实时卫生信息源、滞后卫生信息源。先导卫生信息源指产生时间先于卫生活动的信息源，如药品市场规划、疾病治疗展望、人群健康预测、突发公共卫生事件预警等；实时卫生信息源指在卫生活动过程中产生的信息源，如临床诊疗过程中获取的体温、血压等机体信息，健康讲座，医疗仪器展览，口述的卫生事件现场回忆等；滞后卫生信息源指卫生活动完成之后产生的反映这一活动的信息源，如会议报道、实验论文等。

（二）按照信息存在的形式

　　卫生信息源可分为记录型卫生信息源、实物型卫生信息源和思维型卫生信息源。

　　记录型卫生信息源指用文字或代码记录的卫生信息源，可按记录方法、记录形式、载体形式、记录信息的出版形式等进一步划分。按信息的记录方法可分为手写品、印刷品、光学缩微品、磁录品等；按信息的记录形式可分为文字型、声频型、视频型、代码型等；按信息的载体形式可分为纸质型、感光材料型、磁性材料型等；按记录信息的出版形式可分为图书、期刊、报告、学位论文、会议记录、专利说明书、技术标准、产品样本等。常用的记录型卫生信息源有卫生主题相关文献（《2020 中国卫生健康统计年鉴》《国家基本药物目录》等）、卫生信息系统（医院信息系统、公共卫生信息系统、妇幼保健信息系统等）、医药卫生文献数据库［PubMed 数据库、中国生物医学文献数据库（China Biology Medicine disc，CBM disc）、万方数据知识服务平台等］、网络卫生信息等。记录型卫生信息源因其便于广泛传播、系统积累、长期保存和直接利用等特点，已成为目前最常用的卫生信息源，也是了解其他种类卫生信息源的前提和基础。

　　实物型卫生信息源指以物质实体形式存在的卫生信息源，无论是自然物质、人工合成物质，还是事件发生现场或活动现场都是实物型信息源，如各类卫生监测设备、临床诊疗仪器、人体组织标本、谈话现场等。实物型卫生信息源的主要特点是直观、真实，分布零散且具有一定的隐蔽性，需要通过观察、分析才能够得出潜在的价值信息。

　　思维型卫生信息源指存在于从事卫生工作的个人头脑中的信息源，如卫生行业领导者、业务专家等，这类信息源中的信息常以口头形式表现，价值巨大，但需要通过交流、访谈等形式才能获得。

（三）按照卫生信息获取的对象

　　卫生信息源可分为个人卫生信息源和组织机构卫生信息源。

　　个人卫生信息源主要指从事卫生及相关领域工作的个人，他们所从事工作的性质，使其成为卫生信息主要的生产者、管理者和传播者，从而成为重要的卫生信息源。个人卫生信息源的信息获取方式主要是口头交流，包括个人直接交谈与通信、专题讲座、学术会议与讨论会等。其主要特点是及时、新颖，但也可能带有一定的主观随意性。

　　组织机构卫生信息源指产生、存储、提供各种卫生信息的组织机构，包括各级各类卫生保健组织和卫生信息服务机构。卫生相关组织机构是卫生信息的生产者，是卫生信息的主要来源。无论是国际性卫生组织和机构，还是国内的卫生行政组织和职能部门及社会专职的卫生信息服务机构，都蕴藏着大量权威优质的信息。这些信息具有全面、可信、权威、开放、内容独特、链接广泛、相对稳定性等特性。

（四）按照信息产生过程

　　卫生信息源可分为原始信息源和加工信息源。

　　原始信息源又称一次信息源，是没有经过信息机构的加工处理，在实践活动中产生的。

　　加工信息源指由信息机构对原始信息进行加工、处理、改编和重组而形成的各种信息源。按加工的方式和深度，可分为二次信息源和三次信息源，前者主要是指各种中介性检索工具，如目录、索引、文摘性检索刊物和书目数据库等；后者则是在原始信息和二次信息源的基础上，通过分析、综合、浓缩和提炼而形成的高层次的信息源，是对原始信息的深层揭示和报道，如年鉴、手册、书评、进展报告、百科全书等。

　　此外，还有多种划分类型的方法，在此不一一赘述。综合多种卫生信息源类型，在进行卫生信息获取活动时，人们常常借助的是记录型卫生信息源、个人卫生信息源、组织机构卫生信息源。

　　在利用各种卫生信息时，应关注不同卫生信息源的特点，选择合适的卫生信息源。首先，确定不同类型卫生信息是通过哪些信息载体、从哪些卫生信息源获得的；其次，还应评价不同卫生信息源的信息发布意图和可靠性。卫生信息源提供信息有着多种意图，卫生信息利用者需要在利用卫生信息时，尤其面对健康决策时，做好卫生信息源评价，特别注意防范诱惑信息（引诱信息利用者做出信息提供者所希望的行动的信息）。

三、常用网络卫生信息源

互联网上有大量的卫生信息源，如电子图书、电子数据库、统计信息资源、生物医学图像资源、网络参考工具、开放获取（open access，OA）学术资源等，它们存在于各数据库与网站之中，等待被识别、被发现。

（一）网络文献数据库

网络文献数据库是网络文献信息的集大成者，汇总了大量不同类型的文献数据。这里介绍几种医药卫生领域常用的中英文网络文献数据库。

1. MEDLINE 医学文献联机数据库（MEDLARS online，MEDLINE）是美国国立医学图书馆（National Library of Medicine，NLM）生产的医学文献分析与检索系统（medical literature analysis and retrieval system，MEDLARS）中规模最大、权威性最高的生物医学文献数据库之一，收录范围包括美国《医学索引》（*Index Medicus*，IM）的全部内容和《牙科文献索引》（*Index to Dental Literature*）、《国际护理索引》（*International Nursing Index*，INI）的部分内容，主要提供有关生物医学和生命科学领域的文献，内容涉及基础医学、临床医学、环境医学、营养卫生、职业病学、卫生管理、医疗保健、微生物学、药学、社会医学等领域。

MEDLINE 收录 1966 年以来来自世界各地的 40 多个语种的文献数据，涵盖的出版物大多数是学术期刊，绝大多数的期刊由文献选择技术评审委员会（Literature Selection Technical Review Committee，LSTRC）推荐。截至 2021 年 12 月，MEDLINE 收录 1966 年以来 5 200 多种期刊的文献，1966 年以前的文献数据收录于 OLDMEDLINE Data 中。MEDLINE 的每条款目都对应一条书目记录或引文出处，该库中不含全文，但其中半数以上的题录附有作者本人撰写的文摘。MEDLINE 数据库每日更新，文献标引了医学主题词（Medical Subject Headings，MeSH），并标注资助来源、基因、化合物和其他元数据。MEDLINE 的产品包括光盘版与网络版，网络检索平台主要有 PubMed、Ovid、剑桥科学文摘（Cambridge Scientific Abstracts，CSA）、Web of Science、EBSCO 等，但只有 PubMed 提供免费检索服务。

2. Web of Science Web of Science 是美国科学信息研究所（Institute for Scientific Information，ISI）1997 年推出的网络版引文数据库，收录了自然科学、工程技术、生物医学等各个研究领域最具影响力的学术期刊，包括 Web of Science 核心合集以及 KCI-Korean Journal Database、MEDLINE、Russian Science Citation Index、Derwent Innovations Index、SciELO Citation Index、中国科学引文数据库等资源。其中核心合集包括科学引文索引（Science Citation Index Expanded，SCI-EXPANDED）、社会科学引文索引（Social Sciences Citation Index，SSCI）、艺术与人文引文索引（Arts & Humanities Citation Index，A&HCI）、科学会议论文引文索引（Conference Proceedings Citation Index-Science，CPCI-S，CPCI）、社会科学与人文会议论文引文索引（Conference Proceedings Citation Index-Social Science & Humanities，CPCI-SSH）、科学图书引文索引（Book Citation Index- Science，BKCI-S）、社会科学与人文图书引文索引（Book Citation Index- Social Sciences & Humanities，BKCI-SSH）、化学反应数据库（Current Chemical Reactions，CCR-EXPANDED）、化学物质索引（Index Chemicus，IC）、新兴资源引文索引（Emerging Sources Citation Index，ESCI）。

Web of Science 收录了论文中所引用的参考文献，并按照被引作者、出处和出版年代编成独特的引文索引，可用来检索自然科学、社会科学、艺术和人文领域内世界一流的学术期刊、书籍和会议录，并可浏览完整的引文网络，也可检索所有作者以及作者的所有附属机构。Web of Science 有着强大的分析功能，能够帮助研究人员快速锁定高影响力论文，发现国内外权威所关注的研究方向，揭示课题的发展趋势等，从而使研究人员能够更好地把握相关课题，寻求研究的突破与创新点。

3．PubMed　PubMed 是由美国国立医学图书馆（NLM）下属的国家生物技术信息中心（National Center for Biotechnology Information，NCBI）开发和维护的生物医学与生命科学文献检索系统，它通过互联网向公众免费开放，是 NCBI 整合检索系统 Entrez 的一个组成部分。通过 PubMed 可以访问其他 Entrez 系统的分子生物学资源和相关网站，如文献涉及的基因、蛋白序列与结构等，以及通过 LinkOut 链接至与 PubMed 收录文献相关的其他数据库。PubMed 中的文献内容主要涵盖生物医学和健康领域及相关领域，如生命科学、行为科学、化学科学和生物工程等相关学科。PubMed 收录的文献主要来自三个组成部分：MEDLINE、PubMed Central（PMC）和 Bookshelf。截至 2021 年 12 月，PubMed 数据库已收录了 3 300 多万篇生物医学文摘信息，每条 PubMed 记录都有唯一识别号 PMID（PubMed Unique Identifier）。该数据库本身不收录期刊全文，但免费提供题录和文摘，以及原文的网址链接，进而可通过其他来源，如出版商网站或 PMC 等的全文链接获取全文信息（部分免费获取）。

4．EMBASE　EMBASE（Excerpta Medica Database）是生物医学和药理学领域的文摘数据库，收录了 1974 年以来 90 多个国家和地区的 8 500 多种刊物和全球范围的医学会议资料，其中，包括 MEDLINE 标题在内的记录超过 4 000 万条，有 2 900 多种 EMBASE 特有的期刊索引。EMBASE 每天以 6 000 余条记录的增速更新，内容的年增长率超过 6%，覆盖各种疾病及药物信息，尤其收录了大量的北美洲以外（欧洲和亚洲）的医学刊物，并收录了 2009 年至今（截至 2022 年 9 月 30 日）的 1 100 多场会议的相关资料，从而满足生物医学领域用户对信息全面性的需求。同时，EMBASE 纳入了最新的综合性循证内容与详细生物医学索引，确保检索到的所有生物医学循证都是重要的实时相关信息。EMBASE 专注于生物医学与健康领域的内容，包含的主要学科有药理学、毒理学、临床医学、遗传学、生化与分子生物学、神经病学、行为医学、微生物与传染病学、心脏病学、血液病学、精神病学、肿瘤学、卫生政策与管理、免疫学、儿科学、内分泌学、妇产科学、生物医学工程与器械、麻醉与重症监护学、肠胃病学、呼吸病学、肾脏病学、泌尿病学、皮肤病学等。

5．中国生物医学文献服务系统　中国生物医学文献服务系统——SinoMed，由中国医学科学院医学信息研究所／图书馆研制，2008 年首次上线服务，整合了中国生物医学文献数据库、中国生物医学引文数据库、西文生物医学文献数据库、北京协和医学院博硕学位论文库、中国医学科普文献数据库等多种资源，是集文献检索、引文检索／引文报告、开放获取、文献传递、数据服务及个性化服务于一体的生物医学中外文整合文献服务系统。

6．CNKI　中国知识基础设施工程（China National Knowledge Infrastructure，CNKI）简称中国知网、CNKI 工程，始建于 1999 年。2020 年，CNKI 对总库进行了升级，升级后的新平台命名为 CNKI 中外文文献统一发现平台，是基于世界大数据的全球学术快报，定位于让读者在"世界知识大数据"中快速地、精准地、个性化地找到相关的优质文献。

CNKI 的资源总库包括源数据库、特色资源、国外资源、行业知识库、作品欣赏及指标索引等。其中源数据库中又分为期刊、学位论文、报纸、会议等类型；特色资源中包括中国年鉴网络出版总库、中国经济社会发展统计数据库、各类工具书专利、标准文献等；行业知识库中包括医药、农业、教育等模块。各类资源中都按学科领域进行了聚类，与卫生密切相关的有生物学、医药卫生等门类。

7．万方数据知识服务平台　万方数据知识服务平台（Wanfang Data Knowledge Service Platform）是涵盖期刊、会议纪要、论文、学术成果、学术会议论文的大型网络数据库，并面向不同用户群提供信息服务。

目前，万方数据知识服务平台整合近 3 亿条全球优质知识资源，覆盖自然科学、工程技术、医药卫生、农业科学、哲学政法、社会科学、科教文艺等全学科领域，实现海量学术文献统一发现及分析,支持多维度组合检索,适合不同用户群研究。

此外,与万方数据知识服务平台同属一个机构的万方医学网是该机构联合国内医学权威机构、医学期刊编辑部、医学专家,采用先进的信息技术对各类信息进行专业有效整合后而推出的,旨在关注医学发展、全民健康,面向广大医院、医学院校、科研机构、药械企业及医疗卫生从业人员的医学信息整合服务平台。截至 2022 年 9 月,万方医学网收录中华医学会、中国医师协会等权威机构主办的 220 余种中外文医学期刊,拥有 1 000 余种中文生物医学期刊、4 100 余种外文医学期刊,930 余部医学视频等高品质医学资源。另有万方医学网镜像版和万方医学网手机版,为医院、医学院校等广大用户提供能随时随地使用万方医学网海量高品质信息的解决方案。

(二)搜索引擎

互联网中隐藏着众多有价值的卫生信息,用户可以通过浏览门户网站的分类栏目或分类体系获取这部分被淹没在海量网络信息资源中的卫生信息,但更多地需要借助网络搜索工具即搜索引擎来完成。搜索引擎将根据用户检索需求,自动从互联网上搜集信息,经过整理后提供给用户,解决用户面临的网络信息迷航问题。搜索引擎按其收录范围可分为综合性搜索引擎和专业性搜索引擎。

1. 综合性搜索引擎　综合性搜索引擎收录范围涵盖各学科,涉及生活的各个领域,在搜索时不受主题和数据类型的限制,通用性强,适合所有人使用。如百度等。

2. 专业性搜索引擎　专业性搜索引擎收录范围涵盖某一特定学科,具有特定的功能,拥有特定的用户,适用于专业人员查找专业信息。医药卫生专业搜索引擎专门用于搜索网络医学信息资源,有明确的标引准则,只收录有价值、高质量的专业信息,充分利用这些医药卫生专业搜索引擎可以在互联网上迅速、准确地获得所需信息。

(1)全球医学索引:全球医学索引(Global Index Medicus,GIM)是世界卫生组织为了促进卫生信息的全球共享与利用,于 2005 年启动的全球卫生图书馆(Global Health Library,GHL)项目的重要工作内容。GIM 提供全世界医学文献题录及文摘,通过 WHO 区域办事处图书馆将非洲地区医学索引(African Index Medicus,AIM)、东地中海地区医学索引(Index Medicus for the Eastern Mediterranean Region,IMEMR)、东南亚地区医学索引(Index Medicus for the South-East Asia Region,IMSEAR)、拉丁美洲和加勒比卫生科学文献(Latin America and the Caribbean Literature on Health Sciences,LILACS)、西太平洋地区医学索引(Western Pacific Region Index Medicus,WPRIM)这 5 个区域的地区医学索引资源整合成一个统一的搜索平台,其网页提供英语、法语、中文、葡萄牙语等 7 种语言检索界面,可限定标题、作者、主题途径检索,也可限定在某一区域医学索引范围,同时提供专业人员使用的健康科学描述符 / 医学主题词(Health Science Descriptors/Medical Subject Headings,DeCS/MeSH)进行高级检索,提供语音输入功能。

(2)MedHunt、HONselect:MedHunt 与 HONselect 都是由瑞士日内瓦国际性非营利组织健康在线基金会(Health On the Net Foundation,HON)推出的全文医学搜索引擎。此外,HON 制定了HON 行为准则,用于评价网络医学信息的权威性和可靠性。HON 起源于 1995 年 9 月 7 日在瑞士日内瓦召开的"使用互联网与万维网进行远程卫生保健"的会议,会议上来自 11 个国家的远程医学领域的 60 名著名专家一致赞成建立一个常设机构,宗旨为"在全球范围内,促进信息技术在远程医疗保健领域的有效和可靠的使用"。在会议之后的 6 个月,即 1996 年 3 月 20 日,HON 网站建立,并成为最早的、既为普通用户又为医学专业人员提供可靠的在线健康护理信息的网站之一,有英语和法语 2 种语言的界面。MedHunt 提供对医学网站网页全文的关键词搜索,面向患者 / 个人、医疗专业人员和网络出版者三类用户提供不同的检索界面。检索时可通过限定信息类型(医院、事件)或网页所属国家 / 区域等进行检索词限定,提供包括中文在内的 5 种语言界面;HONselect 是一个针对医药卫生领域中不同类型网络资源的多语种、智能型的搜索引擎,其功能强大,用于医疗和健康查询,现提供英语、法语、德语、西班牙语、葡萄牙语、意大利语 6 种语言界面,不仅允许用户查询美国国会图书馆(Library of Congress,LC)的医学主题词表(MeSH)中医学主题词的树状等级结构和释义,而且使用 MeSH 来组织网络信息资源,将 MeSH 术语、MEDLINE/PubMed、HONmedia(通过 MeSH 标引的医学图像和视频信息)、医学新闻(Healthcare News)以及 MedHunt 五种数据库整合在一起,提供整合的信息资源搜索服务,提供分类目录式检索和关键词检索两种途径。

互联网上的医药卫生专业搜索引擎还有很多,如 Medscape、Oncolink、OpenMD、Vadlo 等,不同的搜索引擎收录的范围各有侧重,使用时可以根据需要进行选择。随着网络与信息技术的发展,搜索引擎也必将日益智能化、精确化,为检索专业信息提供便利。

(三)卫生机构官方网站

卫生机构官方网站是从组织机构卫生信息源获取所需信息的主要途径,也是比较便捷的途径,但前提是相应的组织机构必须重视网络工程建设,及时补充、完善、更新网络资源。

1. 世界卫生组织　世界卫生组织(World Health Organization,WHO)是联合国系统内卫生问题的指导和协调机构,于 1948 年 4 月 7 日成立,总部设在瑞士日内瓦。它负责领导全球卫生事务、拟定卫生研究议程、制定规范和标准、阐明以证据为基础的政策方案、向各国提供技术支持以及监测和评估卫生趋势。世界卫生组织的根本宗旨是使全世界人民尽可能获得高水平的健康。其官方网站有全球网站和区域网站可选,全球网站上提供有关世界卫生事业、预防医学研究、重大疾病防治、各种标准、全球卫生统计数据及有关医疗技术的合作交流等方面的信息,设有健康主题、国家、媒体中心、突发卫生事件、关于世卫组织等栏目,有包含中文在内的 7 种语言的文字界面可选。

2. 美国国立卫生研究院　美国国立卫生研究院(National Institutes of Health,NIH)创建于1887 年,是美国医学信息资源的中心,也是世界一流的生物医学研究中心,不仅拥有世界上收集医学信息最全的国立医学图书馆,还有国立癌症研究所等 28 个生物医学研究所、中心和办公室,它们均收集了大量的医药卫生专业信息。NIH 不仅指导院内的实验室从事医学研究,还通过研究基金支持国内外大学、研究所、医院等的非政府科学家的研究,并开展研究人员培训,促进医学和卫生信息的交流。NIH 主页信息丰富,设有健康信息(health information)、基金资助(grants & funding)、新闻与事件(news & events)、研究与培训(research & training)、NIH 机构(institutes at NIH)、NIH 介绍(about NIH)等栏目。栏目下有丰富的内容链接,可根据需要选择合适的资源类型与检索方式。此外,NIH 网站还提供站内信息的基本检索,在主页右上角的检索框中输入检索词,点击"search"即可,检索结果页面可以进行文件类型的限定(新闻、视频、临床试验等)。

3. 美国疾病预防控制中心　美国疾病预防控制中心(Centers for Disease Control and Prevention,CDC)隶属于美国卫生与公众服务部,是全球公认的在公共卫生领域具有导向作用的疾病预防控制机构。网站主页设有疾病与条件(diseases & conditions)、健康生活(healthy living)、旅客健康(travelers' health)、应急准备(emergency preparedness)等栏目,除介绍美国最新公共卫生动态新闻、各种相关领域杂志,还提供了各种公共卫生基础统计数据。公众可通过字母顺序(A~Z)浏览信息,也可以通过关键词检索本网站的内容。

4. 中华人民共和国国家卫生健康委员会　中华人民共和国国家卫生健康委员会(National Health Commission of the People's Republic of China)是我国医药卫生行业的最高行政机构,是国家发布国家卫生政策、法律法规等的窗口。其主页上设置机构、新闻、信息、服务、互动、专题等栏目。机构中设有委领导、机构职能、机构设置、派驻机构等子栏目;新闻中设置委内司局、回应关切、新闻发布会、在线发布、视频新闻等多项子栏目;信息中设置最新信息公开、政策法规、工作通知、人事信息等子栏目;服务中设有器官移植机构、基本药物目录等名单查询,医卫机构、药物、食卫标准等信息查询子栏目,并可以链接到政务大厅;互动下设在线访谈、征求意见等子栏目;专题下设相关专题链接。子栏目下又根据不同标准划分不同类别,便于有针对性地进行查找。网页上设有国务院信息、新闻动态、规范性文件、政策解读、热点提示等重点内容链接，页面布局一目了然，方便使用。

5. 中国疾病预防控制中心　中国疾病预防控制中心（Chinese Center for Disease Control and Prevention，China CDC）是由国家卫生健康委员会主管的实施国家级疾病预防控制与公共卫生技术管理和服务的事业单位。其使命是通过对疾病、残疾和伤害的预防控制，创造健康环境，维护社会稳定，保障国家安全，促进人民健康；其宗旨是以科研为依托、以人才为根本、以疾控为中心。主页上设置了机构信息、健康主题、科学研究、教育培训、学术期刊、党群工作等栏目，向社会提供大量与疾病预防控制和公共卫生相关的法律法规、规章、政策、标准，各重大疾病与卫生事件发生、发展和分布的状况，疫苗应用效果和免疫规划，传染病、妇幼保健等健康主题介绍，法定传染病、公共卫生科学数据等各类调研数据，有关医药卫生文献信息等信息，权威性、精确性、针对性强。

（四）开放获取资源

开放获取（open access，OA）又称开放存取、开放访问，是国际上科技界、学术界、出版界以及信息传播界为打破商业出版者对科研信息的垄断而进行的实现学术资源共享的运动。2001 年布达佩斯开放获取宣言指出开放获取的文献可在公共网络上被免费获取，并用于其他任何法律允许的用途，此外，该宣言还提出两种开放获取策略，即已发表论文的自我存档（self-archiving）和创办开放获取期刊（open-access journals，OAJ）。其中 OAJ 是国内外研究人员所关注的焦点。

1. PubMed Central　PubMed Central 简称 PMC，自 2000 年起在线向公众提供服务，由 NLM 的国家生物技术信息中心（NCBI）开发和维护，是美国国立卫生研究院国立医学图书馆（U.S. National Institutes of Health's National Library of Medicine，NIH/NLM）的生物医学和生命科学期刊文献的免费全文期刊数据库，PMC 在全球范围内免费提供服务，所有文献的浏览、检索、下载均无须注册。PMC 的基本职责是永久保存与医学相关的期刊和其他材料。因此，PMC 旨在提供对其所有内容的永久访问服务。PMC 成立之初仅收录两种期刊，目前已发展至收录数千种期刊的规模，其中包含 700 多万条全文记录，内容涵盖了几个世纪的生物医学和生命科学研究（18 世纪末至今）。PMC 不是出版商，也不出版期刊文章本身，而是收集参与期刊及符合研究资助条件的作者提交的文献全文，保存 NLM 收录的印刷期刊的电子副本及 NIH 资助的研究结果的预印本，支持当代生物医学和医疗保健研究和实践以及未来的学术研究。

2. 开放获取期刊目录　开放获取期刊目录（Directory of Open Access Journals，DOAJ）是一个专门的 OA 期刊联机指南性信息网站，由瑞典隆德大学（Lund University）图书馆于 2003 年 5 月创建，致力于 100% 独立并维护其主要服务和元数据，以供所有人免费使用或复用，系统以链接到期刊或期刊出版商网站及在线阅读的方式获取 OA 全文。DOAJ 的使命是在全球范围内提高经过同行评议的、高质量的、开放获取的学术研究期刊的知名度、可访问性、声誉、适用范围和影响力，使得这些期刊不受学科、地理或语言的限制。截至 2022 年 4 月 6 日，网站共收录来源于 130 个国家和地区的 80 个语种的 17 566 种期刊，论文数量为 7 384 133 篇，涵盖科学、技术、医学、社会科学、艺术和人文科学的所有领域。DOAJ 的全部期刊按学科主题分成农业、教育、地理、医学等 20 个大类，其中，医学大类又细分为牙科学、公共卫生、皮肤病科学、妇产科学、内科学、护理学、眼科学、耳鼻喉科学、药理学、病理学、儿科学、药学与药物、外科学等 16 小类。

3. 中国科技论文在线　中国科技论文在线（Sciencepaper Online）是经教育部批准，由教育部科技发展中心主办，针对科研人员普遍反映的论文发表困难，学术交流渠道窄，不利于科研成果快速、高效地转化为现实生产力的问题而创建的科技论文网站。中国科技论文在线利用现代信息技术手段，打破传统出版物的概念，免去传统的评审、修改、编辑、印刷等程序，给科研人员提供一个方便、快捷的交流平台，提供及时发表成果和新观点的有效渠道，从而使新成果得到及时推广，科研创新思想得到及时交流。系统不仅提供论文检索，还为作者提供打印刊载证明、申请打印邮寄星级证明的服务。截至 2021 年底，新平台包括 4 个数据库：①首发论文库，是预印本论文库，在库论文 10.4 万余篇，设有数理科学、地球资源与环境、生命科学、医药健康、化学化工与材料、工程与技术、信息科学、经济管理八大领域，每个领域再细分为不同子领域。②期刊论文库，是国内唯一免费的全文期刊库，由中华人民共和国教育部主管，中国科技论文在线发起，期刊上网工程历时多年，得到广大学术期刊的支持。期刊论文库目前已收录近千家科技期刊、逾 130 万篇各领域科技论文全文，分为自然科学、工程技术、医药卫生、农业科学、人文科学五大类。其内所有科技论文全文，广大科研工作者及爱好者都可以进行免费下载。③知名学者库，是学者主题 OA 论文库，可按照学者、机构或领域搜索，在库学者论文约 14 万篇。④学术资讯，提供全球最新科技热点与政策资讯，在库科技资讯约 4 万篇。

4. 国家自然科学基金基础研究知识库　国家自然科学基金基础研究知识库（Open Repository of National Natural Science Foundation of China，NSFC-OR）作为我国学术研究的基础设施，收集并保存国家自然科学基金资助项目成果的研究论文的元数据与全文，向社会公众免费开放，致力于成为传播基础研究领域的前沿科技知识与科技成果、促进科技进步的开放服务平台。截至 2022 年 9 月 30 日，其已公开自 2000 年到 2021 年度近 84 万篇研究论文，涉及 2 200 余家研究机构、近 142 万位作者。收录的成果资源按照数理科学、化学科学、生命科学、地球科学、工程与材料科学、信息科学、管理科学、医学科学八个研究领域进行归类分组，其中生命科学部 9 万余篇，医学科学部 13 万余篇。

首页内容主要集成有按研究领域分类的热门浏览，按研究领域、发表日期、资助类型、研究机构四类进行归纳总结的数据排名细览，相关声明，快速检索等模块。其中成果检索主要提供对成果的检索服务，可通过研究领域、资助类型、研究机构、期刊（会议）、标题、作者、年份、项目名称等进行条件筛选。

除上述网络信息源类型外，在大数据时代，科学数据平台也是卫生信息获取的网络信息源类型之一。卫生健康领域数据平台，如国家人口健康科学数据中心、国家基础学科公共科学数据中心等也是重要的卫生信息源。

第二节　卫生信息获取

一、卫生信息获取的过程与原则

卫生信息获取（health information acquisition）指卫生信息使用者根据自身需求或者卫生信息服务者根据用户需求，用科学的方法将分散在不同时空领域的相关信息汇集起来的过程。卫生信息获取是卫生信息得到充分开发和有效利用的基础，也是卫生信息管理工作的前提。随着现代科技与网络的快速发展，卫生信息数量急剧增加，信息载体类型与卫生信息需求日益多样化、复杂化。卫生信息获取注重具体的实际行动，面对全新的信息环境，卫生信息获取工作必须做到与时俱进，明确信息获取的原则、方式方法，根据环境的变化及时调整思路与对策，保证信息获取的质量，提高信息获取的效率。

（一）卫生信息获取的过程

虽然卫生信息需求不同，卫生信息源特点各异，但卫生信息获取的思路是基本相同的。卫生信息获取的一般过程包括如下步骤。

1. 选择恰当的卫生信息源　确定恰当的卫生信息源是最基本也是比较重要的环节，决定了后续各环节工作价值的大小。进行卫生信息获取首先要分析信息需求，了解所需信息的时间、地域及内容范围，然后展开所有能了解到的信息源线索，对众多卫生信息源内容特点，如价值性、可及性、易用性、经济性等进行比较分析，结合自身具备的条件从中选择出最恰当的一个或几个。

不同活动领域的人对卫生信息的需求方向各不相同，即使是同一卫生需求主题，出于不同的目的，所需的信息源也不尽相同。因此，选择有针对性的信息源尤为重要。如需要了解关于糖尿病的一般性、相对浅显的信息，网络卫生信息源是最便捷的选择；面临如"糖尿病的手术治疗的研究进展"等方面的问题，专业文献、学术数据库等卫生信息源是最佳的选择。

2．选择合适的信息获取策略　一个好的信息获取策略可以在很大程度上减少获取过程中可能遇到的因有用信息不足、业务知识欠缺、时间不足、他人不配合等问题带来的困难。在初步确定了卫生信息源范围之后，要确定获取途径，选择获取方法与工具。这一环节要广泛听取意见，综合考虑多个因素，探索多种获取策略，用动态的眼光处理问题，适当变换思维的角度，避免定式思维。

3．对所获取的卫生信息进行质量评价　通过信息获取策略在选定卫生信息源中获取信息后，需要借助一定的评价指标，对所获取的信息进行质量评价，即完成信息反馈，积累经验，改进工作。如果满足信息需求，则表示该获取工作完成，若不能较好地满足信息需求，则需要对某个环节工作进行调整或者重新开始信息获取过程，重复上面各环节工作，直到获取目标信息。

（二）卫生信息获取的原则

原则是观察问题、处理问题的准则和观点。卫生信息获取工作，无论是突击性的还是渐进累积性的，无论是个人行为还是组织机构行为，在获取信息过程中都必须遵循一定的基本原则。

1．针对性原则　针对性原则是指根据卫生信息需求有的放矢、有所选择、量力而行地获取信息。获取信息的最终目的是"用"，因此要有目的、有重点、分主题、按计划、按步骤地获取信息，将有限的物力、财力和时间用于获取最关键的信息，以最大限度、最大效率地满足信息需求为目标。为了准确获取卫生信息，首先要明确信息需求，其次要弄清卫生信息源的分布状况，最后弄清楚通过什么渠道、何种载体去获得这些信息，做到获取信息时胸中有数，加强针对性，避免盲目性。

2．系统性原则　系统性原则体现为空间上的完整性和时间上的连续性。卫生信息获取的系统性原则要求用系统的观点来考虑问题，一方面把与某一问题相关的，散布在不同卫生信息源的信息获取齐全；另一方面对某一问题在不同时期、不同阶段的发展变化情况进行跟踪获取，尽可能将某一问题的信息搜集完整、全面、系统。

3．及时性原则　信息的时效性要求信息获取应能及时反映事物的最新动态、最新水平和最新发展趋势，这样才能使信息的效用得到最大限度的发挥。尤其在卫生突发事件问题上，及时准确的最新动态信息及数据统计将保障科学决策的制定，从而有效控制事件的扩大与恶化。

4．科学性原则　在网络环境下，虚假信息、垃圾信息大量存在，科学性原则要求卫生信息获取要根据需要，选择和确定可靠性强、效益大的信息源，在信息获取过程中制订合理的计划，分层次、按步骤进行。在开展卫生信息获取时，不仅要充分注意现存的卫生信息源，还要着眼未来，预见可能新生的卫生信息源；既要着眼于现实需求，又要兼顾未来发展可能新产生的信息需求，密切关注医药卫生领域新动态和学科发展趋势。

5．守德合法性原则　这要求在进行卫生信息获取时要遵循道德和法律规范。信息获取必须要在法律允许的范围内进行，一些没有法律规定但属于"灰色地带"的敏感信息获取，也要用道德自律加以约束。

二、卫生信息获取的方法

由于卫生信息及卫生信息源范畴广泛，其表现方式、存储载体与其他属性存在较大的差异性，所以获取不同的卫生信息需要选择不同的途径。一般来说，对于实时卫生信息源或实物卫生信息源,常常通过观察来获取其所包含的信息;对于思维型卫生信息源,一般通过调查、走访等人际交往途径获取信息;对于记录型卫生信息源,需要根据具体类别进行选择,一般通过大众传媒途径、出版发行途径、邮政部门途径、信息系统途径、卫生组织机构途径、互联网途径等来获取信息。不同的卫生信息获取途径对应不同的卫生信息获取方法。

卫生信息获取的方法是指从选定的卫生信息源处获取信息的具体方法,主要有以下几种。

(一)总结法

总结法指信息获取者将自身经历的事件、亲身感悟的体会,用文字或语音记录下来的方法。此方法最早来源于美国陆军的"事后总结"(after action reviews,AAR)法。AAR 法指团队和个人可以通过总结自身过去的成功经验和失败教训来获取信息。总结法是一个简单有效的获取信息的方法,有利于个人将头脑中的隐性知识转化为可以传播的显性知识,不仅有益于知识的积累与传承,而且通过其他人对总结后结果的学习与评价,还有利于知识的创新。总结法对于信息获取者的要求比较高,信息获取者需要具备较多的专业知识、较高的思维能力与较强的表达能力。

(二)观察法

观察法指在信息源现场,观察者(信息获取者)凭借个人视觉、听觉、触觉等感觉和基于感知的思维,借助显微镜、录音机、摄像机等设备和工具客观地记录信息源产生的信息的方法。观察是一种有目的、有计划、系统的知觉活动,利用观察法获取信息时,需要掌握科学的观察方法,事先制订观察方案,明确观察对象、时间、地点等条件,在观察过程中不带任何个人偏见,客观地反映被观察对象,反复观察,及时、客观地记录下来,这样才能提高所获取的信息的质量。观察法在卫生领域科学研究、市场调查、疾病诊断等方面有广泛的应用,主要对象是实物型卫生信息源,有参与式观察法、旁观式观察法、直接观察法、间接观察法等多种类型。在实际卫生信息获取过程中,可根据不同情况灵活选择。

(三)社会调查法

社会调查法指通过询问与交谈等方式,有目的、有计划、系统地对客观实际进行深入细致的了解,从中获取信息的方法。社会调查法不仅可以获得记录型卫生信息,还可以获得实物型卫生信息与思维型卫生信息。社会调查的主要目的在于收集充分的一手数据以解决拟研究的问题。社会调查法常见的类型有访谈调查、会议调查、问卷调查、网络调查等。

1.访谈调查 访谈调查又称访问调查或谈话调查,是信息获取者与调查对象的直接交谈和个别访问,是一种最古老、最普遍的信息获取方法。访谈调查适用范围广,不同性别、不同年龄、不同职业、不同文化水平的人,只要具备一定的语言表达能力,就可以用访谈的方法进行调查。访谈调查带有研究性,是一种有计划、有准备的谈话,谈话过程始终围绕研究主题进行,针对性强。访谈调查是以口头提问形式来获取信息的,整个访谈过程调查者与被调查者直接见面,调查对象的态度、性格、情绪可以一目了然,得到的信息真实具体,并且可以获得在公开场合下得不到的信息。

2.会议调查 会议调查法是信息获取者通过召集一定数量的调查对象举行调查会议,让调查对象就调查的内容进行发言,从中获取信息的调查方法。进行会议调查,要注意每次参加会议的人数不宜过多,一般 5~8 人比较合适,讨论的议题要集中,调查对象的身份和知识结构要与议题密切相关。另外,信息获取者要善于主持会议,提前做好充足的准备,撰写调查提纲,座谈时要口问手写,及时记下调查对象发言的主要内容,会议议题方向发生偏离时要能及时意识到并予以纠正。

3.问卷调查 问卷调查是信息获取者将要调查的内容设计成一种调查问卷,提出若干问题,由被调查者填写后进行回收,从而获取信息的一种调查方法。对调查数据进行统计分析,可以得出许多对研究有意义的结论。调查问卷可以现场发放回收,也可以借助电话、信函、网络等通信方式发往各地。目前借助网络平台进行问卷调查逐渐流行起来,有很多免费的网络调查平台，也有一些为填写调查问卷人支付报酬的网络调查平台。网络调查平台可以帮助信息获取者设计问卷、发送问卷，提供调查结果统计分析，还设有质量控制，确保回收的数据真实有效。

4. 网络调查 网络调查是在网络上针对特定问题进行的调查设计、资料收集与分析等调查活动。与传统调查方法类似，网络调查也有对原始资料的调查和对二手资料的调查两种方式。开展网络调查，首先要明确问题、确定调查目标，其次要制订调查计划，最后开展信息收集与分析整理。与传统的社会调查法相比，网络调查具有成本低、时效高、隐匿性好、互动性好等优点，但也有一定的缺点，如：调查范围受到一定的限制，样本缺乏代表性；在调查时可能遭到计算机病毒的干扰和破坏，甚至导致前功尽弃；受访对象难以限制等。

网络调查法是一种新兴的调查方法，它的出现是对传统调查方法的一个补充，随着我国互联网事业的进一步发展，网络调查将会得到更广泛的应用。

（四）阅读法

阅读法是通过阅读来获取信息的方法。阅读法的开展要以阅读材料为支撑。因此，阅读法的关键是获取阅读材料。获取阅读材料主要有以下方式。

1. 采购 是一种经常性、稳定、系统地获取阅读材料的方式。采用订购、现购、邮购、代购等具体方式购买与获取目的和需求相关度高的图书、报刊、专利文献、光盘数据等。

2. 索取 指发现有价值的信息线索后，向信息的作者或出版者发出信函，向对方索取相关信息。如对于有价值的外文论文等信息，在国内不易获得，可以通过索取的方式向作者提出申请。

3. 交换 指利用本单位或个人所拥有的信息源（如出版物等）与其他单位或个人进行交换，交换物一般为内部报刊资料或国外的不易得到的某些出版物等。但与国外单位或个人进行信息源交换时要注意保护国家机密。

4. 检索 指通过手工方式或计算机从各类不同的数据库、信息系统及网络中查询所需要的信息。手工检索主要通过各类书目、索引或检索工具获得信息源的线索，之后再通过购买、复制等方式获取原始文献；计算机检索不仅可以获得信息源线索，有的还可以直接获得原始信息，如全文数据库、网络免费资源等。检索是一门专门的学问，涉及专业的理论、方法与技术。不同检索水平的信息获取者会从相同的信息源中得到不同价值的信息，信息获取者需要在实践中不断积累，从而提高检索能力。

5. 复制 指通过自我复制和委托复制的方式获取有价值的信息线索。复制的方式有静电复制、缩微复制、照相复制、音像复制、电子复制等。

6. 网络下载 指将计算机与网络相连，通过浏览、检索和下载获得互联网上有价值的信息。互联网上有丰富的免费卫生信息，方便进行下载与存储，是卫生信息获取的便捷方式。

三、卫生信息获取质量评价

通过一定途径，借助多种工具和方法，从不同的卫生信息源中获取大量信息后，还有一项非常重要的工作要做，即对获取的信息的质量进行评价，以便去粗求精，去伪存真，并在此基础上进行开发利用。评价卫生信息获取质量可以从4个维度入手，即可靠性、新颖性、全面性、适用性。

（一）可靠性

可靠性有真实、准确和完整三层含义。真实指的是信息的有无，要求获取的信息反映的必须是真正发生的客观事件；准确指的是信息内容的表达，要求所获取的信息是对客观事件准确无误的表达；完整指的是信息内容的构成，要求所获取的信息在保证真实、准确的基础上，在构成上要完整无缺。不真实、不准确、不完整的信息会导致决策失误，给个人和组织带来损失。

评判获取信息是否可靠，可以从信息的外部特征和信息的内容特征两方面入手。

1. 从获取信息的外部特征评判 信息的外部特征是指信息的物理载体直接反映的信息对

象，构成信息外在的、形式的特征，如信息载体的物理形态，大小、尺寸、开本，或者文献题名、作者、出版／发表日期，又或者流通／传播的标记等方面的特征，如内部交流、大陆内流通等标识。

（1）根据获取信息的类型判断：不同类型的信息，其可靠程度不一，即使同一类型信息也会因创作者不同而有所区别。一般来说，出版文献中的信息较之网络新闻和消息可靠性更强，机构官方网站较之一般网站可靠性要强。在各文献类型中，保密文件、内部资料、教科书、专著、年鉴、百科全书、技术标准、专利文献、核心期刊、综述性文献的内容较为真实可靠，普通期刊次之；阶段性研究报告、会议论文、实验报告等具有一定的科学性，但不够成熟、完整；产品广告可靠性较差。

（2）根据获取信息的责任者判断：责任者即发布或发表信息的个人、集体和团体。一般来说，团体责任者较之个人责任者，其创作的文献更具可靠性。国家政府部门、国内外著名出版社、著名学术团体与组织、知名高等院校和科研机构出版的文献可靠性最强，著名科学家和学者发表的文献质量也很高。

（3）根据获取信息被引用情况判断：被引用指文献被文摘型刊物摘引或被其他文献作为参考文献引用。一般来说，被摘引次数和被引用次数越多，其可靠性越强。

（4）通过实验验证来判断：指通过临床实践、实地考察和数据审核等方式确定获取信息的可靠性。

2. 从获取信息的内容特征评判　信息的内容特征就是信息包含的内容，反映具体的学科内容，它可以通过关键词、主题词或者其他知识单元表达。从获取信息的内容特征评判其可靠性，首先要看信息报道的结果是否真实，真实的信息具有明确的前提，叙述应与实验数据一致；其次要看对主题的阐述是否深刻、完整，是否具有深度和广度，即对主题的详细细节是否作了具体的阐述、对主题是否进行了全面的叙述；最后要看论点、论据和结论是否一致，逻辑推理是否正确。

要保证获取信息的可靠，首先保证信息源的真实可靠；其次，在获取过程中，力求获取路径最短，避免信息传播过程中的信息失真；最后，在表达信息时力求做到清楚、明白、准确，尽量少使用大概、可能等模糊语言。

（二）新颖性

新颖性有两层含义：时间上的及时、内容上的先进。其表现为两种情形：一是指信息自发生到被获取的时间间隔短，这一种情形，就是新闻传播界所追求的时效；二是指获取信息的内容水平领先。

判断获取的信息是否新颖可以从以下几点入手：①观察获取的信息是不是刚刚发生或最近出现的新事件、新概念、新理论、新原理、新应用领域、新技术方法；②将获取的信息的内容与其他国家和地区的同类信息进行横向对比，从比较中判断信息的先进性；③从国家和地区判断，一般情况下，学科理论研究和科技水平处于领先地位的国家或地区，其地域内产生的相关信息也较为领先。

（三）全面性

全面性既是指所获取信息的数量多，也是指获取信息内容的系统与连续。数量多是指获取到的与主题相关的信息数量多，能够很好地解决信息需求。"系统、连续"有两个含义：一是指获取的若干信息是自成系统、连续的；二是指信息获取工作是系统、连续的。信息的系统性、连续性越强，其使用价值就越大。评判获取信息的全面性主要由用户根据需求进行评判。

（四）适用性

适用性指的是所获取信息的内容与获取目的和信息管理工作的需求密切相关，针对性强，强调获取信息的可利用性，包括适用与相关两层含义。在卫生信息获取过程中要尽量做到适用，但在实际的信息获取过程中，有时当场判断信息是否"适用"存在一定的困难，所以，获取时还应该以"相关"为要求。相关是指内容上相关。一般而言，相关度越高，针对性就越强，就越"适用"。

信息的适用性受多种因素的影响，包括用户需求、地域环境、科技发展水平、经济能力、科研条件等。一般认为，在科学技术发展水平上处于同一高度、同一发展阶段的国家和地区，其智力资源、教育水平、人员素质及经济条件也大体相同，往往可以互相参考和使用彼此的技术和成果。地域环境或科研条件相近者，其科学技术或科研成果也可以相互借鉴。

第三节　卫生信息组织

一、卫生信息组织的原则

信息组织（information organization）也称信息序化或信息整序，是指依据一定的规则和方法，通过对信息外部特征和内容特征的描述和序化，将大量自然状态下分散无序的信息组织成一个有序集合的过程。卫生信息组织是信息组织的一个分支，是进行卫生信息管理的必要环节。卫生信息组织（health information organization）即将医药卫生信息组织有序的过程，从而促进卫生信息的有效传播，保证各级用户对卫生信息的有效获取与利用。卫生信息组织的原则是指在进行卫生信息组织活动中为了卫生信息的有效性所必须遵循的准则。尽管不同卫生信息组织活动的对象、方法、过程可能不同，但是都必须遵循以下基本原则。

（一）客观性原则

客观性原则要求在卫生信息组织过程中，描述和揭示的卫生信息外在特征和内容特征必须客观而准确。要根据信息本身所反映的各种特征科学地加以序化。在揭示外部特征时，要按照一定准则做到实事求是。在进行主题内容分析时，要建立在对信息本身客观地了解和判断的基础上，不能歪曲也不能肢解信息本身，不能毫无根据地、人为地添加一些不准确的思想和观点，要完整、全面、准确地反映信息的客观特征。

（二）系统性原则

系统性原则要求在卫生信息组织过程中，要从整体目标出发，系统全面地考虑这一过程中涉及的各个因素。为实现卫生信息组织的系统性，必须把握好宏观信息组织与微观信息组织、信息组织部门与其他部门、信息组织工作各个环节之间、不同信息处理方法之间、不同信息处理时空之间五个层面的关系。用系统论的观点和方法进行卫生信息组织工作，有助于发挥信息组织的整体优势，有助于实现信息组织的整体功能。

（三）目的性原则

目的性原则要求在卫生信息组织过程中，要目的明确——为用户提供更好的卫生信息服务。因此，在进行卫生信息组织工作时，必须充分围绕卫生信息用户的信息需求展开，采用用户认可和习惯的方式实施。卫生信息组织工作必须积极开展卫生信息用户研究，充分了解用户需求，使信息组织成果便于为用户选择与利用。为了实现信息组织的目标，目的性原则还要求必须注重信息工作的计划性和长期性，以及与信息机构本身性质、特点和能力等相关的适应性。

（四）现代化原则

现代化原则主要要求在卫生信息组织过程中，做好两方面的现代化：思想观念现代化和技术手段现代化。

1.思想观念现代化　思想观念现代化集中体现在标准化上，卫生信息组织标准化主要表现在卫生信息组织工作的统一性、卫生信息组织方法的规范性、卫生信息组织系统的兼容性和卫生信息组织成果的通用性，包括基本医学术语标准、有关信息技术标准（如信息交换格式、程序设计与数据库语言、网络标准与协议等）、信息组织技术标准（如信息描述规则、信息代码、信息标引规则、信息组织成果编排规则等）及其他相关标准等。

2.技术手段现代化　信息组织的技术手段现代化已经充分证明,现代信息技术在信息组织中的应用形成了信息组织的自动化发展方向,自动标引、二次信息的自动生成、主题数据库建设已成为目前比较成熟的信息组织自动化成果。技术手段现代化改变了传统的手工方式,极大地提高了工作效率和工作质量,更好地满足了用户多样化的信息需求,推动了卫生信息化建设,顺应了卫生信息管理的发展趋势。

二、卫生信息组织的内容

依据信息组织环节,可将卫生信息组织的基本内容概括为卫生信息选择与分析、卫生信息描述与揭示、卫生信息序化与存储。卫生信息选择与分析是整个卫生信息组织过程的第一步,对卫生信息特征的描述与揭示及序化是信息组织的中心内容,对卫生信息序化集合的存储代表整个卫生信息组织过程的结束。

(一)卫生信息选择与分析

卫生信息选择的目的就是从获取到的、处于无序状态的信息中甄别出有用的信息,剔除无用的信息。为了保障卫生信息组织的成果有价值,必须先对信息进行选择,从信息海洋中去粗取精,选择其中符合用户需求的有用、准确、前沿的信息。

卫生信息分析是按照一定的逻辑关系,从语义、语用和语法上对选择的卫生信息的内、外部特征进行细化、挖掘、加工整理并归类的信息活动。在选择恰当信息的基础上,对所选信息进行合理分析,抓住其所反映出的主题与知识。这一环节很重要,后续两部分都要在准确分析的基础上进行。只有分析恰当,才能保证卫生信息组织工作结果有效。

(二)卫生信息描述与揭示

卫生信息描述与揭示是指根据卫生信息组织和检索的需要,对卫生信息的主题内容、形式特征、物质形态等进行分析、选择、记录的活动。这一部分是卫生信息组织工作的主体,通过这一环节客观反映卫生信息原貌,准确分析出信息实质。这一部分可以细化为两个环节:描述与标引。

1.描述　信息描述(information description)是指根据信息组织和检索的需求,对信息的形式特征和内容特征等进行分析、选择、记录的活动。在传统信息组织与检索系统的编制中,信息描述称为文献著录或书目著录。为了一致、有效地对信息进行描述,便于不同机构之间进行信息共享,信息工作者进行了许多探索和实践,建立了一系列信息描述的规范和标准。主要包括以下几类。

(1)文献著录标准:国际上影响最大、使用最广泛的文献著录标准主要有《国际标准书目著录》(*International Standard Bibliographic Description*,ISBD)、《英美编目条例第2版》(*Anglo-American Cataloging Rules*, *2nd edition*,AACR2),我国正在使用的文献著录标准有由原国家标准局于1983年以来批准的GB 3792系列和《中国文献编目规则》。

(2)计算机编目标准规范:机读目录(machine-readable catalogue,MARC)是目前国际上使用最广泛的计算机编目的标准规范,其特点是伸缩性强、适应面广,包括001～999个字段,字段内容著录详尽。美国国会图书馆最早开始探索MARC试验,制定了美国国会图书馆机读目录通信格式(USMARC),国际图书馆协会和机构联合会(International Federation of Library Associations and Institutions,IFLA)在USMARC基础上,制定了通用机读目录格式(universal MARC format,UNIMARC),各国又在UNIMARC的指导下,分别建立各自的机读目录系统。例如英国的UKMARC、加拿大的CANMARC、我国的CNMARC等。

(3)网络信息描述标准:元数据是目前在图书馆界和信息界最受关注的网络信息资源描述标准。元数据(metadata)就是关于数据的结构化的数据,英文定义是data about data。在图书馆与信息管理领域，元数据被定义为：提供关于信息资源或数据的一种结构化的数据，是对信息资源的结构化的描述。元数据是组织信息的基本工具，最开始是为了标引和著录网上信息资源而产生的结构化数据，它被用来描述网上信息资源，加强对网上信息资源的搜集、开发、组织与利用。现在元数据含义逐步发展，范围逐渐扩大，已由原来专指网络资源描述扩大到适用于各种类型信息资源。《都柏林核心集》(Dublin Core, DC)是应用最广的元数据。目前 DC 元数据已包括由一系列扩展元素、元素修饰词、编码体系修饰词、抽象模型、应用纲要等规范组成的标准体系，成为一般性资源描述，特别是语义网(semantic Web)信息描述的基础性规范。其最基本的内容是包含 15 个元素的元数据元素集合，用以描述资源对象的语义信息，包括题名(title)、创建者(creator)、时间(date)、主题及关键词(subject and keyword)、出版者(publisher)、类型(type)、说明(description)、发行者(contributor)、格式(format)、来源(source)、权限(rights)、标识(identifier)、语言(language)、相关资源(relation)、范围(coverage)，特点是通俗易懂、运用灵活、国际通用、具有可扩展性，这套体系还在不断地发展、完善。元数据是信息的缩影，可以用来代替信息组织检索系统，是进行组织和检索的依据。

（4）网页信息描述通用标准：国际上广泛用于网页信息描述的相关标准主要有标准通用置标语言(standard generalized markup language, SGML)，网络中大量使用的超文本置标语言(hypertext markup language, HTML)是 SGML 在网络领域控制网页显示的一个应用，而可扩展标记语言(XML)是根据使用的需要在 SGML 基础上发展的一个重要子集。随着网络的发展，HTML 过于简单的弱点严重阻碍了用它表现复杂形式的操作，而 XML 以方便的形式发展和配置新的标识，分解和处理网络数据，对网络信息有更强的描述和处理能力，表现出强大的生命力。

2. 标引　标引是指分析信息的内容特征及相关外部特征，并用特定语词表达分析出信息的属性或特征，从而赋予信息检索标识的过程。

（1）标引工作程序：标引工作主要包括四个环节，即查重、主题分析、转换标识、审核。查重指查明待标引信息是否已经标引，以便区别情况分别处理；主题分析是直接概括信息中有参考和检索价值的单元内容的概念，重点指向所论及的核心事物或论题，采用概念分析的方法，在弄清主题对象的同时，对主题类型及其构成成分进行分析，对具有标引价值的主题概念进行概括、提炼和选择；转换标识是将主题分析结果即主题概念的自然语言表述转换为规范的标引语言表述，最主要的标引语言有分类语言和主题语言两种；审核是对上述步骤尤其是主题分析和转换标识进行考察和把关，审核的主要内容包括主题分析是否充分、主题概念提炼是否准确、选用的标识是否正确和完整、检索标识的构成是否符合要求等。

（2）标引类型：依据标引语言种类，可将信息标引分为不同的类型，其中最主要的两种类型就是分类标引和主题标引。

1）分类标引：分类标引指对信息进行主题分析后，用分类语言（分类法）表达分析出的主题，赋予主题分类标识（分类号）的过程。分类标引适合对信息的整体内容进行标引，侧重于从学科角度进行族性揭示，将信息主题归入不同的学科门类中，可直接对照分类表查找对应的学科代码予以表述。分类标识是由数字或字母数字组合构成，借助分类标识，不同信息主题间的从属、并列等关系一目了然。常用的医药卫生领域分类法有《中国图书馆分类法·医学专业分类表》《国际疾病分类第十一次修订本》(ICD-11)等。

2）主题标引：主题标引指对信息进行主题分析，用主题语言（主题法）表达分析出的主题，赋予主题标识（主题词）的过程。也就是按照主题词表和标引规则对信息进行主题揭示的方法。主题标引直接对信息所论述的事物进行个性揭示，与分类标引相比，主题标引专指度高、主题表述更加具体，转换标识时需要借助主题词表，选择规范的受控主题词进行标引。常用的主题词表有《汉语主题词表》、MeSH 等。

（3）标引的质量控制：标引的质量直接影响着信息的管理、检索与利用的效率。因此，必须努力提高标引的质量。标引质量可以从正确度、专指度、标引深度、一致度 4 个方面进行控制。正确度指主题标识与信息内容的符合程度，在主题分析与转换标识时要尽量与信息内容相符；专指度指主题标识与信息主题概念的相符程度；标引深度指对信息内容进行标引的完备程度，具体表现为所标引主题数量的多少以及这些词揭示主题的详尽程度，这取决于主题分析水平，专指度和标引深度都要保持在一个恰当的范围内，过高或过低都不利于提高检索效率；一致度指标引人员对同一主题内容的信息标引的一致程度，既可以指不同标引人员之间标引的一致度，也可以指同一标引人员本身的前后一致度，提高标引一致度，有助于集中同一主题内容信息，提高检索效率。

（三）卫生信息序化与存储

对原始卫生信息的描述与标引形成了零散的、互不相关的记录个体，为了实现卫生信息的有效利用，便于快速和准确地识别、定位和检索信息，需要按照一定的规律和排序标准对这些记录个体进行科学排列和组织存储。对于传统文献信息的序化与存储，可按照主题词字顺、时空类别或分类号等特征进行排序存放，可按照不同信息载体分区存放，也可按照用户的利用率进行排列；对于数据库记录，可按照顺排文档和倒排文档的方式进行存储，为了提高数据库的检索效率，可以依据不同性质的主题标识词建立不同的倒排文档，如关键词倒排文档、题名倒排文档、责任者倒排文档等。各种文献检索工具书如《全国总书目》《全国报刊索引》，各种光盘检索系统、联机检索系统，网络信息检索工具等都是信息存储与序化的成果。

三、卫生信息组织的作用

卫生信息组织随着卫生信息数量的增长和信息需求的变化而产生和不断发展。卫生信息组织是有效利用信息的重要环节，是建立卫生信息系统的重要条件，也是开展卫生信息服务的基础。卫生信息组织的作用主要体现在以下几点。

（一）揭示卫生信息的多种特征，实现卫生信息顺序有致

卫生信息组织的主要内容就是将医药卫生信息组织有序，便于有效管理和利用。通过科学地描述卫生信息的形式特征，全面地揭示卫生信息的内容特征，再按照各种排序方法依据特征词对卫生信息进行排序整理，使分散无序的信息组织成有序的信息系统，实现卫生信息的顺序有致。

（二）建立不同卫生信息之间的联系，实现卫生信息增值

未经组织的卫生信息之间往往处于彼此毫无联系的自然离散状态，大量卫生信息由于缺乏组织加工，不具备科学稳定的框架结构，难以形成一个提供有效查询、充分实现其信息价值的有序信息集合体。利用一定逻辑方法对卫生信息进行组织加工后，能够发现各卫生信息之间潜在的关联，在一定程度上揭示了不同主题的运动规律，实现卫生信息的增值。

（三）控制卫生信息流向与流速，实现科学卫生决策

在人类社会实践活动中存在着人流、物流、资金流、信息流，其中信息流起着主导与支配作用。大量杂乱无章的卫生信息和不断加快的卫生信息流速会造成卫生信息流的混乱，妨碍人类对卫生信息的开发利用，干扰正常的管理与决策。进行卫生信息组织，能够揭示卫生信息的特征及相互之间的联系，从而可以根据信息环境的发展变化，不断调整信息流动的方向，控制信息流动的速度，把握信息传递的时机，使卫生信息在恰当的时候传递给最需要的人。

（四）促进方便有效地提供卫生信息服务

卫生信息组织以卫生信息用户多元化需求为核心，以方便用户使用为原则。卫生信息组织的过程就是卫生信息检索系统建设及卫生信息产品生产的过程。通过卫生信息组织，形成面向用户查询的信息检索系统，将大大提高卫生信息服务的效用与效率。

四、卫生信息组织的方法

信息组织方法是按照一定的科学规律对信息进行不同层次、各个侧面序化的方法。卫生信息组织的方法沿用信息组织的方法，下面主要从信息组织的基本方法、印刷型文献信息组织方法、多媒体信息组织方法、网络信息组织方法四个方面介绍一下卫生信息组织的方法。

（一）信息组织的基本方法

信息是事物运动的状态和状态改变的方式，相对认识主体而言，它具有形式、内容和效用三个层面。基于这三个逻辑层面，把信息分为语法信息、语义信息和语用信息。对这三种信息进行组织，是信息组织的基本方法。

1. 语法信息组织方法 语言学中的语法学是研究语言符号之间的结构规则的，主要包括词的构成和变化、词组和句子的组织，研究的语言内容属于形式的范畴。信息组织借用了"语法"二字，是指按照形式特征组织信息。最常见的语法信息组织方法有如下四种。

（1）字顺组织法：字顺组织法是历史最悠久、使用最广泛的一种信息组织法。中文字顺组织法是以一定的汉字排检法为依据。汉字排检法主要有义序排检法、形序排检法和音序排检法三种类型。其中音序排检法占据主导地位。

1）义序排检法：是中国古代字书的一种编排法，它将汉字按字义归类排比，《史籀》《尔雅》《小尔雅》《方言》《释名》《广雅》等书皆用此法。由于汉字存在一字多义现象，义序排检法一般不用作正规的排检法。

2）形序排检法：根据汉字形体结构进行排列的方法，主要有部首法、笔画笔顺法、号码法等。部首法按汉字部首笔画由少至多顺序排列；笔画笔顺法是先按汉字的笔画数由少至多进行排列，笔画数相同再按笔形顺序排列；号码法是把汉字的各种笔形用号码表示，再按各个汉字号码的大小顺序编排。主要有四角号码法、中国字庋撷法、起笔笔形法、起笔末笔法等，其中以四角号码法较为普遍。

3）音序排检法：按字音排检汉字的方法，主要有韵部顺序法、注音字母顺序法和汉语拼音字母顺序法等。以汉语拼音字母顺序法最为普遍，一般以《汉语拼音方案》拼写的每个字的音节顺序排列，辅以笔画笔形。

（2）代码法：某种信息用代码集约，既易于接受又便于管理，所以随着信息量的激增和信息的多样化，这种方法也从无到有，日益显示出其重要地位。代码一般采用拉丁字母和阿拉伯数字，如专利代码、国际标准书号（International Standard Book Number，ISBN）、国际标准录音制品编码（International Standard Recording Code，ISRC）等。

（3）时空组织法：指按照时间、空间概念组织单元信息的方法。这种方法以信息的产生、传播或涉及的地点等因素为依据组织排序，因此，用户可了解到有关事物发生发展的过程，以及某一地理区域的有关信息。在组织时，可按世纪、年、月、日的数值排列，以及以国家、省、市、县等为标志排列。

（4）随机组织法：指按照信息加工过程中产生的某种顺序组织单元信息的方法。如信息流水号、赋予信息的代号及存储地址等，排序时以这些标识为依据组织成一个检索系统，用户可根据相关规定要求检索相关信息。

2. 语义信息组织方法 语义信息中的"语义"取之于语义学（semantics），具有研究语言符号与它代表的对象之间的结构关系之义。语义信息组织方法是依据表达信息内容特征的标识来组织信息的一种方法。最常见的语义信息组织方法有分类组织法和主题组织法。

（1）分类组织法：是依据反映信息主题特征的分类号顺序来组织信息的方法。分类法特有的标识系统使得分类组织法具有很好的层次性和系统性，信息按照知识分类顺序组织排列，相同类别和相近的信息排列在一起,便于用户从学科类别角度浏览检索,便于扩检和缩检,并常常会发现原来不了解的相关信息。同时,分类组织法也是网络信息组织的一种基本方法。

（2）主题组织法:是以反映信息主题特征的规范主题词为基础,借助字顺组织法排列信息的方法。它既采纳了字顺组织法直截了当、便于检索的优点,又兼顾了相同内容聚焦的特点,是人们从内容角度更直接获取信息的有效方法。

3.语用信息组织方法　语用信息是借助于语用学的特有含义,来研究因环境与使用者的不同而不断变化的一些信息群。语用信息组织法的主要特征是能够反映和满足用户的信息需求,属于一种应用型信息组织方法,在实际工作中的运用极为广泛和多样。常见的语用信息组织法有以下两种。

（1）权值组织法:就是按照信息的重要性组织信息的方法。即根据语用信息的重要程度赋予不同的权重值,然后通过复杂的计算,以权值大小为依据来组织信息的方法。如报纸版面安排总是把最重要的信息放在头版头条,其他如决策方案的选择、教学质量的评估等都常用到这种方法。

（2）概率组织法:这种方法是在未全知信息的情况下,即根据事件发生的概率大小对信息进行组织的方法。如预测某地区疾病发病率等。

综上所述,从主体的认识层次出发对信息进行组织,有其特殊的意义。事实上,事物的多向成族性使得人们很少简单地运用某一层次或某一个方法。因此,常常使用结合了不同层次信息组织方法的综合信息组织法。

（二）印刷型文献信息组织方法

印刷型文献信息指以纸张为记录载体的文献信息,主要以文字作为信息表示符号,其组织方法跨越语法信息组织方法和语义信息组织方法,包括上述的字顺组织法、时空组织法、音序法、分类组织法和主题组织法等,以分类组织法和主题组织法为主。在实际应用中,常根据不同情况综合使用这些方法,以形成不同序列的信息集合,增加信息的检索途径。

（三）多媒体信息组织方法

多媒体信息主要包括图像（形）、音频、视频三类,其比文字信息更直接、更易于理解。对于图像信息来说,图像有形状、大小、色彩、存储格式等特征,组织图像信息时一般按照视觉的需要来组织,也可以按照对图像的存储格式的需要来组织。例如,网页上的图像一般使用 GIF、JPG或 PNG 格式。音频是声音信号的表示形式,音频可以分为波形声音、语音和音乐,不同类型的声音具有不同的内在内容。从整体看,音频内容分为三个级别:最底层的物理样本级（采样率、时间刻度、格式、编码等）、中间层的声学特征级（音量、音高、音域、音色等）和最高层的语义级（音乐叙事、音频对象描述、语音识别文本、事件等）。组织音频信息时,可以对其三个级别的特征进行人工标注,从而通过这些特征进行组织。另外,因音频信息可以与文本信息进行相互转换,因此,也可以利用文本信息组织方法来组织音频信息。视频信息可分解为图像信息加声音信息,对于视频信息的组织,可以转化为对图像和音频信息的组织。

（四）网络信息组织方法

网络环境下,信息的"质"与"量"都发生了巨大变化,信息组织方法也发生了根本的改变。网络信息多以数据库、信息库、知识库的形式存在,信息组织的对象从各种类型的文献、数据发展到具有丰富内容的信息单元、知识单元。因此网络信息组织需要采用全新的方法。

1.一次网络信息的组织方法　一次网络信息指在网络环境下没有经过加工、处理的原始信息,其范围包括网络电子书籍、网络学术期刊、网络会议论坛、网络新闻组等。任何一次网络信息,都有其独立存在的标志,即唯一的统一资源定位器（uniform resource locator,URL）。一次网络信息的组织方法主要包括以下几种。

（1）超文本（hypertext）、超媒体（hypermedia）方法

1）超文本方法:超文本是一种文本,与纸质文献上的文本是一样的。但与传统的文本文件

相比，它们之间的主要差别是，传统文本是以线性方式组织的，而超文本是以非线性方式组织的。它以节点为信息单元，节点间以超链接方式相连，将文本信息组织成立体网状结构，用户可以很方便地浏览这些相关内容。这种文本组织方法与人们的思维方式和工作方式比较接近。超文本中带有链接关系的文本通常用下划线和不同的颜色表示。

2）超媒体方法：超媒体方法是超文本方法的补充。它与超文本的区别是：超文本主要以文字的形式表示信息，建立的链接关系主要是文句之间的链接关系；超媒体除了使用文本外，还使用图形、图像、声音、动画或视频等多种媒体来表示信息，建立的链接关系是文本、图形、图像、声音、动画或视频等媒体之间的链接关系。这种方法是目前网络信息组织的主要方式。

（2）自由文本（free-text）方法：自由文本方法主要用于全文数据库的组织，是对网络中非结构化的文本信息进行组织和处理的一种方式。不同于二次文献数据库的组织，它无须前控，也不需要用规范化语言对信息进行复杂的前处理。它不是对信息特征的规范化描述，而是用自然语言深入揭示信息的知识单元，并以此为据，按信息全文的自然状态直接设置检索点。它能够完整地反映出一次信息的全貌，通过计算机自动进行信息处理和组织，基于全文数据库的全文检索可以将任意字符作为检索标识，这样，用户用自然语言即可直接检索未经标引的信息。

（3）主页网站（home page）方法：这是一种类似于档案卷宗的组织方式，它将有关某机构、个人或专题的各种信息集中在一起，是对某机构、人物或主题等各类对象的全面介绍。

（4）数据库（database）方法：数据库是对大量的规范化数据进行管理的技术。利用数据库技术对网络信息资源进行管理，可极大地提高信息的有序性、完整性、可理解性和安全性，可以有效地处理大量结构化的数据。数据的最小存储单位是信息项（字段）。数据库可以根据用户的需求灵活地改变查询结果集的大小，从而大大降低了网络数据传输的负载。目前以数据库技术为基础建立了大量的信息系统，形成了一整套系统分析、设计与实施的方法，为人们建立网络信息系统提供了经验和模式。数据库技术与网络技术的融合极大地方便了用户利用和开发信息资源，提高了效率。尤其是对象数据库（object database）方式，通常情况下是用户在指引库中检索，再将检索结果对应到对象数据库中索取原始信息。这样不仅可以提高用户的查询效率，还可以减少网上数据流量，提高网络服务能力。

2. 二次网络信息的组织方法　　二次网络信息是对一次网络信息进行描述、揭示、分析和存储后，形成的有序的、系统的信息集合。二次网络信息的组织方法主要有以下几种。

（1）搜索引擎（search engine）方法：搜索引擎是网络上专门提供查询服务的一类工具，是网络环境中的信息检索系统，它利用搜索引擎机器人（robot）、搜索引擎蜘蛛（spiders）等自动搜索程序定期或不定期地在网上跟踪访问网络中公开区域的每一个站点，对网络信息进行搜集，然后利用索引软件对搜集的信息进行自动标引，创建一个详尽的可供用户进一步按关键词或目录查询的 Web 页索引数据库。这种数据库的内容一般有标题、摘要或简短描述、关键词和 URL、文件大小、语种以及词出现的频率和位置等。搜索引擎方法是目前网络上对二次信息进行组织的主要方式之一。

（2）主题树（theme tree）方法：主题树方法是一种将信息资源按照某种事先确定的概念体系分门别类地逐层加以组织的信息组织方法。用户需要先通过浏览的方式层层遍历找到所需要的信息线索，再通过信息线索链接到相应的网络信息资源。主题树方法提供了一个基于"树"浏览的简单、易用的网络检索界面，用户可以在规定的范畴分类体系内逐级查看，目的性强，查准率高，且树型目录结构具有严密的系统性和良好的可扩充性。但主题树方法也存在一些缺点，最突出的就是必须事先建立一套完整的范畴体系，用户要全面了解这个范畴体系才能快速、准确地获取信息，增加了用户的智力负担。此外，为了保证主题树的可用性和结构的清晰性，范畴体系的类目不宜过多，这也大大限制了主题树体系所能容纳的信息资源的数量。

（3）指示数据库（referral database）方法：指示数据库存储的是有关一次网络信息的名称、地址及相关信息的描述信息,即对网上的信息资源进行分类编目,并存储其 URL 或 IP 地址,这类似于图书馆中的书目信息数据库。通过这种方法进行检索,首先在数据库中获得地址,然后在浏览器的地址栏中输入地址进行查找。这种方式最大的优点是入库记录都经严格选择,具有较强的针对性和较高的可靠性,检索结果适应性强。因此,指示数据库方式常用来组织专题性的或专用的二次网络信息。

(4)菜单(menu)方法:这种方法主要组织用于浏览的二次网络信息。以菜单方式组织的二次网络信息本来是一个超文本文件,一般是围绕某一专题,采用分类法、主题法等方式,将与该专题有关的一次网络信息的线索(一般是其地址)和有关描述信息依次罗列,供用户浏览选择,用户若对其中一项感兴趣,直接用鼠标点击即可。这种方式类似于手工检索在某一专题下对款目的浏览。由于菜单方法组织的二次网络信息专题性较强,且能较好地满足族性检索要求,受到用户普遍欢迎。

3. 三次网络信息的组织方法　三次网络信息以元搜索引擎最为典型。三次网络信息的生成原理与二次网络信息的生成原理相同,即对二次网络信息的搜集和对已获取的二次网络信息的组织。

元搜索引擎(meta-search engine)是一种基于搜索引擎的搜索引擎,用于提供与查询需求相关的信息线索或者全文。元搜索引擎通过自己定制的检索界面,接收并处理用户的查询提问。在进行实际的查询时,调用一个或者多个独立搜索引擎的数据库,搜索结果是来自独立搜索引擎的检索结果或者是这些结果集合的综合。结果呈现既可以是引用原始的独立搜索引擎的页面,也可以是由元搜索引擎重新定制后的形式。一方面,元搜索引擎一般是采用品牌知名、检索效果较好的主流搜索引擎数据库,一次提问同时检索多个数据库,提高了检索的效率,同时也起到了对检索工具的推荐和指南的作用。另一方面,元搜索引擎的检索模式还为各个搜索引擎的集成检索提供了可能,具有一定的先进性和实用价值。如曲率搜索、Kartoo 等都是常用的元搜索引擎。

除上述信息组织方法外,信息系统还通过本体、关联数据等方式方法来实现信息组织。在开展卫生信息组织的实际过程中,不能仅仅依靠某一种或某一类信息组织方法,往往需要将上述不同层次的不同信息组织方法综合起来,灵活加以运用以形成便于利用的有序信息系统。

(于微微)

思考题

1. 如何从无序信息中获取所需卫生信息?
2. 若想全面了解空气污染对人类健康的影响,如何获取这些数据?
3. 如何评价卫生信息获取质量?
4. 为什么要进行卫生信息组织?
5. 网络信息的组织方法有哪些?

第五章　卫生信息分析与决策

一切与信息有关的活动，如搜集信息、存储信息、组织信息、检索信息，其最终的目标是利用信息做出正确决策，而信息分析则是使信息得以利用的主要途径，决策则是信息分析的主要目的。本章主要介绍卫生信息分析及方法、卫生信息预测及方法、卫生决策等内容。

第一节　卫生信息分析及方法

一、卫生信息分析的概念

（一）信息分析概述

1. 信息分析的概念　信息分析中的信息所涵盖的范围相当广泛，包括政治、经济、科技、地理、社会乃至军事等方面的信息，卫生信息也是其中的重要组成部分。信息分析中的分析不仅仅是与"综合"相对应的，一种揭示局部和个别的思维方法，更是一种方法体系。它揭示复杂对象各组成部分的内在联系，研究和认识作为完整系统的整体。本书把信息分析（information analysis）定义为一种以信息为研究对象，根据拟解决的特定问题的需要，收集与之有关的信息进行分析研究，旨在得出有助于解决问题的新信息的科学劳动过程。

2. 信息分析的主要内容　信息分析的内容主要是研究信息的挖掘和抽取，对信息进行分析、加工，提供信息咨询服务以及充分利用相应的信息系统，如：竞争情报、决策支持系统、群体决策支持系统、计算机支持协同工作、在线分析处理系统等为决策服务。具体包括：①从混乱的信息中，利用比较、判别、检索、相关分析等方法获取或提炼出有针对性的、有助于解决问题的信息；②通过聚类分析、内容分析等方法，从表层信息中发现隐藏信息，从离散信息中识别聚类信息；③利用预测方法从过去和现在的信息中推演出未来的信息，使用统计、系统辨识、内容分析等方法从部分信息中推出总体信息，从不完整、不充分的局部信息中得出整体的状态；④利用模型方法、关联树法等揭示相关信息的结构和变化规律。

（二）卫生信息分析

1. 卫生信息分析的概念　卫生信息分析是信息分析的一个应用方向，是在现代信息和数据库技术不断发展的条件下，将卫生信息与信息分析理论和技术融为一体，对涉及卫生领域的信息活动进行合理分析，从而有效地满足卫生信息管理需求的一门学科。它研究卫生领域实践活动中各个环节的过程及发展规律，是一门应用性及技术性很强的学科，因此可将卫生信息分析（health information analysis）理解为"对卫生、医疗、保健等领域中产生的信息活动的各种因素（包括信息、技术、人员、机构等）进行提炼、加工、鉴别和筛选，经分析研究得出有助于解决问题的新信息，为与卫生事业相关的活动提供决策服务的科学劳动过程"。

2. 卫生信息分析的特点　卫生信息分析是信息分析领域的一个特殊的分支，它既关系到国家的经济建设，又具有很强的社会性，通过信息分析所作的决策可以直接应用于国家的卫生事业发展的各个层面。正是由于卫生信息分析的这种特殊性，它在具有信息分析特点的基础上，也具有其自身的特征。

（1）信息分析特点

1）针对性与灵活性：信息分析总是针对一定的问题、围绕一定的目标，为满足特定用户的特定需求而展开的。信息分析人员只有及时了解决策者正在或将要决策的目标，掌握国内外科学技术和经济发展的脉搏，才能使自己的工作具有较强的针对性。针对性是信息分析的重要特点，是其能否发挥作用，是否具有生命力的体现。

同时信息分析又具有一定的灵活性。在选题时，可以根据社会需要进行多种选择，在一次选择中还可以按照课题的性质、重要性与紧迫性，信息的可获得性以及人员与设备条件等做出抉择。

2）系统性与综合性：信息分析工作通过系统的加工整理，使大量分散的信息集成化，使无序的信息有序化，从而构成了有序的信息系统。系统性还表现在信息分析所采用的方法和手段的系统性，以及信息分析流程和组织工作的系统性。

信息分析工作者不仅要从纵、横两个方面进行资料搜集，还要从内、外两个角度进行影响因素的分析，在分析的基础上进行综合研究，才能对研究课题有全面的认识和把握，从而得出正确、合理的结论。现代科学技术之间的交叉融合、相互关联以及综合化的发展趋势，使得信息分析必然要综合和全面，从国家、地区、部门、学科等各方面实际情况出发，将经济合理性、技术先进性和社会进步发展综合统一考虑。

3）智能性与创造性：从信息链的角度来看，信息分析是信息转化为知识和情报的中间纽带，信息分析的过程是发现知识和创造知识的过程，具有高度的智能性和创造性。信息分析人员应该具有较高的智能和知识水平、敏锐的观察力与准确的判断力，能运用智力劳动进行卓有成效的工作。因此，信息分析是一项具有研究性质的智能活动，它对各种相关信息进行深度加工，是一种深层次和高层次的信息服务。

同时信息分析工作也具有鲜明的创造性，就具体的信息分析工作而言，分析人员经常会面对新问题、新事物、新情况，需要在全面收集相关信息的基础上，通过创造性的智力劳动生成信息分析产品以支持决策，得到的信息产品并不是原始信息的简单堆砌，而是分析人员智慧和技巧的结晶。

4）预测性与近似性：信息分析是科学管理的一部分，要为决策提供依据，而决策是建立在对未来情景预测的基础之上的。一项重大决策是否正确，不仅要从执行这项政策当时的社会与经济环境和条件来衡量，还要预见其对未来可能产生的影响。信息分析要支持决策，就必须对未来做出预测，预测性是信息分析工具的一个突出特点。

受收集信息的数量与质量、分析人员自身的信息加工能力及学术水平等因素的影响，加之客观环境的不断变化，信息分析预测的结果与实际情况相比往往会出现一定的偏差。因此，信息分析与预测的结果只能作为参考，并不能替代人的决策，更不能过分夸大信息分析工作的作用。

5）科学性与特殊性：信息分析是一项科学性的工作，它建立在科学的理论与方法之上，具有科学的方法论、工具、技术和工作流程。信息分析工作必须坚持在广泛深入的调查研究和掌握大量客观事实的基础上，分析研究对象及其相关因素的相互关系，进而提示研究对象的特征和规律，在此基础上为决策提供支持。

信息分析工作处于自然科学与社会科学的接口，它并不具体研究某种自然现象或某一具体的自然物质，而是对社会各个领域的发展战略和决策问题进行研究。这就决定了信息分析研究方法的特殊性：①基本上不采用实验或试验的手段；②收集的资料比一般科学研究要广泛且系统，不仅要详细掌握课题所涉及的资料，还要掌握与课题相关的自然资源、地理环境、科学文化水平等方面的资料；③收集的对象不仅是文献，还应包括实物信息、口头信息等；④收集方式多样，除通过正规渠道获得文献和数据外，还可以通过访问、参观、发放调查表、讨论会等非正规交流渠道来收集信息。

6）循环性与连续性：制作出信息产品并提交给用户，并不意味着信息分析工作的完结，此外，还要定期对用户使用信息产品的情况进行跟踪与交互，获得用户反馈意见，对产品进行更新和再评估。由此可见，信息分析是一项循环往复、持续进行的工作。信息分析的连续性还体现在信息分析要对事物进行长期跟踪，要在积累大量原始数据的基础上对事物的发展变化趋势进行分析，进一步做出预测。只有运用连续的、历史的观点观察和分析问题，才能在信息分析与预测工作中得出正确的结论。

（2）卫生信息分析特有特征

1）应用性：根据卫生信息分析所得结果做出的决策，可能对社会及个人都产生影响，如传染病、流行病、多发病、公共卫生、食品药品安全等信息的采集、分析、监控和发布都会涉及千家万户，对提高卫生和医疗工作的水平具有指导意义。

2）私密性：根据卫生信息分析进行决策会涉及个人、家庭、民族、地方甚至国家相关部门的其他信息与决策。对公民个人的诊疗等相关信息的分析还会牵扯到个人的隐私，在疫情防控、流行病学调查、司法鉴定、解决医疗纠纷等很多方面也需要通过对相关的卫生信息进行分析来佐证。可见，卫生信息分析结果和决策在一定程度上具有私密性。

3．卫生信息分析的功能　从信息分析的工作流程看，卫生信息分析具有整理、评价、预测和反馈四大功能。

（1）整理功能：体现在对信息进行收集、组织，使之由无序变为有序。

（2）评价功能：体现在对信息价值进行评定，以达到去伪存真、去粗取精、辨新、权重、评价、荐优的目的。

（3）预测功能：体现在通过对已知信息内容的分析获取未知或未来信息，避免遇到新情况时措手不及，防患于未然，提高卫生信息分析工作的预见性和主动性，克服盲目性，为科学决策提供依据。

（4）反馈功能：体现在根据实际效果对评价和预测结论进行审议、修改和补充。

二、卫生信息分析的步骤

信息分析和其他科学研究一样，是人类认识世界和改造世界的活动，只不过信息分析是针对某一特定问题和需求对有关信息进行定向选择和科学抽象的一种研究活动。它初步可以分为选题，制订研究计划，收集信息，信息整理、鉴别与分析，撰写分析报告5个步骤。这些步骤既相互独立又互相联系。

（一）选题

对于卫生管理专业人员而言，信息分析的课题主要是为了解决卫生保健服务实践中遇到的具体问题。选题是课题成败的关键，也是研究水平的标志。选题时要考虑到需要与可能、求实与创新、战略与战术、长远与当前等诸多关系，做到审时度势、扬长避短、讲究效益。选题一般要经过提出课题、分析课题、初步调查和撰写开题报告等步骤。

（二）制订研究计划

信息分析是一项研究型活动，和其他科研活动一样，也要有详细的研究计划。计划的内容要包括：阐述课题目的，制订调查大纲，选定研究方法，预计成果形式，明确人员分工、完成时间与实施步骤，制订课题计划表。

（三）收集信息

信息分析所要收集的信息可以分为文献信息和非文献信息两种。

文献信息根据载体的不同，可分为印刷型、缩微型、机读型、声像型、网络型等；根据编辑出版形式不同，可以分为图书、期刊、报纸、研究报告、会议文献、专利文献、标准文献、政府出版物等。

非文献信息包括实物信息、口头信息。非文献信息主要通过实际调查法获取。

（四）信息整理、鉴别与分析

信息整理的过程就是信息组织的过程，使信息从无序变为有序，成为方便利用的形式。信息整理一般包括形式整理与内容整理两个方面，形式整理基本上不涉及信息的具体内容，而是根据数据的某一外在特征，进行分门别类的整理，是一种粗线条的信息初级组织，如按承载信息的载体分类整理、按使用方向分类整理、按内容线索分类整理等；内容整理主要指对信息资料的分类、数据的汇总、观点的归纳和总结等，分别称为分类整理、数据整理和观点整理。

鉴别的过程就是剔除质量低劣、内容不可靠、偏离主题或者重复的资料，也是区别重要信息与次要信息的过程，以便在选用信息资料时做到心中有数。鉴别时需考虑信息的可靠性、新颖性、全面性和适用性等指标。

分析的过程是对整理、鉴别之后的信息进行系统分析，通过定性或定量的方法，提出观点、得出结论，形成新的增值信息产品。分析是整个信息分析流程中最重要的一环，是一项综合性很强的思维活动，需要运用多种方法、手段将获得的，经整理鉴别后的信息进行定性或定量分析，得出结论。信息分析的智能性和创造性的特点正是在该阶段充分体现出来的。

（五）撰写分析报告

任何研究成果，最终总是要用文字记录下来，一方面便于得到社会的认可，另一方面可以使其进入科学交流系统，发挥更大的社会作用。因此，编写研究报告是信息分析工作的最后一道工序，也是很重要的一个工作环节。

除了报告题目，研究报告还应包括如下几方面内容。

1. 序言 阐明课题的基本情况，包括课题目前的研究水平和发展概况，可能遇到的困难和各种限制条件，本课题与其他问题的关系等。序言还应当交代选题目的，说明对原始信息进行选择和收集的原则与依据以及收集的时间、地理范围等。

2. 正文 正文是研究报告的核心部分。正文内容主要包括作为论证或预测所依据的事实和数据，论证或预测所采用的方法以及详细的推演、论证及预测过程。

3. 结论 结论部分一般是对报告中最重要和最新颖的数据和事实进行分析研究，将研究结果用简洁明了的文字表达出来。

4. 附录 把一些经常引用的图、表、数据以及技术经济指数等重要资料作为附录，统一集中放在结论或者建议部分的后面。

5. 参考文献 研究报告的最后要列出撰写这篇报告时所参考的文献目录，目的是为别人进行类似课题研究提供线索，同时也提高用户对于研究报告的信赖程度。

三、卫生信息分析方法

（一）信息分析方法的体系结构

信息分析方法的来源是多方面的，为了能系统、全面地认识和掌握各种分析方法，许多学者对信息分析的方法体系进行了研究，这些方法体系为建立新体系提供了基础，如下是其中有代表性的方法体系。

1. 层次性的方法体系 王秀梅根据方法论的三个层次，以哲学为基础，将方法体系分为定性方法、定量方法、定性与定量相结合的方法三个部分，每部分再具体分为多种方法（图 5-1）。这种划分结果清晰，对方法的类型把握准确，但每类方法的适用范围不明确，信息分析的功能难以体现。

2. 流程与方法集成的方法体系 上述方法体系未涉及信息分析的流程，在一定程度上割裂了方法与应用的联系。罗贤春提出了一种优化的方法体系，将流程和方法综合考虑，思路比较新颖（图 5-2）。该方法体系分为流程功能块、方法块和方法应用块。其中流程功能块是信息分析工

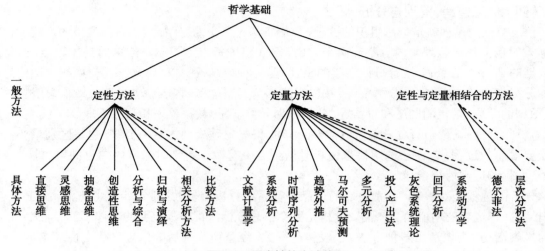

图 5-1　层次性的方法体系

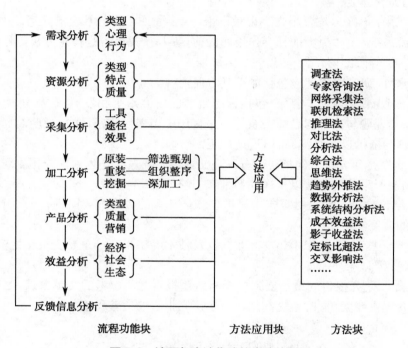

图 5-2　流程与方法集成的方法体系

作的流程,包括从需求分析到效益分析的全过程,分析工作的每一步都对应于集成的方法块;方法块是定性、定量、半定量等具体方法的集合;方法应用块是流程功能块与方法块相互作用、集成的模块,它可将框架内各元素有效集成为有序的体系结构,是信息分析的具体方法与实践的结合点。但是,该体系对分析人员的要求较高,要求分析人员熟练掌握各种方法的原理与操作,并明白分析流程中所有环节的工作重点和程序,因此限制了这一方法体系的应用。

3. 功能与结构对应的方法体系　卢泰宏在《信息分析》一书中建立了信息分析方法的总框架(图 5-3),力图明确反映各种方法的功能和性质,反映各种方法之间的联系和区别。该框架在定性、定量与拟定量的基础上,加上对应的功能——相关分析、预测技术和评估技术。该方法体系先按适用范围的大小,再按功能对方法进行分类,有利于按任务选用方法,符合功能 - 结构的对应原则。但是,信息分析功能是多方面的,而这种体系将方法外延限制过严,因此,该方法体系实际上是对各种具体方法的分类。

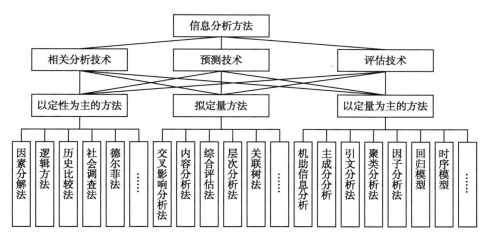

图 5-3 功能与结构对应的方法体系

可以看出，以上方法体系各有其优点，也有不足之处，但都认为信息分析方法分为定性分析法、定量分析法及定性和定量相结合的分析法。

（二）信息分析方法

1. 信息计量学方法 信息计量学（informetrics）是一门采用定量方法描述和研究情报（信息）的现象、过程和规律的学科，是情报学关于定量分析的分支学科，它是由数学、统计学、运筹学等与情报学紧密结合而成的，具有交叉学科的性质。信息计量方法中最经典的当属洛特卡定律、布拉德福定律、齐普夫定律三大定律。此外，引文分析法也是常用的信息分析方法。

（1）洛特卡定律（Lotka's law）：是描述文献著者分布理论中影响最大的定律，它揭示科学生产率以及作者与论文数量之间的关系。在信息分析与预测方面，利用洛特卡定律，可以预测发表不同数目论文的著者的数量和特定学科的文献数量，便于搜集信息、掌握信息流的变动规律、预测科学家数量的增长，从而进行文献情报的科学管理以及情报学理论研究等；在科学学和人才学方面，通过对科学论文著者结构、著述特征的统计和计量分析，可以了解科学活动的特点，掌握科学发展的规律，合理地组织科研团队，为整个科学学和人才学的研究提供新的途径和手段。

1926 年，洛特卡在其《科学生产率的频率分布》一文中提出"科学生产率"的概念，即科研人员在科学上所表现出的能力和工作效率，通常用其发表的科学文献的数量来衡量。在该文中，洛特卡论述了化学与物理学领域中作者频率与论文数量的分布规律，提出了描述这两者关系的一般公式，同时还阐述了科学生产率的平方反比定律，他的研究成果被称为洛特卡定律。其数学表达式为

$$f(x) = C/x^2 \tag{5-1}$$

式中，x 表示论文篇数；$f(x)$ 表示发表 x 篇论文的著者占著者总数的百分比；C 为某主题领域的特征常数。通过级数求和可以得出 $C = 6/\pi^2 = 0.6079 = 60.79\%$，即写一篇论文的著者占全部著者的比例为 60% 左右。

由于 C 在数值上等于 $f(1)$，故式 5-1 可变为

$$f(x) = f(1)/x^2 \tag{5-2}$$

将式 5-2 两侧同时乘以作者总数可得：

$$y(x) = y(1)/x^2 \tag{5-3}$$

式中，$y(x)$ 为发表 x 篇论文的著者数量。式 5-3 在实际中更常用、更方便。

但是，后人在研究过程中发现，式 5-1 并不能原封不动地照搬到其他学科。1986 年，帕欧对该公式进行修正，提出广义洛特卡定律，公式为

$$f(x) = C/x^\alpha \ (1.2 < \alpha < 3.8) \tag{5-4}$$

与式 5-1 相比, 式 5-4 的适用范围更加广泛。

（2）布拉德福文献分散定律（Bradford's Law of Scattering）：布拉德福文献分散定律（简称布拉德福定律）是定量描述学科专业论文在相关期刊中集中 - 分散状况的规律。布拉德福定律可用于确定核心期刊, 指导读者利用重点文献；指导期刊订购, 进行动态馆藏维护；在文献检索时考察检索工具的完整性等。

布拉德福定律是由英国著名文献学家 B. C. 布拉德福于 20 世纪 30 年代率先提出的描述文献分散规律的经验定律。其文字描述为：每种科技期刊都隶属于某一学科分类, 如果将科技期刊按其刊载某学科专业论文的数量多少, 以递减顺序排列, 那么可以把期刊分为专门面对这个学科的核心区、相关区和非相关区, 各个区的文章数量相等, 此时核心区、相关区、非相关区的期刊数量 n_1, n_2, n_3 之间存在如下关系：

$$n_1 : n_2 : n_3 = 1 : \alpha : \alpha^2 (\alpha > 1) \tag{5-5}$$

式中, α 为布拉德福常数。

自从布拉德福定律产生以来, 许多学者对其进行了研究和修正。如布拉德福定律的维克力修正、高夫曼的最小核心与最大划分、莱姆库勒公式, 布鲁克斯公式等, 这些学者的深入研究, 使布拉德福定律从理论上、数学描述上和应用上不断得以完善。

（3）齐普夫定律（Zipf's law）：是揭示文献的词频分布规律的基本定律。它对于提示书目信息特征、设计情报系统、制订标引原则、进行词汇控制等具有理论指导意义；在科学评价和科技管理领域, 通过主题词或关键词的计量分析, 可以了解某一学科或专业领域的发展阶段和发展动向。

齐普夫定律由美国学者 G. K. 齐普夫于 20 世纪 40 年代提出, 它可以表述为：如果把一篇较长文章（约 5 000 字以上）中每个词出现的频次统计起来, 按照高频词在前、低频词在后的递减顺序排列, 并用自然数给这些词编上等级序号, 即频次最高的词等级为 1, 频次次之的等级为 2……频次最小的词等级为 D, 那么等级值和频次值的乘积是一个常数。若用 f 表示频次, r 表示序号, 则有

$$f \times r = C \tag{5-6}$$

式中, C 为与样本有关的常数。

在齐普夫之后, 许多学者对齐普夫定律进行了修正, 如美国语言学家朱斯提出的双参数等级分布率, 法国数学家芒代尔布罗提出的词的三参数频率分布规律, 以及布思的低频词分布规律等。

（4）引文分析（citation analysis）法：除了三大经典定律之外, 引文分析法也是信息计量学中非常常用的方法。所谓引文分析法是指利用各种数学及统计学方法和比较、归纳、抽象、概括等逻辑方法, 对文献的引用与被引用现象进行分析, 以便揭示它们所蕴涵着的、研究对象具有的规律的一种信息计量学方法。

引文分析法的应用非常广泛, 可用于：①测定学科的影响和重要性；②研究学科结构；③研究学科情报源分布；④确定核心期刊；⑤研究科学交流和情报传递规律；⑥研究文献老化和情报利用规律；⑦研究情报用户的需求特点；⑧进行科学水平和人才评价。

使用引文分析法进行研究时, 一般包括如下步骤。

1）选取统计对象：根据所要研究学科的具体情况, 选择该学科中有代表性的权威期刊若干, 以一定时间范围内相关论文作为统计对象。

2）统计引文数据：从选取的相关论文中, 分项统计每篇论文所附引文的数量、出版年代、发表期刊、语种、类型、引文作者、论文作者和自引量等。在进行引文数据统计时, 必须注意选准统计对象。

3）引文分析：在获取的引文数据基础上, 根据研究目的, 对引文的各种指标进行分析。

4）得出结论：根据引文分析原理和其他一般原则进行判断和预测，得出分析结论。

在引文分析的四步当中，最关键的当属统计引文数据，因为无论何种类型的引文分析，都必须以统计得到的引文数据为基础。目前，最常用的可供进行引文分析的工具主要是美国的 Web of Science 数据库、期刊引证报告（Journal Citation Report, JCR）等。

2．聚类分析方法

（1）聚类分析的定义：聚类分析（cluster analysis）是根据一组物理的或抽象的对象之间的相似程度，将它们分为若干组，使得同一个组内的数据对象具有较高的相似度，而不同组中的数据对象是不相似的。

聚类分析与分类不同。分类问题是指事先了解训练样本的分类属性，将数据对象分到不同的已知类中，如在人口统计中，将每个调查对象分类到老年组、中年组等；而聚类分析则是在划分的分类体系未知的情况下，将数据对象分成不同类，需在训练样本中找到这个分类属性。例如，对于一批新入学的大学生，可以根据他们入学时的考试科目成绩进行聚类。每一个学生就是一个聚类的对象，他们各科的成绩称作对象的属性。这种数据组成一个对象 - 属性结构的数据矩阵（data matrix），它是由 n 个对象（学生）组成，利用 p 个属性（成绩）来进行 n 个对象的描述，数据矩阵采用 $n \times p$ 矩阵的形式来表示，如图 5-4 所示。

$$\begin{bmatrix} x_{11} & \cdots & x_{1f} & \cdots & x_{1p} \\ \cdots & \cdots & \cdots & \cdots & \cdots \\ x_{i1} & \cdots & x_{if} & \cdots & x_{ip} \\ \cdots & \cdots & \cdots & \cdots & \cdots \\ x_{n1} & \cdots & x_{nf} & \cdots & x_{np} \end{bmatrix}$$

图 5-4　**数据矩阵**

在卫生信息分析中，可以遇到很多种表示属性的变量：区间标度度量是一个粗略线性标度的连续度量，比如重量、高度、温度等；二元变量只有两个状态，取 0 或 1 值，其中 0 代表（变量所表示的）状态不存在，而 1 则代表相应的状态存在；标称型变量是二元变量的一个扩展，可以对两个以上的状态进行描述等。本部分内容重点在于说明聚类分析的原理，故仅以连续型数据作为样本。其他类型数据的聚类分析参见相关专业书籍。

（2）聚类分析的基本步骤

1）计算对象间的相似性：聚类分析所依据的基本指标就是聚类对象的相似性，而相似性的描述是基于数据描述属性的取值来确定的。通常就是利用（各对象间）距离来进行表示的。常用距离度量公式有欧几里得（Euclidean）距离公式。

欧几里得距离为

$$d(i,j) = \sqrt{|x_{i1} - x_{j1}|^2 + |x_{i2} - x_{j2}|^2 + \cdots + |x_{ip} - x_{jp}|^2} \tag{5-7}$$

其中 $i = (x_{i1}, x_{i2}, \cdots, x_{ip})$ 和 $j = (x_{j1}, x_{j2}, \cdots, x_{jp})$ 是两个 p 维的数据对象。

上述的数据矩阵经过计算对象间的欧几里得距离之后，得到对象间的相似矩阵（图 5-5）。

矩阵中 $d(i,j)$ 是对象 i 和对象 j 之间的相似性的量化表示（欧几里得距离的数值），通常为一个非负数，$d(i,j) = d(j,i)$，$d(i,i) = 0$。对象 i 和对象 j 越相似或彼此越"接近"时，$d(i,j)$ 越接近 0；对象 i 和对象 j 差异越大，$d(i,j)$ 越大。

$$\begin{bmatrix} 0 & & & & \\ d(2,1) & 0 & & & \\ d(3,1) & d(3,2) & 0 & & \\ \vdots & \vdots & \vdots & & \\ d(n,1) & d(n,2) & \cdots & \cdots & 0 \end{bmatrix}$$

图 5-5　**相似矩阵**

值得注意的是，数据矩阵的行和列分别代表不同实体，有时也称为二模矩阵，而相似矩阵的行与列代表相同实体，有时也称为单模矩阵。许多聚类算法以相似矩阵为基础。如果数据是以数据矩阵形式给出，则往往需用距离公式计算，将数据矩阵转换为相似矩阵。在运用聚类分析软件进行聚类分析的时候，要分清软件需要输入的是哪一种类型的矩阵。

2）将聚类对象分到各个类别：聚类分析的方法很多，这里我们介绍常用的层次聚类方法。

层次聚类方法（hierarchical clustering method）是指通过分解所给定的数据对象集来创建一个层次，直到满足某种条件为止。依层次分解形成的方式，可以将层次方法分为自底向上和自顶向下两种类型。自底向上的层次方法也叫凝聚的方法，从每个对象均作为一个单独的组开始，逐步将这些（对象）组进行合并，直到组合并在层次顶端或满足终止条件为止；自顶向下层次方法也叫分裂的方法，从所有对象均属于一个组开始，每一次循环将其组分解为更小的组，直到每个对象构成一组或满足终止条件为止。

在聚类的过程中，随着单个的对象组合成为一个类别，需要重新计算其他聚类对象与新生成的类之间的距离，四个广泛使用的计算聚类间距离的度量方法如下。

最小距离：$d_{\min}(C_i, C_j)=\min_{p\in C_i, p'\in C_j}|p-p'|$ (5-8)

最大距离：$d_{\max}(C_i, C_j)=\max_{p\in C_i, p'\in C_j}|p-p'|$ (5-9)

平均值的距离：$d_{\mathrm{mean}}(C_i, C_j)=|m_i-m_j|$ (5-10)

平均距离：$d_{\mathrm{avg}}(C_i, C_j)=\dfrac{1}{n_i n_j}\sum_{p\in C_i}\sum_{p'\in C_j}|p-p'|$ (5-11)

其中 $|p-p'|$ 为两个数据对象或点 p 和 p' 之间的距离，m_i 是聚类 C_i 的平均值，n_i 是聚类 C_i 中的对象个数。

3. 关联规则挖掘方法

（1）关联规则及关联规则挖掘的定义：关联规则（association rule）是指在同一个事件中出现的不同项的相关性，如顾客在商场购物可以看作是一个事件，所购买的各种商品就是其中的项，这里的关联规则就是指在一次购物中所购商品的相关性。关联规则反映了一个事件和其他事件之间依赖或依存的关系，如果我们确定两项或多项属性之间存在着关联，那么我们就可以根据其中一项的属性值来预测其他属性的值。关联规则挖掘就是从大量的数据中挖掘出描述数据项之间相互联系的有价值的知识。

（2）关联规则挖掘的意义：关联规则挖掘的介绍中，经常用购物篮分析来说明其基本概念和过程。关联规则挖掘也确实是在商业上取得成功后得以广泛应用的。一般超级市场都建立数据仓库，定期统计产品的销售信息，一些商家希望了解哪些商品频繁地被顾客同时购买，从而发现顾客放入其购物篮中的不同商品之间的联系，得出顾客的购买习惯等知识，帮助零售商制订营销策略。啤酒和尿布的例子就是关联规则挖掘案例中人们津津乐道的故事：美国的某一大型连锁超市发现，每逢周末，位于某地区的该连锁超市的啤酒和尿布的销量就很大。通过数据挖掘，超市发现了小孩尿布和啤酒之间有着内在联系。一些年轻的父亲下班后经常去超市买婴儿尿布，在购买尿布的年轻父亲中，有 30%～40% 的人同时要买一些啤酒。超市随后调整了货架的摆放，把尿布和啤酒放在一起，明显增加了销售量。因此，关联分析在销售配货、商店商品的陈列设计、超市购物路线设计、产品定价和促销等方面得到广泛的应用。

随着收集和存储在数据库中的数据规模越来越大，人们对从这些数据中挖掘相应的关联知识的兴趣越来越浓厚。在生物医学领域，很多中医药学者利用关联规则挖掘中药方剂的配伍规则，如四君子汤类方药物配伍规律、急性冠脉综合征遣药组方规律、肝脾不调证中药配伍规律、明清脾胃湿热方用药关联规则等。临床上，如应用关联规则对医学图像进行智能分类，挖掘脑部医学图像中的关联规则，构建图像数据挖掘的模型。基础研究中，有学者应用关联规则挖掘分析基因表达数据，如构建人小脑发育的基因表达关联网络，再如挖掘基于功能模块组织癌细胞系基因表达谱的关联规则。对于卫生信息分析，可以从大量医疗门诊以及传染病报告的记录中发现有意义的关联关系，可以有助于医疗诊断和治疗决策，提高医疗服务质量并降低医疗服务费用。

（3）关联规则的表现类型：关联规则是一种形如 X⇒Y 的规则，其中 X 和 Y 是项目的集合。它说明如果 X 在数据库中发生，那么 Y 也会以一定的概率发生。根据不同的标准，关联规则有多种类型。

1）根据规则中所处理的值类型：如果规则考虑的关联是项的在与不在，则它是布尔关联规则

（Boolean association rule）；如果规则描述的是量化的项或属性之间的关联，则它是量化关联规则（quantitative association rule）。如性别 ="女"⇒ 职业 ="秘书"，是布尔关联规则；性别 ="女"⇒avg（收入）=2 300，涉及的收入是数值类型，所以是一个量化关联规则。

2）根据规则中涉及的数据维：如果关联规则中的项或属性，每个只涉及一个维，则它是单维关联规则（single dimensional association rule）。如啤酒 ⇒ 尿布，这条规则只涉及用户购买的物品；如果规则涉及多个（两个及两个以上）维，则它是多维关联规则（multi-dimensional association rule）。例如：性别 ="女"⇒ 职业 ="秘书"，这条规则就涉及两个字段的信息，是两个维度上的一条关联规则。

3）根据规则集所涉及的抽象层：有些挖掘关联规则的方法可以在不同的抽象层发现规则。若规则涉及不同抽象层的项或属性，规则内容描述由于涉及多个不同抽象层次概念，因此，称所挖掘的规则为多层关联规则（multilevel association rule）。反之，如果在给定的规则集中，规则不涉及不同抽象层的项或属性，仅涉及单一层次的概念，那这样的关联规则就称为单层次关联规则（single-level association rule）。例如：A 品牌台式机 ⇒B 品牌打印机，是一个细节数据上的单层关联规则；台式机 ⇒B 品牌打印机，是一个较高层次和细节层次之间的多层关联规则。

（4）关联规则挖掘的基本过程

1）找出所有频繁项集：根据定义，这些项集出现的频率至少和预定义的最小支持计数一样。

2）由频繁项集产生强关联规则：对于给定的一个事务集 D，挖掘关联规则就是支持度和置信度分别大于用户给定的最小支持度和最小置信度的强关联规则。

这里涉及了评价关联规则的两个重要的指标：支持度和置信度。

支持度：$P(A \cup B)$，即 A 和 B 这两个项集在事务集 D 中同时出现的概率。用来描述一个规则的重要性。

置信度：$P(B|A)$，即在出现项集 A 的事务集 D 中，项集 B 也同时出现的概率。用来描述规则发生的可能性。

设置支持度和置信度的意义在于：支持度很低的规则可能只是偶尔出现，支持度通常用来删去那些不令人感兴趣的规则，而置信度则是用来筛选出通过规则进行推理的结果的可靠性。一般我们用 0 和 100% 之间的值表示支持度和置信度。

关联规则挖掘算法中最重要的部分是发现频繁项集，该过程受到用户给定的最小支持度的影响。同时满足最小支持度（minimum support）阈值和最小置信度（minimum confidence）阈值的关联规则称作强关联规则。

第二节 卫生信息预测及方法

一、卫生信息预测的概念

信息分析是对已知信息的分析，即观察现象并透过现象认识本质，目的是揭示规律。但为了更好地利用规律，就需要通过信息预测对事物的未来状态进行科学的预计和推测。

信息预测即以事物过去已知信息的分析结果为依据，参照当前已经出现或正在出现的各种新情况，运用现代管理的、数学的和统计的方法以及现代信息技术，对事物未来的发展变化及趋势预先进行研究和推测，再做出科学的判断。

预测理论是以一切都不变的假定为依据连接已知和未知、现在与未来的桥梁。预测是人的主观能动活动，是一门技术，它的哲学理论依据是事物的辩证联系和辩证发展的规律性。要想做出正确的预测，就必须对客观事物的过去和现状进行深入研究和科学分析。事物的发展是连续的,过去、现在和未来之间必然有着某种联系,预测者要想找出这种规律,预见未来的发展趋势,就必须使用一种逻辑结构,采用一定的信息技术或人工智能的手段,以达到预测的目的。科学的预测即利用科学理论和方法,对客观事物的发展过程及其变化趋势进行分析和推断,为政府决策、企业决策、科研决策和个体决策提供可靠的依据。

卫生信息预测(health information prediction)是信息预测技术在卫生领域的应用,即以现有卫生信息的分析结果为依据,参照当前已经出现或正在出现的卫生事件,运用现代管理、数学和统计学方法以及现代信息技术,对卫生事件的未来发展变化及趋势进行预测,并做出科学判断的一项研究活动。

二、卫生信息预测的步骤

信息预测是一项研究活动,虽然根据不同目的进行的预测活动的性质可能不同,但预测活动的基本步骤却是相同的,都应有以下几个步骤。

(一)确定预测目标

根据所提出的解决问题的设想,明确为实现这些设想主要应预测什么。只有确定了预测的目标,才可以相应确定预测的内容。

(二)制订计划

包括预测团队的组成、预测人员的选配、期限的确定、方法的选择、获得资料的途径、经费的预算及整个过程的安排。

(三)搜集资料

数据和资料是预测的基础。预测人员要根据预测目标广泛搜集对预测对象和未来发展可能有影响的各种数据和资料,包括过去的和现在的、公开发表的和内部交流的资料。

(四)选择方法

预测的方法有许多种,究竟选择哪些预测方法去实现预测目标,需要根据具体管理问题所决定的预测内容的特点和要求、预测目标的性质、资料的占有情况、期限的长短和经费的多少来决定。预测方法和处理手段的选择会直接影响预测的可靠性和准确性。

(五)建立模型

预测模型的建立通常包括两个步骤。首先,凭借预测者的经验及对预测对象的观察和了解,进行初步分析,从而对预测对象的性质和特征等做出定性描述。其次,对预测对象做数量方面的描述,用数学语言表达它们之间的关系,确立数学模型。一般对定量预测可以选择和建立合适的数学模型,对定性预测可以建立逻辑推理模型。

(六)计算数据

根据预测模型要求,输入有关数据,经计算机运算即可获得预测结果。

(七)检验结果

预测是对未来进行的,不可能完全准确,因此,在获得初步预测结果后,必须对其进行检验。预测结果的检验通常有三种方法。①相互检验:使用不同的预测方法或模型对同一预测对象进行预测,将获得的结果相互比较,以验证其结果的准确度;②对比检验:用本人的预测结果或预测模型与别人的预测结果或预测模型进行对比,从而判定何者更接近实际;③专家检验:通过向专家咨询来评估预测模型的科学性和预测结果的准确度。

(八)修正结果

由于预测方法本身的局限性以及预测模型的近似性,预测结果存在偏差是经常出现的情况。这就需要在分析评价预测结果的基础上,根据误差大小及原因,考虑已经变化的情况和未来情况的变化趋势,对预测结果进行修正。

三、卫生信息预测方法

信息预测方法通常分为定性预测方法和定量预测方法。定性预测方法就是依靠熟悉业务知识、具有丰富经验和综合分析能力的人员或专家，根据已经掌握的历史资料和直观材料，运用人的知识、经验和分析判断能力，对事物的未来发展趋势做出性质和程度上的判断；然后再通过一定的形式综合各方面的判断，得出统一的预测结论。常用的定性预测方法包括：主观判断、头脑风暴法、德尔菲法、主观概率法、社会调查研究方法、关联树法等。定量预测方法是一种运用数学工具对事物规律进行定量描述，预测其发展趋势的方法。如因果关系法、回归分析法、时间序列法、趋势外推法、概率数学法、模糊数学法、系统分析预测法等。

常用的卫生信息分析方法有如下几种。

（一）德尔菲法

1. 德尔菲法概述 德尔菲法（Delphi method）也称专家调查法，是在信息预测过程中，通过多位专家独立的反复主观判断，获得相对客观的信息、意见和见解。采用寄发调查表的形式，以匿名的方式通过几轮函询征求专家们的意见，调查小组对每一轮意见进行汇总整理后，作为参考资料再发给每个专家，供他们分析判断，提出新的论证。如此反复，专家的意见日趋一致，最终得到一个比较一致的并且可靠性较大的结论或方案。

德尔菲法具有如下特点。

（1）匿名性：为克服专家会议易受心理因素影响的缺点，德尔菲法采用匿名函征求意见。应邀参加预测的专家互不了解，完全消除了心理因素的影响。专家可以参考前一轮的预测结果修改自己的意见，而无须做出公开说明，无损自己的威望。

（2）反馈性：不同于民意测验，德尔菲法一般要经过2~4轮。在匿名情况下，为了使参加预测的专家掌握每一轮预测的汇总结果和其他专家提出的论证意见，达到相互启发的目的，调查小组对每一轮的预测结果做出统计，并作为反馈材料发给每个专家，供下一轮预测时参考，使专家能够在一种更深层的思考环境中比较论证、自愿选择，这样得到的结果比较成熟、正确。

（3）统计性：作定量处理是德尔菲法的一个重要特点。为了定量评价预测，德尔菲法采用统计方法对结果进行处理。

2. 德尔菲法实施程序 经典德尔菲法的实施步骤如图5-6，其中调查分四轮进行。

（1）第一轮：调查是开放型的，只给出预测主题（目标）和有关说明，但不给出预测事件（具体问题）。其目的是请专家在没有任何约束的情况下根据目标构造预测事件，可以采取各种方式进行提问。

（2）第二轮：设计好的一系列预测事件一

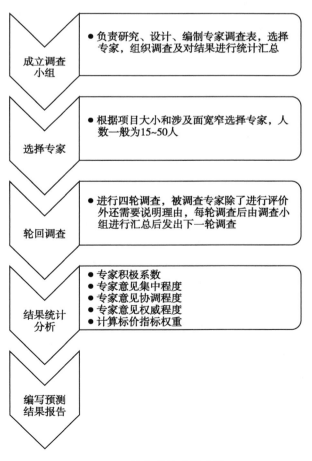

成立调查小组
● 负责研究、设计、编制专家调查表，选择专家，组织调查及对结果进行统计汇总

选择专家
● 根据项目大小和涉及面宽窄选择专家，人数一般为15~50人

轮回调查
● 进行四轮调查，被调查专家除了进行评价外还需要说明理由，每轮调查后由调查小组进行汇总后发出下一轮调查

结果统计分析
● 专家积极系数
● 专家意见集中程度
● 专家意见协调程度
● 专家意见权威程度
● 计算标价指标权重

编写预测结果报告

图 5-6 德尔菲法实施步骤

般以提问方式设计成调查表分送给专家。专家的任务就是具体回答各种预测事件的提问。

（3）第三轮：专家在收到反馈信息之后，重新进行判断，或者坚持，或者修正上一轮中自己的意见。同时，组织者又进一步向他们提供补充的背景材料，或提供补充的某些问题（预测事件），在这种反馈的新环境中，让专家进一步深入发表意见。

（4）第四轮：综合第三轮的结果，要特别注重个别持不同意见的专家，要求他们作出进一步的论证和解释。在一般情况下，经过四轮的咨询之后，专家的意见都能趋向集中，得到的结论也较为可靠。

在整个德尔菲法实施中，调查表的设计和专家的选择是预测成败的关键。

（二）时间序列法

1. 时间序列法概述 时间序列（time series）也称动态序列、动态序时数列，是指将某种现象的统计指标数值按照时间先后顺序排列而构成的数值序列。因为时间序列是某个指标数值长期变化的数值表现，所以时间序列数值变化背后必然蕴含着数值变换的规律性，这些规律性就是时间序列分析的切入点。一般情况下，时间序列的数值变化规律有以下四种：长期变动趋势、季节变动规律、周期变动规律和不规则变动。

在卫生健康领域，许多现象的发展过程都符合或者近似符合一个时间序列，例如：某地每天出生人口中男性或女性的人数；某地卫生人力资源在某段时间内的变动数据；某地区某种传染病（如流行性感冒）发病率或死亡率等指标的定期观测数据等。

2. 时间序列分析法的步骤 时间序列分析过程主要分三步：选择模型并进行参数估计，模型的适用性检验和预测预报。

3. 时间序列分析法的种类 时间序列分析方法主要有两类：①确定性的时间序列分析方法，包括指数平滑法、滑动平均法、时间序列的分解等，这些方法的应用有一个前提条件，即时间序列的随机性部分相对来说并不显著；②以随机理论为基础的时间序列分析方法，它使时间序列分析理论上升到一个新的高度，预测的精确度大大提高，其基本模型有三种：自回归模型（autoregressive model，AR model）、移动平均模型（moving average model，MA model）以及差分自回归移动平均模型（autoregressive integrated moving average model，ARIMA model）。

任何时序均可根据其原始数列的特点选择适应的模型，即利用其中的惯性趋势因素、周期因素和剩余的误差部分进行分析与预测，而且不同的适应模型均可精确地刻画动态系统在不同时刻所处的状态及其结构性，也能细致地描述系统运行的内部规律性，以便更好地对所研究的时序做出预测。时序分析可以分别对研究对象短、中、长期的未来行为进行较理想的预测与控制，同时，现已开发出的统计软件包，如 TSP、SAS、SPSS 等能方便地克服时序分析时所遇到的大多数复杂性问题，使整个分析与预测过程模式化、简单化。

（三）回归分析法

回归分析是一种常用的模型法，是处理变量间相关关系的有力工具。它不仅提供建立变量间关系的数学模型，而且可以利用概率统计进行分析判断，从而对事物的发展趋势和发展规模进行预测。

根据自变量的函数关系和自变量的数目，回归分析一般可分为一元线性回归、多元线性回归。

1. 一元线性回归 一元线性回归（simple linear regression）是回归分析中最基本的方法，研究一个自变量和一个因变量之间的线性关系。由于其数据处理比较简单，易于计算，所以该方法得到广泛的应用。其一般步骤如下。

（1）画散点图：把统计得到的原始数据画在直角坐标系上，观察这些数据点的分布情况，若初步认为呈直线趋势，则可以利用一元线性回归法。

（2）建立回归方程并进行检验：一元线性回归方程为 $\hat{y} = ax + b$，其中 a 为截距、b 为回归系数，可用最小二乘法求得。在利用该方程进行预测之前，要进行假设检验以判断是否有统计学意义,检验的方法有 T 检验和方差分析。

（3）利用回归方程进行预测:如方程有统计意义,就可利用回归方程进行点预测和区间预测。

2. 多元线性回归 多元线性回归(multiple linear regression)是研究几个自变量与一个因变量之间的数量关系。在医学问题研究中,我们常会遇到影响某个医学指标的变量不止一个的情况,如血压值的大小除了与年龄有关外,还受到性别、劳动强度、饮食习惯、吸烟状况、家族史等因素的影响。这种关系可以是线性的,也可以是非线性的。我们只讨论多元线性回归,其也简称为多元回归,其中自变量的数值可以是随机变动的,也可以是人为选定的,但因变量一定是随机的。多元回归方程的形式为: $\hat{y} = b_0 + b_1 x_1 + b_2 x_2 + \cdots + b_n x_n$,式中 b_0 为回归方程的常数项; $b_0, b_1, b_2, \cdots, b_n$ 为在其他自变量固定的条件下, x_i 改变一个单位时因变量的平均改变量,即回归系数,称为偏回归系数(partial regression coefficient)。$\hat{y}$ 是与一组自变量 $x_1, x_2, \cdots, x_n$ 相对应的变量 y 的估计值。多元回归方程中的回归系数 $b_0, b_1, b_2, \cdots, b_n$ 的求解通常采用最小二乘法。多元回归估计与推断的基本原理与一元线性回归大致相同,但具体计算却复杂得多,一般需借助有关计算机软件完成。得到回归方程后就可作进一步的统计推断,并将其用于因素筛选及统计预测。

第三节 卫 生 决 策

一、决策与决策支持系统概述

（一）决策与决策系统

决策(decision making)就是人们为了达到一定的目标,运用科学的理论与方法,系统地分析各种条件,从得出的若干个可能的策略(例如行动、方案等)中选取效果最好的策略的过程。简言之,决策是在分析信息的基础之上选择最佳行动方案的过程。

决策的基本要素包括决策者、决策对象和决策方法,三者在一定条件下构成决策。决策是决策者的思维活动过程,而决策系统是在此过程中为决策者提供数据、信息和分析方法的信息系统。一个决策系统可包括多个子系统。

（二）决策的分类

1. 根据决策活动特征分类 可将决策分为非结构化决策、结构化决策和半结构化决策。

（1）非结构化决策:缺乏决策准则,决策过程没有规律可循,解决方法具有较强的不确定性,只能根据当时情况和现有资料,凭决策者的经验、智慧进行决策。

（2）结构化决策:决策目标明确,决策过程是常规的,可事先确定一系列决策准则,按照这些准则能够得到明确的决定。

（3）半结构化决策:介于非结构化决策与结构化决策之间,一些决策阶段是非结构化的,还有一些决策阶段是结构化的,这样的决策活动称为半结构化决策。

2. 根据决策者在组织中的地位分类 可将决策分为战略决策、作业决策和战术决策三种。

（1）战略决策:该决策活动会对组织的整个活动造成较大的影响,是全局性的,重点在于系统的方向与目标的选定,具有全局性、方向性、战略性和长期性等特点。通常属于非结构化决策或半结构化决策。决策过程中各阶段的输入输出结果无明确规定,会对组织全体产生很大的影响,因而无法预测每一步的结果,也没有标准的解决过程。

（2）作业决策:是对常规问题的决策,是在系统的方向与目标确定以后,选择达到目标的方法等手段的决策,带有局限性,常常不断变化和调整。这类决策符合结构化决策的条件。

（3）战术决策:指为了保证战略决策的实现而制定的,是对局部的战术性问题的决策,具有局部性、暂时性和策略性等特点。处于战略性决策和作业性决策之间,其中一部分属于结构化决策。

3. 根据决策条件分类 可将决策分为确定型决策、风险型决策和不确定型决策。

(1) 确定型决策:所面临的各种条件和因素以及结果都准确知道时,这类问题的决策称为确定型决策。这类决策问题只可能有一种状态,状态变量只能取一个值,一般可通过数学上求最优解的方法来选择方案。这是一种理想的状态,而现实中的大多数问题是不能用确定型决策解决的。

(2) 风险型决策:若每一种方案的可能结果有两种或两种以上,且知道每一种结果发生的可能性(概率),这类问题的决策称为风险型决策。各种结果出现的可能性可以通过预先估计或用历史的资料测算来得到。但无论选择哪一种方案,都可能冒一定的风险。

(3) 不确定型决策:每种方案所需的条件及可能带来的结果都不可能确定的决策称为不确定型决策。不确定型决策对每种方案的各种可能的结果无法得到具体的发生概率。因其易受决策者心理导向的影响,也不宜对这一概率做出主观上的估计。

(三)决策的步骤

一个完整的决策过程包括 7 步:确立目标、收集信息与分析预测、拟订方案、评估方案、选择方案、实施方案、评价与控制。

1. 确立目标 首先必须明确要解决的问题。管理中的问题是指在组织目标的实现过程中需要研究讨论并加以解决的矛盾、疑难点,在明确问题的基础上确立决策目标。决策目标必须明确,包括时间、地点、数量等方面。

2. 收集信息与分析预测 预测是计划和决策的前提和基础,没有科学的预测,就不会有科学的决策和成功的计划。要解决问题,首先要分析问题。因此,要求在已确立的决策目标的基础上,有目的、有针对性地收集内外信息资源,分析所掌握的信息,找出问题产生的原因以及未来可能的影响因素,从而为决策活动做好基础性工作,为决策提供一个活动范围。

3. 拟订方案 找出能够解决问题的所有可能方案,针对每个具体问题的解决方案可能有几种,而决策所依据的就是这些方案。因此,在这一阶段,决策者需要在确定目标,明确计划的前提下,拟定出各种备选方案。

4. 评估方案 就是对所拟定的备选方案进行评价和估计。应分两步进行:首先,经过初步分析,淘汰一些方案,并补充修改一些方案;然后把主要精力放在几个可能是最有效的方案的分析上。评估的标准或依据应该是各种方案的预期结果,从经济、学术、社会价值来衡量各方案的远、中、近期效果。

5. 选择方案 是决策过程中最关键的一步,需要从几个有效的备选方案中选取一个最佳方案,需要考虑方案实施后的各种结果。

6. 实施方案 在实际中应用最终选取的最佳方案,要制订实施计划,明确分工,按时、按质地实施。

7. 评价与控制 对方案的实施效果及实施过程中遇到的问题进行分析处理,提出改进措施,为新一轮决策提供必要的信息,保证决策本身的正确和决策方案的正确执行。

(四)决策支持系统

决策支持系统(decision support system, DSS)是一个辅助决策者实现科学决策的综合集成系统,它利用数据库、人机交互进行多模型的有机结合。它是 MIS 向更高一级发展而产生的先进信息管理系统。它为决策者提供分析问题、建立模型、模拟决策过程和方案的环境,调用各种信息资源和分析工具,帮助决策者提高决策水平和质量。

1. 决策支持系统的特征 主要有:①对决策者提供支持,而不是代替他们的判断;②支持解决半结构化和非结构化决策问题;③支持决策过程的各阶段;④支持决策者的决策风格和方法,改善个人与组织的效能；⑤支持所有管理层次的决策，进行不同层次间的沟通和协调；⑥易于非计算机专业人员以交互对话方式使用；⑦需要用户通过对问题的洞察和判断来加以控制；⑧强调对环境及用户决策方法改变的灵活性及适应性。

2. 决策支持系统分类

（1）按系统特征分类：决策支持系统可分为面向数据的决策支持系统和面向模型的决策支持系统。面向数据的决策支持系统主要用于大量数据的处理，其重要功能是进行数据检索和数据分析。面向模型的决策支持系统主要提供基于模型的分析功能，如模拟功能、优化功能等，这类决策支持系统通常有很强的模型库管理系统，针对某一类问题，用户可在线进行模型操作，在与系统交互过程中找出问题的解决方案。

（2）按使用形态分类：决策支持系统可分为制度化的决策支持系统和动态的决策支持系统。前者通常用在反复出现的决策环境中；后者则常用来处理很少重复的问题，必须具有快速构造模型的能力。

3. 决策支持系统的结构　决策支持系统的基本结构主要由四个部分组成，即数据部分、模型部分、推理部分和人机交互部分：①数据部分是一个数据库系统；②模型部分包括模型库及其管理系统；③推理部分由知识库、知识库管理系统和推理机组成；④人机交互部分是决策支持系统的人机交互界面，用以接收和检验用户请求，调用系统内部功能软件为决策服务，使模型运行、数据调用和知识推理达到有机的统一，有效地解决决策问题。

二、卫生决策与卫生决策支持系统

（一）常用卫生决策方法

1. 判别分析方法　判别分析（discriminant analysis）是一种根据观测变量判断研究样本如何分类的多变量统计方法，它对于需要根据对样本中每个个案的观测来建立一个分组预测模式的情况是非常适用的。分析过程基于对预测变量的线性组合产生一系列判别函数，但是这些预测变量应该能够充分地体现各个类别之间的差异。判别函数是从每个个案所属的类别已经确定的样本中拟合出来的，并且生成的函数能够运用于同样进行了预测变量观测的新的样本点，以判断其类别归属。判别分析的基本原理可以表述为：在一个 P 维空间 R 中，有 K 个已知的总体 G_1，G_2，G_3，$\cdots$，G_K，同时有样本点 $X(X_1, X_2, X_3, \cdots, X_P)$，它属于且仅属于这 K 个总体中的一个，判别分析所要解决的问题是确定这个样本点 X 具体应该属于哪一个总体 G。实际上判别分析的过程分为两个部分，首先是依据已知样本及其预测变量建立起一系列分类规则或判别规则，其次是运用这一规则对样本的原有分类进行检验以确定原有分类错判率。同时如果原有分类具有较低的错判率，则建立起来的分类规则可以应用于实际工作中。

判别分析的方法中较常使用的有贝叶斯（Bayes）判别和费舍尔（Fisher）判别。

（1）Bayes 判别：Bayes 判别是一种概率型的判别分析，在分析过程开始时需要获得各个类别的分布密度函数，同时也需要知道样本点属于各个类别的先验概率，以建立一个合适的判别规则；而分析过程结束时则计算每个样本点归属于某个类别的最大概率或最小错判损失，以确定各个样本点的预测类别归属。

1）完全情报：正确的决策来源于可靠的情报或信息。情报和信息越全面、可靠，对自然状态发生的概率的估计就越准确，据此做出的决策也就越合理。能完全肯定某一状态发生的情报称为完全情报，否则，称为不完全情报。有了完全情报，决策者在决策时即可准确预料将出现什么状态，从而把风险型决策转化为确定型决策。实际上，获得完全情报是十分困难的，大多数情报属于不完全情报。

2）先验概率和后验概率：在风险型决策中，有时不可能得到完全情报，有时为了得到完全情报花费的代价太大而无法承受。这种情况下，如果需要改进原来的决策结果，可以采用抽样检验、请专家估计等方法，采集不完全情报作为补充情报，以此来修正原来的概率估计。通常，把根据补充情报进行修正之前的各自然状态的概率估计称为先验概率，而把根据补充情报进行修正之后的各自然状态的概率估计称为后验概率。一般来说，后验概率要比先验概率更加准确可靠。和完全情报相类似，获取不完全情报也要付出一定的代价，也有一个是否值得的问题需要考虑。

3）当某个样本点的判别得分为 A 时，则它属于第 i 个类别的概率为：

$$P(B_i|A) = \frac{P(B_i)P(A|B_i)}{\sum_{i=1}^{n} P(B_i)P(A|B_i)} \quad (i = 1, 2, \cdots, n) \tag{5-12}$$

式中，事件 B_i 可表示自然状态，$B_1, B_2, \cdots, B_n$ 是所有可能出现的自然状态，且其中任意两个自然状态不可能同时发生，即 $B_1, B_2, \cdots, B_n$ 是两两互斥的完备事件组。

$P(B_i)$ 是自然状态 B_i 出现的概率，即先验概率。

$P(A|B_i)$ 是自然状态 B_i 出现的情况下，事件 A 发生的条件概率。

$P(B_i|A)$ 是事件 A 发生的情况下，自然状态 B_i 出现的条件概率，即后验概率。

"发生了一次事件 A"，作为补充情报，据此对先验概率加以修正，以得到后验概率。

显然，Bayes 判别就是根据补充情报，由先验概率计算后验概率的决策过程，通常称为贝叶斯决策。

（2）Fisher 判别：Fisher 判别是依据方差分析原理建立起来的另外一种判别分析方法。它的基本思路就是投影，针对 P 维空间中的某点 $x = (x_1, x_2, x_3, \cdots, x_p)$ 寻找一个能使它降为一维数值的线性函数 $y(x)$：

$$y(x) = \sum_{j=1}^{p} C_j x_j \tag{5-13}$$

式 5-13 中系数 C_j 确定的原则是使组间差距达到最大，组内差距达到最小。然后应用式 5-13 这个线性函数把 P 维空间中的已知类别总体以及求知类别归属的样本都变换为一维数据，再根据其间的亲疏程度判定未知归属的样本点的归属。在把 P 维空间中的所有点转化为一维数值之后，这个线性函数应该既能最大限度地缩小同类中各个样本点之间的差异，又能最大限度地扩大不同类别中各个样本点之间的差异，这样才可能获得较高的判别效率。在这里借用了一元方差分析的思想，即依据组间均方差与组内均方差之比最大的原则来进行判别。

判别分析的结果对应着分析的不同步骤过程，也就包括了分类规则和分类结果两个部分。在分类规则中应该包括典型判别函数（canonical discriminant function）、衡量预测变量与判别函数之间关系的结构矩阵（structure matrix）以及 Fisher 线性分类函数（Fisher classification function）。典型判别函数是基于 Bayes 判别思想建立起来的，主要用途在于对参与分析的各个类别、各个预测变量、各个类别中的各个样本点及其相互关系进行考察。要将典型判别函数应用于大量的实践操作中是不现实的，因为这涉及对被分类的样本的各种概率的计算，十分烦琐，不利于操作。而 Fisher 线性分类函数则是针对每个类别分别建立起来的，可以直接应用于实践操作中对新的样本进行分类。在分类结果部分，则依据已经建立起来的分类规则对参与分析的各个样本点重新进行分类，并通过与原有分类进行比较来确定原有分类的判对率。

2. 人工神经网络 人工神经网络（artificial neural network，ANN）是一种模仿动物神经网络行为特征，进行分布式并行信息处理的算法数学模型。这种网络依靠系统的复杂程度，通过调整内部大量节点之间相互连接的关系，从而达到处理信息的目的。人工神经网络具有自学习和自适应的能力，可以通过预先提供的、一批相互对应的输入 - 输出数据，分析掌握两者之间潜在的规律，最终根据这些规律，用新的输入数据来推算输出结果，这种学习分析的过程被称为"训练"。

（1）人工神经网络的结构：一种常见的多层结构的前馈网络（multilayer feedforward network）由三部分组成（图 5-7）。

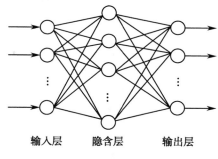

图 5-7　**人工神经网络模型结构图**

1) 输入层（input layer）：众多神经元（neuron）接收大量非线性输入信息，输入的信息称为输入向量。

2) 输出层（output layer）：信息在神经元链接中传输、分析、权衡，形成输出结果，输出的信息称为输出向量。

3) 隐含层（hidden layer）：是输入层和输出层之间由众多神经元和链接组成的各个层面。隐含层可以有多层，习惯上会用一层。隐含层的节点（神经元）数目不定，但数目越多神经网络的非线性越显著，神经网络的强健性（robustness，控制系统在一定结构、大小等的参数摄动下，维持某些性能的特性）越显著。习惯上会选输入节点的1.2 至 1.5 倍的节点。

神经网络的类型已经演变出很多种，这种分层的结构也并不是对所有的神经网络都适用。

（2）人工神经网络的工作原理：人工神经网络是模拟人脑结构的数据模型，是一个具有自我学习能力的系统。像大脑一样，人工神经网络从一组输入数据中进行学习，根据这一新的认知调整参数，以发现数据中的模式。因此，人工神经网络的工作过程可以分成两个阶段。①学习阶段：对网络进行训练，主要是调整网络神经元的连接权值和连接方式等。神经网络的信息处理能力（包括信息存储能力和计算能力）主要由连接方式和连接权值决定。虽然神经网络中不同的学习模式和学习算法所需的时间各不相同，但通常来说，神经网络的训练时间较长，并远远大于单个数据的处理时间。②工作阶段：训练好的网络即可用于实际工作，此时网络的连接权值和连接方式固定不变，工作过程表现为输入数据在状态空间的映射和变化过程，神经网络最终的稳定状态即工作输出。与学习阶段所用的时间相比，工作阶段的速度相对较快。

人工神经网络通过学习不断调整权值，调整权值的过程就是学习的过程。在训练最初，权值一般是 0～1 间的一个随机数。网络按照连接权值可以有两种训练方法：监督学习和无监督学习。

1) 监督学习（supervised learning）：需要一批正确反映输入和输出数据关系的样本，训练过程中对于训练样本的内容，系统是已知的。监督学习又称为示例学习，即样例数据的输入输出关系已知，神经网络利用给定的样本标准进行分类或模仿。系统对样例的学习，相当于有一位知道正确结果的教师示教给网络，故这种学习又称为有导师学习。在开始学习时，对于一个理想输入，神经网络并不能立即给出所要求的目标输出。通过一定的学习算法，神经网络自动修正网络内互联的权值，逐步缩小实际输出和目标输出之间的误差，直到实际输出和目标输出之间的差错比例处于允许范围内。

2) 无监督学习（unsupervised learning）：无监督学习是一种自组织学习，此时网络的学习完全是一种自我调整的过程，不存在外部环境的示教，也不存在来自外部环境的反馈来指示网络期望输出什么或者当前输出是否正确，故又称为无导师学习。

无监督学习系统在学习过程中，仅有一批输入数据，训练过程中对于样本内容，系统是未知的。系统提供一个关于网络学习性质的规则，网络根据这个规则反复地调整连接权值来逐步优化网络，以适应输入模式的激励，指导网络最后形成某种有序状态，使得类似的输入产生相同的输出。无监督学习只规定学习方式或某些规则，而具体的学习内容随系统所处环境，即输入信号的情况而异，系统可以自动发现环境特征和规律性，具有更近似于人脑的功能。

（3）人工神经网络模型

1) 前馈网络（feed forward network）：如果处理过程的传播方向是从输入端传向输出端，并且没有任何的回环或反馈的话，该网络类型是前向的。在前向传播中，数据从输入到输出的过程是一个从前向后的传播过程，后一个结点的值通过它前面相连的结点传过来，然后把值按照各个连接权值的大小加权输入活动函数，再得到新的值，进一步传播到下一个结点。采用前向传播的网络称为前向网络或前馈式神经网络。如果前馈式神经网络中的每个单元都向下一层的每个单元提供输入，则称为全连接前馈式神经网络。多层神经网络比单层神经网络的表达力更强，增加层数可以进一步降低误差，提高精度，因此多层前馈神经网络是一种重要的人工神经网络类型。多层感知机网络就是一种典型的多层前馈式神经网络。

典型的前馈式神经网络包含输入层、隐含层和输出层，其中隐含层既可以是单层，也可以包含多层。每一层中的神经元的输出仅同其下一相邻层的输入相连接，与自身或其他各层无任何连接，各层神经元之间无反馈连接。在多层前馈式神经网络中各处理单元之间的连接都是单向的，指向神经网络的输出方向。

前馈式神经网络的关键是学习算法。1986 年，Rumelhart 和 McClelland 提出了误差反向传播（error back propagation）算法，通常称为反向传播（back propagation，BP）算法，简称 BP 算法。这种算法可以对网络中各层的权系数进行修正，故适用于多层网络的学习。BP 算法是一种采用最小均方差学习方式的多层前馈式神经网络学习算法。BP 算法按照误差均方差最小这一规则，由输出层通过隐含层向输入层逐层修正连接权值。BP 算法是有导师学习算法，需要训练者介入训练，在训练样本输入过程中，训练者观察多层前馈式神经网络的输出结果是否正确，如果正确，那么就加强产生这个结果的权值，反之，则降低该权值。

2）反馈网络（feed back network）：前面介绍的前馈式神经网络是非循环的，无输出到输入的反馈。如果网络有输出到输入的反馈，并组成了封闭的回路，则该网络属于反馈式神经网络。霍普菲尔德神经网络（Hopfield neural network）是最典型的反馈式神经网络模型，网络具有输出到输入的连接，它是目前人们研究得最多的模型之一。由于霍普菲尔德神经网络的输出端有反馈作用到输入端，这个输出反馈到输入从而产生新的输出，这个反馈过程一直进行下去。前馈式神经网络由于没有输出至输入的反馈，所以系统是稳定的，也就是说人工神经网络计算时能收敛到一个稳定状态。霍普菲尔德神经网络在输入的激励下，会不断地产生状态的变化，因此霍普菲尔德神经网络有可能是稳定的，也有可能是不稳定的。如果霍普菲尔德神经网络是一个能收敛的稳定网络，则反馈与迭代的计算过程所产生的变动越来越小，一旦到达了平衡状态，霍普菲尔德神经网络就会输出稳定的值。如果霍普菲尔德神经网络是不稳定的，则网络将不停地从一个状态变迁到另一个状态。对于一个霍普菲尔德神经网络来说，关键是在于确定它在稳定条件下的权系数。

从计算的角度看，反馈式神经网络模型具有比前馈式神经网络模型更强的计算能力。

3. 循证卫生决策　循证卫生决策（evidence-based decision making in health care）是指面临两个及两个以上卫生干预策略/方案时，通过获取全球当前可得的最佳证据，考虑当地可得的卫生资源和公众/患者价值取向，结合管理者实践经验，做出有价值并可行的选择的过程。

循证卫生决策强调证据的重要性，但决策者必须清楚：单纯的证据并不等于也不构成决策；由于基于证据的决策提供了对决策方案更完整的理解，因此比没有证据的决策更科学、有效且可行；无论卫生政策的制定，还是个体疾病的诊治，在拥有最佳证据的基础上，还应充分考虑决策对象的价值取向及所处环境，尽最大努力减少决策者主观偏好对决策造成的影响；循证卫生决策的最大特点体现为"全面/全球证据，本地决策"。

（1）循证卫生决策的要素

1）证据：是决策者最先需要考虑的因素，引入新的决策必须基于利大于弊的证据。

2）决策者的素质与能力：要提高决策者的社会责任感和循证理念，最大限度地减少决策者决策时的个人偏好，这样，才能做出好的决策。

3）资源可得性：资源是决策赖以实施的物质基础，评价证据的外部有效性时，必须考虑有无可用资源。

4）实施人群价值观：主要涉及干预人群对决策的接受性，接受性好，实施顺利，效果就好；

反之，即使基于最佳证据和资源的决策，也难以对干预对象取得好的效果。

5）当地法律法规：卫生决策或政策在很大程度上要受相关法律法规的影响，制定卫生政策和决策时必须考虑要符合当地的法律法规要求。

（2）循证卫生决策的步骤：循证卫生决策的步骤与经典循证医学实施步骤有很大的相似性，根据 Franz Porzsolt 等对循证卫生决策的阐述，结合经典循证医学步骤和循证卫生决策实情，李幼平等提出了循证卫生决策的六步骤，如表 5-1 所示。

表 5-1　循证卫生决策的步骤

步骤	行动	解释
1	将需要解决的卫生问题转化为 3～4 个明确的部分	①相关人群特征或问题；②主要干预措施；③替代干预措施；④结局或目标
2	基于现有"内部证据"回答以上问题	"内部证据"指决策者通过职业培训和经验获取的知识，应在实施步骤 3 前做好记录
3	寻找"外部证据"回答以上问题	"外部证据"来源于课本、期刊、数据库、专家等，其价值差别可能巨大，见步骤 4
4	严格评价外部证据	需要回答 3 个问题：①结果有效吗？②结果重要吗？③结果能否用于我们关注的人群（人群和环境相似性）
5	整合内部和外部证据	内部和外部证据可能一致、不一致，甚至矛盾；不一致或矛盾时需权衡多方面因素进行决策
6	实施决策，后效评价	评价决策实施过程及结果，不断加以改进

需要注意的是，循证卫生决策并非教条，其实施并非任何情况下都按部就班。在某些特殊情况下，如应急状态进行决策时，专家意见和经验占很重要的位置，不需要也不可能严格遵照上述步骤进行决策。管理者在进行决策时持有"循证"理念，远比刻板地套用循证卫生决策步骤明智。

（3）循证卫生决策中的证据基础及其需要考虑的问题：管理者或决策者注重并依据证据进行卫生决策时，应考虑可得证据及其类型、特征、质量及适用范围。

1）证据类型：决策参考的科学证据可分为两类。第一类证据包含特定疾病或健康问题的大量分析性数据，以及该疾病或健康问题明确且可预防的危险因素，这类证据可得出"应采取某些措施"的结论；第二类证据主要体现为不同干预对特定疾病的相对有效性，决策者考虑该类证据时，往往通过分析相对效果和成本效果来优选干预措施，该类证据对决策者的参考价值为"应采纳某干预措施"。

2）证据质量及其局限性：没有完美的科学证据，因此，决策者需要清楚决策所依据的证据的质量及其可能的局限性，如表 5-2 所示。

表 5-2　评价卫生决策 / 公共卫生领域证据质量需考虑的问题

证据质量不确定	证据质量较好
仅少数研究	多个研究
案例报告	论证强度较高的设计（如队列研究、病例对照研究）
未发表或未经同行评审	在同行评审期刊发表
之前无相关报道	对先前研究的深入
非人体研究结果	人体研究结果
结果与研究假设不相关	结果与研究假设相关
未提及局限性	提及局限性
未与先前研究结果比较	讨论并比较前期研究结果

3）证据来源和解释：证据可来源于官方网站、数据库、灰色文献及制药公司等，证据的解释或表达方式（如采用绝对或相对效应指标）的不同会在很大程度上影响决策者或使用者对证据的合理判读。因此，决策者和使用者应关注"谁生产的证据""证据适用何种人群和环境"及"证据解释的合理性"等问题。

4）证据不足时的决策：决策者常常会面临没有证据或证据不足但仍急需决策的情况，此时主要依据只能是专家意见或经验、具体决策环境、资源及决策关注对象的偏好等。

（二）计算机辅助卫生决策的类型

按决策提供的帮助不同可将计算机辅助卫生决策分为提供间接帮助的决策和提供直接帮助的决策两类。

1. 提供间接帮助的决策　通过计算机进行信息分析与处理得到有助于卫生服务人员决策的结果、证据，但是计算机提供的结果并不是最终决策，还需要由人结合计算机提供的结果来做出决策。如医院的医院信息系统、病历管理系统等可以简化病历的获取过程并对患者数据进行分析报告，进而生成报表等。

2. 提供直接帮助的决策　由计算机将相关知识应用于卫生领域的某一特定问题，直接提出具有最佳效果或费用比的决策办法，常通过决策支持系统来实现。

（三）卫生决策支持系统的种类

1. 被动系统　医生必须向系统明确提出问题，描述患者的情况，然后等待系统的建议。根据系统所提供的信息和用户的要求，被动系统还可以进一步分成以下两类。

（1）咨询系统：用户提供患者状况的信息，系统提供诊断和治疗建议。斯坦福大学的 Shortliffe 等开发的 MYCIN 系统就是一个典型的咨询系统。

（2）评议系统：用户提供患者的信息和医生的治疗方案，系统对医生的方案提出评价和意见。由耶鲁大学的 P. Miller 等开发的 ATTENDING 是该类系统的代表，如对专家提出的某一患者的麻醉方案提出评议。

2. 半自动系统　一般自动激活，提供信息、广泛接受的知识和操作规程。该系统起到"看门狗"的作用。该类系统包括以下两类。

（1）自动提示系统：监视医务人员的活动，帮助他们避免重复检查和处方错误，辨认剂量错误，列出相互冲突或有明显相互作用的药物等。

（2）报警系统：监视患者状态信号的变化，可以提示医生异常值或异常的变动，如生物或生理参数的异常值，某一参数的突然上升或下降等。

3. 主动系统　自动激活，可以不通过医生干预而自动决策，对特定患者提出相应的建议。其中包括依据医疗常规开出额外的检查、对治疗的监测（如一个封闭系统自动采取对输液的控制）、监督（如对换气机、心脏起搏器、透析监视器的智能控制）或者对外科手术的帮助。

（闫　雷）

思考题

1. 如果想要了解某一专业领域的研究历史、现状和未来发展趋势，利用本章所学的信息分析与预测相关知识，该如何进行，步骤有哪些？
2. 简述信息计量学的三大经典定律。
3. 引文分析的步骤有哪些？
4. 决策的步骤有哪些？

第六章　卫生信息服务与评价

卫生信息服务是卫生信息管理的重要内容和领域，是卫生信息管理活动的出发点和落脚点。在知识更新加速、信息大量涌现的今天，用户对信息服务的需求越来越强烈。本章主要从卫生信息用户需求、卫生信息服务内容和卫生信息服务评价三方面介绍卫生信息服务与评价的相关知识。

第一节　卫生信息服务用户需求

一、信息服务用户及其信息需求

信息活动与信息服务是以信息服务用户为中心的信息运动过程，其价值在于向信息服务用户提供其所需要的各种信息或根据其需要发布、传播信息，因此信息服务用户作为信息服务的对象始终处于中心位置。

（一）信息服务用户的定义

由于人类信息现象的复杂性、信息交流与利用的广泛性，信息服务用户在不同的领域有不同的称谓。在信息传播和交流领域，信息服务用户称为传播对象、观众或受者；在图书馆、情报、档案领域，信息服务用户又称为读者或情报用户；在现代化的信息服务部门如计算机、数据处理和网络通信等部门，"信息服务用户"本身非常流行。比较而言，读者、观众、受者等皆为信息服务用户的子集，因此，信息服务用户相对具有最大的包容性。

信息服务用户是一个含义非常广泛的概念，在不同的领域有不同的含义。在信息传播和交流服务中，信息服务用户指具有信息传播和交流条件的所有社会组织或成员；在图书馆、情报和信息部门开展的文献信息服务中，信息服务用户一般指的是在科研、技术、生产、管理及文化等活动中有信息需求和利用文献信息的个人或团体；在信息市场中，信息服务用户如同一般物资市场中的顾客或客户，是信息的使用者，在供求关系中属于信息需求者；在网络环境下，信息服务用户指所有从互联网获取和交流信息，接受网络信息服务的社会成员或组织机构。

综上所述，本书认为信息管理学领域的信息服务用户（information service users）是指在各种社会实践活动中需要和利用信息服务，或在信息交流渠道中获取所需信息的个人或团体。

（二）信息服务用户的特征

从信息服务用户的定义可分析出，信息服务用户具备以下三个特征。

1. 信息服务用户具有一定的信息需求　信息需求不仅决定信息服务的内容和方式，还决定信息工作的机制与模式，是信息资源管理系统构建和运行的基础，是信息产业发展的动力。信息不是传统的物质资源，它同生产资料、生活资料有本质区别，因此是否有信息需求是信息服务用户区别于物资用户的根本标志，没有信息需求的个人或团体不可能成为信息服务用户。

2. 信息服务用户具有一定的信息利用能力　所谓信息利用能力包括观察能力、理解能力、概括能力、抽象能力、分析综合能力、判断推理能力等，即获取信息的能力、处理信息的能力和吸收信息的能力，信息服务用户只有具备了信息利用的能力才能接受信息服务。

3. 信息服务用户具有接受信息服务的行动　有了信息需求和信息利用的能力，而事实上没有接收和利用信息的人也不能称为信息服务用户。

在实际的信息交流过程中,信息服务用户既是信息的使用者,又是信息的传播者;既是信息的加工者,同时还是信息的创造者。每一个个体或团体在利用信息的同时,又将已有信息传递给其他个体或团体,在不同程度上充当了信息传递者的角色。信息服务用户在利用信息的过程中,还可以采取任何可行的方式对信息内容进行不同程度的加工,使得信息内容更加直观、客观、全面,同时信息服务用户也在不断地创造新的信息,如新的研究成果、新创造的产品、新提出的理论等。

(三)信息服务用户的类型

科学合理地划分信息服务用户的类型是深入系统研究各类信息服务用户需求的技术和前提,国内外关于信息服务用户的分类各有所侧重。

国外学者侧重于从信息服务用户和信息系统的关系出发对信息服务用户进行分类。如根据用户在某一特定信息系统中的不同行为模式,将信息服务用户分为科学型用户和技术型用户;从信息利用程度角度,把信息服务用户分为潜在用户、期望用户、现实用户、受益用户。国内对信息服务用户的划分多依据用户的自然属性及用户与信息服务的关系,这种划分主要考虑的是不同自然属性的信息服务用户有不同的信息需求,同时,这种划分也为了方便信息服务工作。

综合国内外对信息服务用户的分类,本书对信息服务用户作如下分类。

1. 按用户的实践活动分 按信息服务用户实践活动所属的行业分类,有农、林、水、牧、渔、工业,地质普查和勘探业,建筑业,交通运输及邮电通信业,商业,公共饮食业,物资供应业和仓储业,房地产管理、公共事业和咨询服务业,卫生、体育和社会福利事业,科学研究和综合技术服务业,教育、文化艺术及广播电视事业,金融业、保险业以及其他行业的信息服务用户,每类可根据需要和具体情况进一步细分。

按信息服务用户实践活动内容所属的学科范围分,主要有:自然科学用户,如数学、物理、化学等学科范围的研究人员、教育人员、管理人员、工程技术人员等;社会科学用户,如政治、经济、法律等学科范围的教育、管理、研究等方面的人员和实际工作者。

按信息服务用户实践活动所属的职业范围分,包括决策人员(国家领导干部等)、管理人员、科学家、工程师、生产人员(工人、农民等)、技术人员、医生、作家、艺术家、军事人员、商业人员、教师、学生、信息人员等。

2. 按用户的信息需要分 按信息服务用户所需信息的载体分,包括文献信息服务用户、语言信息服务用户和电子信息服务用户等;按信息服务用户利用信息的用途分,包括技术信息服务用户、生产信息服务用户、贸易信息服务用户等;按信息服务用户利用信息的目的分,主要有战术信息服务用户、战略信息服务用户。

3. 按用户的自然属性分 按信息服务用户的信息素质分为初级用户、中级用户、高级用户;按信息服务用户的年龄分为老年用户、中年用户、青年用户、少年用户;按信息服务用户所处的地理位置分为华北、东北、华东、华中、华南、西北、西南用户。

4. 按用户的研究目的分 按信息服务用户级别可分为核心用户和一般用户;按信息服务方式分为借阅用户、咨询用户和中介用户;按用户与信息系统的关系分为现实用户和潜在用户。

以上根据实践活动、信息需要、个人或团体的自然属性、研究目的四个方面对信息服务用户进行了分类,但需要注意的是,本书对信息服务用户的分类是为信息系统的建立和信息服务提供依据的,无论以哪种标准划分,所得的某类型的信息服务用户都是一个范畴,只是范畴大小不同,同一个用户在不同情况下可归入多种类型。本书在对个体用户进行归类时,既结合研究活动和实际工作的需要,又符合归类原则。

(四)信息需求

毋庸置疑,现代社会已进入了一个崭新的信息时代,在这个时代知识就是力量,信息就是资源，它们是人类赖以生存和发展的智慧源泉。随着社会的进步和健康观念的转变，人们对健康等相关信息的需求越来越强烈，信息服务用户都希望能在最短的时间内，以最小的投入获取更多、更有效的信息，因此研究用户的信息需求是探索如何以高质量的信息服务满足这种需求，进而推动医疗卫生事业发展的前提。

1. 信息需求的概念　需求不仅是人类生存的首要特征，而且是人类社会发展进步的第一动力。人的社会性决定了不同的人具有不同的社会需求。美国著名的社会心理学家马斯洛根据人的需求，提出著名的需要层次理论，他把人类的需求概括为五大类：生理需求、安全需求、感情和归属需求、尊重需求和自我实现需求。这五种需求从低级到高级，如果人们想要满足这些需求就必须从事各种活动，在这些活动中必须获取相应的信息。因此，处于一定社会条件下的所有社会成员不仅需要利用信息，而且需要向社会和他人传递有关自身活动的信息，本书将这种双向的信息需要称为信息需求。

信息需求有广义和狭义之分。广义的信息需求包括用户对信息的需求、对信息检索工具与系统的需求以及对信息服务的需求；狭义的信息需求仅仅指对信息客体的需求，而将用户对信息服务的需求视为由基本的信息需求引发的一种社会需求。

综上所述，信息需求（information demand）是信息服务用户对信息内容和信息载体的一种期待状态，它对人们的信息活动有重要的推动作用，是激励人们开展信息活动的源泉和动力。

2. 信息需求的结构与类型　按需求对象的类型，可将信息需求分为：①对信息的需求；②对信息检索工具、系统及网络的需求；③对信息服务的需求。这三类需求中，对信息的需求是一种最终目标的需求，对信息检索工具、系统及网络的需求与对信息服务的需求则是由对信息的需求派生的中间需求，通过这种需求的满足来达到从外界获取或向外传递相关信息的目的。这三类信息需求可以具体划分为以下类型。

（1）用户对信息的需求：若按信息载体将信息分为非文献信息和文献信息两大类，则用户对信息的需求就包括非文献信息需求和文献信息需求两类。非文献信息需求包含物化信息和交往信息两方面。物化信息包括工农产品的样品和其他实物信息。交往信息主要指由人类活动产生的信息，如用户进行私人交谈、参观、出席会议、调查等活动都会伴随交往信息的产生和使用。用户对文献信息的需求比较复杂，包括对正式文献与非正式文献的需求。按文献来源不同，其需求划分为不同的类型。

综观用户对信息的需求，可按信息的内容将信息需求分为以下三种。①知识型：如科技知识、管理知识等推动用户工作和解决具体问题，是构成用户自身知识储备或"才干"的信息需求；②消息型：如人类社会活动的报道、经济市场信息等动态信息，是供用户决策参考使用的信息需求；③数据、事实与资料型：如自然常数、统计数据、组织机构情况、某一事件的记载等静态信息，为用户查考某一事实而用，是具有很高参考价值的信息需求。

（2）用户对信息检索工具、系统及网络的需求：用户对信息检索工具、系统与网络的需求是用户获取信息的重要动力。具体而言，它包括对现期文献通报、文摘、题录的需求，对累积性检索工具和各种专题检索工具的需求，以及对自动化信息检索系统的需求。

（3）用户对信息服务的需求：为了满足对信息的需求，用户必须接受各种信息服务，于是产生了用户对信息服务的需求。用户对信息服务的需求直接表现在信息需求的表达和要求的陈述。用户对信息服务的需求是多方面的：首先，从信息服务内容来讲，包括文献信息服务、数据服务和交往信息服务；其次，就服务手段而言，包括常规服务和特殊的多功能服务或个性化服务。

3. 信息需求的影响因素　影响用户信息需求的因素多种多样，对用户信息需求起决定作用的因素有以下四个。

（1）用户因素：用户因素包括以下内容。①用户基本状况：如性别、年龄、行业、职业和承担的任务、社会地位和职责、民族和地域、受教育程度和知识水平，以及用户的经济能力、所属学科和专业、单位的性质和类别、智力水平等自然因素;②用户个性倾向因素:如需要、动机、兴趣理想、信念、世界观等个性倾向因素;③用户态度因素:如认知、情感和行为倾向等态度因素。

(2)社会因素:社会因素指社会对用户信息需求及其活动的影响因素,它决定了用户信息需求的外部环境,也决定了用户的基本需求以及由此产生的信息需求。社会因素包括社会制度、政治制度、经济制度、社会科技水平、社会教育水平等。

(3)自然因素:由于社会发展在一定程度上依赖于自然环境,因此,自然因素对信息需求的总体及活动产生重要影响。自然因素主要有自然资源和地理环境。不同类型的自然资源的开发和利用就会产生不同类型的信息需求与交流。地理环境有自然地理环境和经济地理环境之分,其对信息需求的影响分别表现在用户与信息需求场所的物理距离和经济活跃程度,它决定了用户收集和交流信息的数量和质量。

(4)信息因素:信息因素包括影响用户信息需求的信息环境因素及信息数量、信息质量和信息效益因素。信息环境因素主要包括社会的信息化水平、信息政策、信息渠道、信息加工水平、信息服务水平等影响信息的可得性及易接近性等的因素。文献信息不足成为影响信息需求的普遍因素,文献信息质量成为影响信息需求的决定性因素,信息效益的高低直接影响用户信息需求的积极性。因此信息数量、信息质量及信息效益因素直接关乎用户能否以最小的代价获取足够的高质量信息。

4. 信息需求的心理与行为规律　研究用户的信息需求心理和行为规律是有效组织和开展信息服务的前提。这里重点介绍以下四个用户信息需求心理和行为规律。

(1)穆尔斯(Mooers)定律:1959年穆尔斯提出了著名的穆尔斯定律。该定律认为一个情报检索系统对于用户来说,如果取得信息比不取得信息更麻烦,这个检索系统就不会得到利用。该定律不仅适用于用户信息检索的行为,也阐述了用户信息需求的根本原则:如果用户取得信息比不取得信息更麻烦,他就失去获取该信息的兴趣。

(2)齐普夫(Zipf)最省力法则:哈佛大学语言学家乔治·金斯利·齐普夫(George Kingsley Zipf)于1948年出版的《人类行为与最省力法则——人类生态学引论》中提出了最省力法则。Zipf认为:一个人在做任何事情时都希望付出的代价是最小的。用户信息需求也符合这一法则。用户希望尽可能消耗较少的时间和精力,而获得完整、可靠、先进、适用的信息。

(3)马太效应(Matthew effect)和罗宾汉效应(Robin Hood effect):马太效应是指用户的信息需求及其累积信息量之间的相关性。为数不多但信息需求量大的用户,随时间的推移,其信息需求量越来越高于平均水平。这部分用户在行为上表现为力图占有数量更多、内容更新的信息资料,在信息不充足的情况下势必会影响其他用户的信息需求与利用。这就是信息需求中"穷者愈穷、富者愈富"的马太效应。罗宾汉效应是指大多数用户的信息需求量是比较平衡的,或者说,大多数用户的信息需求总量趋于平均值。

(4)信息吸收极限定律:用户的信息吸收包括信息的接收、处理、理解和利用等环节,然而用户的吸收能力是有限的。在一定的范围内,随着信息输入或激励速率的加快,用户对信息做出反应和吸收的速率也会相应地加快。但当信息输入和吸收速率超过某一临界值时,其信息反应和吸收速率反而变慢,甚至会出现用户思维停顿的现象。这时便会出现信息过载,即达到了信息吸收的极限。

二、卫生信息服务用户需求

随着我国信息技术的迅速发展,知识经济的兴起,人们周围的信息环境跟以往相比发生了质的改变。医学信息服务工作如何适应新形势,已成为医学信息部门面临的一个重要课题。为更好地做好医学信息服务工作,及时了解卫生信息服务用户的需求是十分必要的。

（一）卫生信息服务用户概述

卫生信息服务用户（health information service users）是依据用户实践活动的领域对信息服务用户的划分，主要指从事医药卫生领域相关的医疗、管理、科研、教育等实践活动中，需要和利用信息服务或在信息交流渠道中获取所需信息的个人或团体，属于用户的一部分。

与其他用户群相比，卫生信息服务用户的类型较多，就传统观念而言，卫生信息服务用户主要包括：医护人员，健康、卫生相关人员以及医学教育工作者。国外则将卫生信息服务用户分为三类：公共卫生从业人员（传统用户）、患者、身体处于特殊状况的人和无限定的普通人群。相比较而言，国外关于卫生信息服务用户的分类概括范围较广，综合以上内容本书对卫生信息服务用户作如下划分。

1. 基础医学教师　基础医学教师主要指在医学院校中担负教学和科研双重任务的教师，是医学院校的主体之一。教研人员担负的人体解剖学、组织学与胚胎学、生理学、医学微生物学等基础医学课程的教学工作，在医学院校的教学实践活动中处于主导地位。基础医学教师信息意识的强弱、信息能力的高低不仅决定个人的素质，而且直接关系到学校的教学质量，决定着学校能否培养出高质量、深受社会欢迎的优秀医学专门人才。

2. 医学科研人员　所谓医学科研人员指从事基础医学、临床医学和医学理论研究的工作人员，他们一般学术造诣较深，活跃在医学界前沿领域，紧跟国际医学研究发展动向，是"学科带头人"。医学科研人员研究能力的强弱、研究成果的好坏，对医学事业能否发展起着举足轻重的作用，信息的获取和利用是他们确定研究方向和顺利开展研究工作的前提和条件。因此，信息对医学科研人员来说非常重要，医学科研人员对信息服务也更加依赖。

3. 医学生　医学生指深入、全面、系统地学习医学基础知识和专业知识，学习完成后能胜任医学科学技术或管理工作的医学专门人才，包括：医学专科生、本科生、研究生以及为了进一步拓展自己的知识面和提高业务水平，边做临床医疗工作，边学习的人员。医学生是数量巨大、思想最为活跃的一类医学信息服务用户群体，是国家医疗卫生队伍的后备军，是医疗卫生事业健康发展的可靠保障。

4. 医护人员　医护人员包括临床医师和护理人员两大类，临床医师指具有高水平的医学专业知识和工作技能，在医疗机构从事临床诊断和治疗工作的医务人员。护理人员指受过中等或中等以上护理专业教育，掌握护理专业知识和技术，具有病房管理工作能力和一般卫生防疫工作能力的工作人员，是全部护理工作者的总称。与普通医院临床医师不同，普通高等医学院校附属医院的临床医师既是医院的大夫又是学校的教师，他们业务水平的高低直接影响和决定医院的医疗水平和高等医学院校的临床教学质量。无论是医疗还是临床教学工作，信息的作用都不能忽视。护理工作是整个医疗卫生工作的重要组成部分，其目标是满足人们的卫生保健需求。随着人们对卫生保健需求的日益增加，护理工作的职能进一步强化，因此护理人员获取和利用信息的意识和能力亟须增强和提高。

5. 患者及其亲属　患者指与医疗卫生系统发生关系的，有病患行为、求医问药行为和治疗行为的社会人群。患者在就医过程中离不开配偶、子女、亲朋好友及监护人等亲属的陪伴、护送。此外，患者也需要其亲属协助医护人员对其进行诊断、治疗和护理等。患者亲属作为患者利益的代表，与患者本人有同样的目的，肩负同样的任务，一起经受精神和疾病的考验，他们期待获取有关患者病症及治疗方面的信息，因此其自始至终都有强烈的信息需求。

6. 医药卫生管理人员　医药卫生管理人员指在医药卫生领域从事组织、领导、协调、控制、决策等工作的各级行政人员。现代管理离不开对信息全面和系统的掌握，信息是开展管理工作的基本保障，因此分析和利用信息对管理人员来讲是不可或缺的技能。

此外，伴随着市场经济的迅速发展壮大，医药企业的营销人员在社会经济活动中的地位和作用日益突出，他们的信息需求也越来越强烈，逐步成为卫生信息服务用户中不可忽视的一类用户。当然，还有一些用户，如新闻界、出版界、各级各类医药协会中进行医学信息交流的人员及日常生活中有健康信息需求的人员，也属于卫生信息服务用户的范畴。

（二）卫生信息服务用户需求的特点

伴随着医学科学研究交叉、渗透、整合越来越明显，医学信息迅猛增长。卫生信息服务用户对信息的依赖程度不断提高，信息成为卫生信息服务用户必不可少的资源。在计算机技术、网络技术驱动下，信息的传递和获取突破时空的限制，医学信息交流传播的速度不断加快。新的信息环境下，社会成员的信息意识日益增强，信息需求不断增长，卫生信息服务用户的信息需求的特点也发生了变化。

1. 需求主体多元化　随着医学的发展和信息在各个领域的渗透，卫生信息服务用户的群体向社会化、开放化的方向发展，对卫生信息方面有需求的群体不仅仅局限于传统的卫生信息服务用户，公众对这方面的需求也越来越强烈。用户获取信息的渠道更多地依赖于广播、电视或计算机网络等电子媒体。用户利用信息不再仅仅是为了科学研究与开发或工作，信息已成为人们生活的必需品。信息需求主体的多元化使得社会信息量急剧增长，卫生信息服务用户的类型更加复杂多样。

2. 需求内容层次化　由于需求主体的多元化，卫生信息服务用户对医药信息的需求逐渐从单纯的学术研究扩展到社会生活的各个方面，所以卫生信息服务用户所需信息的内容出现多元化、层次化的特点。如某些附属医院的临床医师既需要有关疾病的诊断信息，又需要科研方面的专业知识，同时还要了解教学、提高医疗水平、减少医疗事故等方面的信息，而普通用户即大众则更多对求医问药、医疗保健、防病治病、饮食起居等信息有需求。

3. 需求结构多样化　信息需求主体的多元化、内容的层次化导致信息需求结构的多样化，其主要表现在以下几个方面：从信息需求内容的学科属性看，主要有专业信息需求和综合信息需求；从信息需求的目的看，主要有研究性需求、求知性需求、解疑性需求、证实性需求、娱乐性需求等；从所需文献的载体看，信息交流的渠道、形式、文种，信息产品及服务方式上都存在多样化的局面。

第二节　卫生信息服务的业务内容与方式

一、卫生信息服务概述

（一）卫生信息服务的内涵

卫生信息服务（health information service）指卫生信息服务机构或组织提供的一种领域信息服务，是卫生信息服务机构或组织利用其服务方式或渠道为卫生信息服务用户提供所需卫生信息的一项业务。作为单个的卫生信息服务系统，一般具备信息服务者、服务内容、服务对象、服务策略和服务基础设施五个要素。

1. 信息服务者　信息服务者是向信息服务用户传递信息资源的桥梁和纽带，负责选择、加工、提供信息产品来满足信息服务对象的信息需求。

2. 服务内容　服务内容是信息服务的基础，主要包括各类信息产品。正是有了信息产品，信息服务活动才有了存在的可能性，信息服务是建立在信息服务用户需求和信息产品开发基础上的一种服务业务。

3. 服务对象　服务对象就是卫生信息服务用户，处于信息服务的中心位置，是信息服务的导向，信息服务活动的主要目的是满足用户的信息需求。

4. 信息服务策略　信息服务策略是信息服务的方式或手段，是为了保障信息服务的高效率所采取的方法和措施。

5.信息服务基础设施　信息服务基础设施是开展信息服务的必要物质保障。

这五个基本要素在整个信息活动中起不同的作用，能够保证卫生信息服务顺利开展，不断满足卫生信息服务用户的需求，从而促进卫生信息服务业的发展。

（二）卫生信息服务的原则

根据卫生信息服务用户需求的一般特点和网络环境下卫生信息服务用户需求的变化，本着帮助卫生信息服务用户克服信息交流障碍，解决信息生产的广泛性与信息利用特定性之间的矛盾，以及充分开发和有效利用信息资源的目的，卫生信息服务的开展要遵循以下原则。

1.社会适应性原则　卫生信息服务应当符合国家宏观信息管理的要求，服从国家宏观调控，同时也要满足卫生信息服务用户及各信息需求团体的特殊要求。作为国家可持续发展战略的一个重要方面，卫生信息服务的目标原则必须和国家可持续发展的目标相适应。除此之外，卫生信息服务也要满足其本身国际化和社会化的需求，因为现代生物医学研究更加体现出国际合作的重要性，对卫生信息服务的经济效益和社会效益提出了新的要求。

2.及时性原则　卫生信息服务的及时性原则主要源于卫生信息的时效性，在医药卫生领域有特殊的意义，贯穿于卫生信息服务的全过程。及时性原则包括对卫生信息服务用户的服务需求及时做出反应，并以最快的速度向用户提供最新的信息。例如临床医师在对某些疾病进行诊治的过程中，信息服务是否及时，直接关系患者的健康和生命。

3.高质量原则　卫生信息服务质量的高低与人类的健康和生命息息相关，信息服务用户对高质量的卫生信息有很强的依赖性，要求卫生信息本身更具有全面性、准确性、及时性、权威性。生物医学基础与临床研究往往需要更高质量的图像信息，如人类基因图谱、人体解剖图谱、手术图谱以及心电、影像诊断等多方面的信息，因此高质量原则在卫生信息服务中尤为重要。

4.专指性原则　医学和药学与人类疾病、健康、卫生保健紧密相连。虽然卫生信息服务的对象具有广泛性，但面向医药卫生决策层领导、卫生事业管理人员、基础医学研究人员、临床医生、教学人员、学生、患者及普通民众等不同层次的服务对象时，卫生信息服务需提供有针对性的信息。卫生信息服务需要坚持专指性原则，结合医疗、科研、生产、教学、管理和社会的实际需要，有指向性地满足不同类型用户的信息需求。

5.经济、易用性原则　卫生信息服务用户在使用和接受信息服务的过程中往往希望以较低的成本获取高质量的服务，因此卫生信息服务要在国家政策指导下制定合理的收费标准。易用性是由信息机构所处的时空位置和系统本身是否方便存取所决定的。易用性强的卫生信息服务可以使用户在遇到内容繁多、形式多样的信息资源时，避免获取和利用信息发生障碍。信息和信息服务的易用性是卫生信息服务用户有效获取和利用信息的重要保证。

（三）卫生信息服务的影响因素

现代医学科学的进步为卫生信息服务提供了相当广阔的市场。由于现代社会的疾病构成（疾病谱、死因谱）、人口结构、社会心理因素、环境因素、健康概念、卫生需要以及医学对科技进步的依赖性增强等条件的变化，卫生信息服务随之发生相应的改变。卫生信息服务的影响因素主要有以下几个方面。

1.社会经济发展水平　卫生信息服务供给的类型、数量、质量和方式等均与社会经济发展水平密切相关，受到社会经济发展水平的制约。社会经济发展水平一方面直接影响卫生信息服务的供给，另一方面可以通过对居民收入水平、受教育程度、就业情况、生活条件、人口结构等的影响，对用户的卫生信息服务需求产生影响，从而对卫生信息服务产生间接的影响。

2.卫生信息服务需求水平　卫生信息服务需求是提供卫生信息服务的前提条件，如果卫生信息服务用户的需求量很低，即使信息服务提供者能够提供大量形式多样、内容丰富的卫生信息服务，也没有用户使用，从而导致浪费。因此，卫生信息服务供给量要根据需求状况来确定。只有卫生信息服务提供的数量和结构与用户对卫生信息服务需求的数量和结构相匹配，才能达到供需平衡的状态,使卫生信息服务的价值得到最大的利用。

3. 卫生信息源 卫生信息源在产生医学信息的过程中,给每一条医学信息都赋予了相应的先进性、真实性和实用性,即信息的潜在价值,这决定了信息价值的大小和流向。因此,卫生信息潜在价值的大小由卫生信息源的规模、种类及信息生产的方式和目的决定。如对原始信息源而言,一般在高水平的医学高等院校、三甲医院中产生的卫生信息及权威期刊上出现的信息,潜在价值就大,而从一些小诊所、庸医、以骗取钱财为目的游医那里得到的信息,潜在价值很小,甚至没有价值。由于卫生信息源能够对卫生信息资源的数量、质量及配置产生影响,所以也会对卫生信息服务产生影响。

4. 卫生信息服务技术水平 卫生信息服务机构的服务技术水平对信息的加工处理时间、准确性、客观性等有着重要影响。如果仅仅采用手工方式进行处理加工的话,卫生信息从产生到使用之间的时间过长,卫生信息的先进性就会大打折扣。若采用现代化的技术处理,就会让信息从产生到使用的间隔大大缩短,这样就保持了信息的先进性,信息的价值就很大。此外,一些临床研究所需的图像信息都需要图文并茂,这就要求卫生信息服务者在加工信息过程中使用先进的计算机、网络技术和三维动画等图片处理技术。总之,卫生信息服务的技术水平是高质量卫生信息服务产生的技术保障,能使卫生信息资源得到有效的利用。

当然,卫生信息服务除了受以上几个方面影响外,还受到卫生信息服务的价格、服务成本、医疗保障制度及卫生信息服务者的个人能力,用户的信息接收和处理能力等多方面的影响。

二、卫生信息服务方式

(一)卫生文献信息服务

随着科学技术的迅猛发展,信息传递量剧增,人们对信息的需求空前提高,信息服务处在不断发展和深化的进程当中,形成多元化、社会化、符合用户需求的信息服务格局是社会发展的必然趋势。

1. 卫生文献信息服务的内涵 文献信息服务(document information service)从广义上讲指一切以满足用户文献信息需求为目的的信息服务活动;从狭义上讲,指以文献信息的搜集、加工、整理为基础,以满足用户信息需求为目标,以代为查找、翻译或整理为手段,以文献信息等知识产品的提供为形式的一种社会服务事业,是图书馆、档案馆、信息所、专利所、标准所等文献收藏机构的主要服务性工作。

我国文献信息服务涉及科技、经济、文化、新闻、管理等多个领域。不同行业的文献信息服务共同形成社会文献信息服务网络,从不同方面满足用户的文献信息需求。卫生文献信息服务(health document information service)就是指一切以满足医药卫生领域信息服务用户的文献信息需求为目标的信息服务。

2. 卫生文献信息服务的意义 随着互联网的发展及各国信息高速公路的实施,医学信息资源的开发已经迈入了网络化时代,卫生文献信息在丰富的文献信息资源当中占有很大的比重。抓住机遇,顺应信息时代的要求,积极参与医学信息资源的开发利用,为医药卫生事业的发展提供全方位文献信息服务显得尤为重要。卫生文献信息服务的意义主要有以下几个方面。

(1)科学研究的重要依据和组成部分:文献信息服务机构定期出版医学信息快报,报道医药卫生领域中的新进展、新动态及各个学科的前沿信息,向各类型卫生信息服务用户提供国内外有关医学调研报告情况或情报预测等文献信息服务。为用户选定科研课题、制订科研方案提供有益的信息和依据。

(2)临床实践的指导:临床医务人员通过卫生文献信息服务,可获取新药物、新技术、新方法甚至新疾病的信息,为临床实践活动提供循证支持。

（3）普及医药知识的手段：随着网络和信息技术的发展以及人们对健康知识需求的关注和提高，越来越多的人求助于各种形式的卫生文献信息服务，以获取社会性医药卫生、大众健康和保健方面的信息，因此，卫生文献信息服务逐步成为普及医药知识的重要手段。

3. 卫生文献信息服务的内容和方式　现代信息社会环境下，医学研究及临床实践要求全方位、多功能、智能化、网络化的卫生文献信息服务，传统意义上的卫生文献信息服务已无法满足用户的需求。因此，卫生文献信息服务体系除了包含传统文献信息服务内容外，又增加了许多新技术特征的服务内容，总结起来主要有以下几个方面。

（1）文献借阅服务：文献借阅服务是指信息服务机构利用一定的空间和设施为用户创造阅览条件，让用户在指定时间和场所进行文献阅读或将文献借给用户的一种信息服务方式。随着电子信息技术的广泛应用和发展，电子文献阅览的普及率不断提高，大大提高了获取和利用文献信息的效率。

（2）文献复制和文献传递服务：文献复制服务是信息服务机构为满足用户的需求，提供文献资料复印件的一种信息服务方式。文献传递服务是文献资源共享的一种重要方式，是指用户需要某本书或某份文献而本信息服务机构没有收藏该书或该文献时，信息服务机构通过一定的方式把从所需的文献资源提供给用户、满足其需求的一种服务方式。文献复制和文献传递服务都可以在一定程度上缓解信息需求增加而文献资源短缺的矛盾，弥补文献借阅服务的不足，但在提供这种服务时要以不侵犯知识产权为原则。

（3）文献宣传报道服务：文献宣传报道服务指图书馆等信息服务机构通过口头宣传、实物展示和文献提供等方式宣传报道文献信息的服务方式。这种服务方式是信息服务机构对用户提供的一种主动式服务，让用户通过这种服务寻找适合自己的文献信息，从而提高用户对信息服务机构的满意度。

（4）文献信息加工服务：主要有文摘和文献综述两种服务形式。文摘服务主要指通过对文献资料进行浓缩，以精练的文字向用户传递信息的一种主动服务方式。文献综述服务就是为了满足用户需求，对原始的医药文献进行研究之后，综合形成综述或述评之类的信息产品提供给用户的一种服务方式。文献综述一般可以反映所写专题的历史和最新进展及存在问题、发展方向等所写专题的全貌。

（5）文献检索、收录引证服务：文献检索指信息服务机构根据用户的需求，利用一定的检索工具，帮助用户查询文献信息的服务；文献收录引证服务是其检索服务的一种扩展，当用户需要查找文献收录引用情况，对其公开发表的论文和著作进行引证查询时，信息服务机构就需要根据用户提供的信息对相关检索系统收录及引用情况进行检索并出具证明。国际影响力较大的检索及评价系统主要有《科学引文索引》《工程索引》及《科学技术会议录索引》。

（二）卫生信息咨询服务

随着数据通信网络技术和宽带光纤通信技术的飞速发展与整合，计算机网、通信网、广播电视网及其他信息服务资源网相互渗透、相互融合、互联互通，信息的生产、传播和使用建立在全新的数字技术基础之上，形成了一个有机的整体。面对飞速发展的信息网络和具有广阔潜力的信息市场，为高速、准确、开放、便捷地传递和获取信息，许多信息服务机构如雨后春笋般快速成长壮大，信息咨询服务对用户来说越来越重要。

1. 卫生信息咨询服务的内涵　信息咨询服务（information consulting service）又可以称为咨询服务。王宇主编的《卫生信息管理》认为：信息咨询服务是以现代科学知识和现代技术手段、方法为工具，为解决各种复杂问题而进行的服务活动。罗爱静主编的《卫生信息管理概论》将信息咨询服务概括为：信息服务部门根据用户提出的需求，依据专业知识、实践经验和创新能力，充分开发和利用信息资源，运用科学的方法和现代化技术手段，为用户提供解决问题的建议、方案、策略、规划或措施等的信息服务活动。

综合上述观点，本书认为信息咨询服务是信息服务机构利用技术手段，为满足用户需求而进行的信息加工过程，是由信息交流、反馈和处理等一系列信息活动组成的信息服务方式。卫生信息咨询服务（health information consulting service）即围绕医药卫生领域所开展的信息咨询服务。

2．卫生信息咨询服务的内容　由于各类专业信息咨询在组织管理中具有专门的作用，其信息咨询内容有不同的侧重。现阶段医药行业竞争加剧，市场份额相对集中，卫生信息咨询服务可按咨询内容划分为以下三类。

（1）文献信息咨询服务：文献信息咨询服务指根据用户需求提供原始文献或复制品以及提供原始文献翻译等服务。前面提到的文献信息服务中的服务方式大都可归入此类。此外，信息咨询服务还包括查新咨询服务、定题服务等专项信息服务。因此本书认为，文献信息咨询服务是文献信息服务人员利用专业知识，通过使用各种信息资源解答用户疑问，辅助用户获取文献及所需信息的一种活动。

（2）知识咨询服务：知识是人类对客观世界认识的反映，也是对生产活动和社会实践不断积累的经验总结。知识经济时代，知识已成为最重要的生产资本，经济的增长取决于对知识的投资和应用。在知识经济时代，谁拥有知识，谁就拥有财富。因此，用户需要的最终信息不是文献本身，而是文献中所蕴含的知识。一般来说，知识的形成有两个途径：一是从实践中积累，把所观察的现象的共性核心升华为概念，把所积累经验的精华上升为理论；二是把已有的信息通过推断产生新知识，由抽象到抽象的过程。知识咨询服务就是要信息服务部门花费更多的时间和精力去形成从信息到知识的转变，并将转变的结果提供给用户的服务。有些知识咨询服务甚至需要运用专业知识去分析、整理、加工而获得。

（3）科研咨询服务：在全球信息化高速发展的今天，医学科研工作越来越受到卫生信息服务用户的重视。由于科研工作对知识技能要求的复杂性和多样性，并且许多卫生信息服务用户如临床医生的时间又极为紧迫，因此提供科研咨询服务就显得尤为重要。科研咨询服务主要是信息服务机构为了满足用户确定课题或制订发展规划的需求，对其提供的某些方面的咨询服务。在这一过程中，信息服务机构通过有关文献调研和实际调研工作，对各种文献信息进行分析研究，并写出综述、预测、建议、实施方案等，以为用户提供咨询服务。

此类咨询涉及的范围广泛，既包括技术路线和技术细节，又包括经济和政治问题；既涉及基础研究，又涉及国家社会的实际问题。这种咨询服务具有明显的预测性，其成果主要服务于即将开始或正在进行的工作，供决策者参考。

（三）医药领域查新服务

科技项目信息查新服务（scientific and technological novelty search）简称查新服务，指利用各种情报手段对科研课题和科技成果的新颖性、科学性与适用性作出客观评价，编写查新报告，为领导决策及科研人员选题、成果鉴定等科研活动提供参考的一系列服务。查新服务是兴起于20世纪80年代末的一项科技管理查新业务，并且越来越受到科技管理界，特别是医学科技管理界的重视。医药领域查新服务是以医学信息人员的高水平文献检索能力为基础，对相关文献进行筛选和对比分析，并使其经过检索人员的综合分析研究后，正式向政府部门申报医学科研项目，提出新颖性评价报告的指令性和规范性的医学科技情报分析咨询工作。

1．查新服务的类型和作用　科学研究贵在创新，创新是科学研究的灵魂，科研项目或科研成果的新颖性评价也因此显得非常重要。随着人们对查新服务重要性和迫切性认识的不断提高，查新服务的范围也不断扩展，从最初的成果鉴定发展到立题查新。医药领域的查新服务依据申请查新项目的不同目的划分为：科研立项查新，科技成果鉴定、奖励、转化查新，新药报批查新和专利申请查新四类。

科技立项查新主要是查清国内外是否已有人做过该课题或相关课题的研究以及取得的成果或进展情况，以此为依据对申请课题的新颖性做出判断，为判断申请课题是否具有立项价值提供客观依据。另外，通过查新，为申请人进一步提供国内外相关资料，以修正研究思路和方法，制订出具有创新意义的研究方案。

科技成果鉴定、奖励、转化查新主要是查清成果在国内外是否已有相关文献报道，如查到有同类或类似的研究，则通过对比已有研究成果与该研究成果的创新点，对该研究成果的新颖性作出评价。这类查新服务一般发生在完成科研研究项目后，对成果实施鉴定、奖励和推广应用之前进行。

新药报批查新发生在新药审批之前，专利申请查新主要是申请专利之前需要进行，但是这项查新服务由专利局负责，其他查新机构出具的查新报告一般不予认可。

科技查新是现代科技高速发展的必然产物，也是科技管理工作改革的需要。在我国未开展查新服务之前，对科技成果的评价主要采取同行专家评价和生产实践的效益证明两种带有明显主观性的评价方法，很难对被评议的课题和成果作出客观、公正、准确的评价。在科研立项之前，通过查新可以了解国内外相关科学技术的发展现状与方向，避免低水平重复研究，为科研立项提供客观依据。在课题或成果鉴定评审前，通过查新能对同类或类似研究项目的深度、广度和研究进度有所了解，用以比较成果的新颖性、领先水平，为科研成果的鉴定、评审及转化提供依据。

除此之外，查新服务还可以为医疗、教学、科研人员提供医药卫生相关信息，为医疗、教学和科研提供有效的帮助，从而避免科研浪费，提高科技投资效益，增强科研管理职能，实现科研管理科学化和规范化，提高科学研究的质量和效率。

2. 医药领域查新服务的基本流程　医药卫生类查新服务基本流程包括委托人提出查新委托、查新机构进行查新受理、文献检索、撰写查新报告、审核查新报告、出具查新报告。

（四）定题服务

随着互联网的出现及数字化文献的广泛应用，信息技术的发展突飞猛进，人类社会的信息化进程逐步加快，定题服务伴随着计算机检索系统的产生而出现。

1. 定题服务的定义及类型　定题服务（selective dissemination of information，SDI）是美国情报专家 H. P. Luhn 首先提出来的，原意是有选择地提供信息。定题服务又称为定题信息服务、跟踪服务或对口服务，是信息服务机构根据用户对某一方面主题信息的需求而进行文献信息的搜集、筛选、整理，以定期或不定期的形式提供给用户的一种服务。

定题服务是服务人员围绕用户的信息需求提供的一项主动性服务工作，实现了"信息找人"；定题服务针对不同的用户采用不同的服务策略，是一项具有针对性的服务工作；定题服务还是一项贯穿科研选题、预检索到结项成果整个科研过程的长期性、连续性的工作。

定题服务的类型有标准 SDI 和用户委托 SDI 两种。标准 SDI 是根据用户的科研需要，定期或不定期对某一特定医学主题进行跟踪检索，建立通用的检索提问文档，向信息服务用户征订，或把经过筛选的最新检索结果，以书目、索引、全文等方式编印成最新资料以通报形式提供给用户；用户委托 SDI 是用户按自己的信息需求委托检索系统为自己建立专门的提问文档，然后接受检索系统为用户提供的书目、索引、文摘、全文或汇编等形式的服务。

2. 定题服务在医学研究中的作用

（1）加速科研进程，提高文献信息利用率：医学课题的选择、科研的设计都是建立在大量的文献查阅基础之上的，一个人能否在最短时间内有效获取和利用所需信息是课题创新与否的决定因素。因此，医学科学研究离不开文献信息，科研人员必定要花很多的时间去查找和阅读相关文献资料。据统计，在整个科研过程中查阅文献占据 30% 以上的时间。信息时代，医学科研文献数量激增，研究多样分散，而且文献的时效性缩短。长期在医疗、教学第一线的医学科研人员工作忙、时间紧，要在海量的信息中找到所需文献信息并非易事。由于他们的检索技能有限，对检索系统不熟悉，所以，很容易出现事倍功半的情况，定题服务可以节约科研人员查找文献的时间，并帮助科研人员获取有效的文献信息，避免低水平的重复，减少人力、物力、财力的浪费。

（2）定题服务是研究者的有力助手：定题服务能为科研人员系统、全面地获得文献，吸取精华，借鉴前人研究方法创造良好的条件。医学科研工作者在课题研究过程中往往会遇到一些有关研究思路、创新点等的问题，此时，可以通过查阅文献了解其他研究者的科学构思、经验、方法与教训，并将自己的研究成果进行对比、分析和鉴定，从而快速解决研究中的难点问题。定题服务不仅能有效满足科研工作人员各自的情报需要，同时还是研究这些需要的有力武器，因此苏联著名情报学家米哈伊洛夫认为，定题服务是所有情报服务方式中最值得阐述的服务方式。

3. 定题服务的实施　定题服务是以丰富的馆藏、较完善的检索工具和数据库为基础，以高素质的服务人员为支撑，以科学的管理为保证的信息服务方式。无论哪种类型的定题服务，其在服务提供方式和服务手段上都没有区别，定题服务的实施主要包括以下两部分。

（1）调查研究：通过调查研究明确服务对象和范围，了解用户的信息需求及组织定题服务的可能性，包括服务人员、经费和其他条件。通过调研掌握科研课题的结构、内容，有关文献信息资源的结构与分布状况，检索工具与系统的利用情况，为定题服务做好准备工作。

（2）服务方案的制订与实施：首先，要根据调查研究的结果确定定题服务的主题，从满足用户信息需求的角度选择对当前用户专业价值较大的主题；其次，依据所定主题划定所需信息源的范围，既要充分利用本机构所藏资源，还要依托医学特色数据库及网上资源和部分免费电子期刊，以此提供准确全面的专题信息服务；再次，要根据主题选择合适的检索系统，反复斟酌确定合适的检索语言，制订相对科学的检索策略，提高信息的检全率和检准率；最后，要对定题信息的报道方式、服务人员素质要求、服务设施选用、经费开支计划等情况进行规划并及时与用户交流，建立较为稳定的用户反馈机制，便于随时掌握用户情况，不断完善检索策略，提高定题服务质量。

三、卫生信息服务业

卫生信息服务业是利用计算机和通信网络等现代科学技术对卫生健康等信息进行生产、收集、处理、加工、存储、传输、检索和利用，并以向社会提供卫生信息产品为主要服务内容的专门行业综合体。广义的卫生信息服务业包括卫生信息服务人力资源、服务企事业、服务政策与标准以及服务产品等在内的全链条产业。狭义的卫生信息服务业主要是指为医疗卫生机构和公众提供医药服务、公共卫生、医疗保障等电子信息业务的产业，主要包括卫生信息管理系统、网络信息服务、互联网+医疗等。随着国家对医疗卫生领域信息化建设投资规模的持续扩大，我国医疗卫生信息服务业呈现出良好的发展态势。下面主要介绍卫生信息管理系统、卫生信息网络服务和互联网+医疗服务三种卫生信息服务产品。

（一）卫生信息管理系统

卫生信息管理系统作为卫生信息化服务产品，对推动我国的医疗卫生事业和卫生信息产业的发展起到了重要作用。20世纪80年代中期，中国预防医学科学院建立法定传染病报告系统，标志着我国进入卫生信息管理电子化时代。按卫生机构类型可将卫生信息管理系统划分为医院信息系统、公共卫生信息系统、社会医疗保险信息系统、卫生监督信息系统等。

1. 医院信息系统　医院信息系统主要包括临床信息系统、医院管理信息系统。临床信息系统主要包括门诊医生工作站、住院医生工作站、护理信息系统、影像学信息系统、检验信息系统、实验室信息系统、电子病历信息系统等；医院管理信息系统主要包括人事管理系统、财务管理系统、资产管理系统、病案管理系统、药品管理系统、医院网站、办公自动化（office automation，OA）系统、决策支持分析系统等。

2. 公共卫生信息系统　公共卫生信息系统主要包括公共卫生信息系统、疾病预防控制信息系统、职业病及健康危害因素监测信息系统。

3. 社会医疗保险信息系统 社会医疗保险信息系统因保险制度不同可分为不同的保险信息系统。不同的医疗保险信息系统依据功能基本可分为业务管理系统和宏观决策系统两大模块系统。

（1）业务管理系统：可分为征缴事务处理层、内部事务处理层和医疗费用处理层。征缴事务处理层包括社会保险业务的登记、申报、缴费核定、费用征集等基本环节；内部事务处理层主要包括医疗保险的个人账户管理、基金会计核算与财务管理等基本环节；医疗费用处理层主要包括与定点医疗机构、定点零售药店之间的信息交换、费用审核和费用结算等基本业务环节。

（2）宏观决策系统：包括对统计性数据进行采集、整理、分析和发布的统计信息管理系统；对基金管理状况进行监控的基金监测系统；利用已有的统计性数据、监测数据和政策参数，对政策进行敏感性分析、对基金支撑能力进行中长期预测的决策支持系统。

4. 卫生监督信息系统 卫生监督信息系统主要包括卫生行政许可、卫生行政处罚、日常卫生监督等系统。

（二）卫生信息网络服务

信息网络服务是信息服务未来发展的重要方向，它利用互联网实现了信息资源的共享和利用，促进了卫生信息服务的迅速发展。主要服务工具包括搜索引擎、门户网站服务等。

1. 搜索引擎服务 搜索引擎（search engine）又称检索引擎、查询引擎，是指基于互联网的信息查询系统，包括信息存取、信息组织和信息检索。搜索引擎实际上就是专用的 Web 服务器，它运用网络自动快速索引技术、动态缓存技术、分布计算技术等多种技术手段对网上的信息资源进行组织和处理，并将用户检索出的信息展示给用户，为用户提供检索服务。搜索引擎是伴随互联网的广泛应用和信息技术的飞速发展，为解决用户在海量网络信息资源中查询所需资源所遇到的困难而产生的。搜索引擎出现后受到广大用户的青睐，并且被广泛应用在各个领域，对人们获取信息的方式产生了深刻的影响。

2. 门户网站服务 门户网站指为用户集中提供某类综合性网络信息资源并提供有关信息服务的网站。专题门户服务就是将来自不同信息源的信息集中在一个网站上，通过这个网站帮助用户访问这些信息。从网站性质来看，主要包括政府组织、非政府民间组织、社会力量举办的网站等。

（1）政府组织门户：包括卫生健康行政部门、疾病预防控制机构、卫生监督机构、医疗保障部门等网站或应用程序（application，App）。该类门户网站主要提供国家卫生信息查询、卫生政务咨询及办理、意见征集、健康及疾病科普知识等信息服务。

（2）非政府组织门户：包括 WHO、医学相关学会及协会、医疗保险相关学会与协会等门户网站。该类门户网站主要提供行业管理信息与数据、健康及疾病科普知识。

（3）社会力量办门户：在信息化快速发展的今天，社会力量办卫生信息门户已成为卫生信息门户网站服务重要的组成部分，其主要包括以专业性知识为主和以医疗服务性为主的门户网站。①专业性知识为主的门户网站：该类网站主要面向包括科研、教学等在内的医疗卫生专业人员提供专业卫生知识服务，主要有数据库网站、电子图书网站、期刊网站、多媒体资源网站、检索与查新证明等。如中国知网（CNKI）、维普、PubMed、健康与医学学科专辑数据库（ProQuest Health & Medical Collection，PHMC）、中文电子书知识库管理系统、各种期刊官网、中国大学慕课、实验空间等。②医疗服务性为主的门户网站：该类门户网站连接医生、科研人士、患者、医院、生物医药企业和保险企业等，覆盖健康科普、健康管理、大众知识服务、在线问诊平台、健康产品电商、线上线下诊疗、学术与问题交流等健康与卫生信息服务。

（三）互联网＋医疗服务

随着 5G 移动网络与物联网、虚拟现实、人工智能、区块链等技术的发展，医疗服务领域新形态不断涌现，"互联网＋医疗"服务作为其中突出的一种，在挂号结算、远程诊疗、咨询服务、健康管理等方面越来越广泛地应用于医疗服务实践。2015年全国首个互联网医院——乌镇互联网医院成立,标志着"互联网+医疗"走向了实体建设阶段。

1. 互联网+医疗服务发展历程 中国互联网+医疗服务发展过程主要经历了探索与发展两个阶段。①探索阶段(2017年以前):该阶段由政府在政策上助力互联网+医疗的探索,出台了《国务院关于积极推进"互联网+"行动的指导意见》《国家卫生计生委关于推进医疗机构远程医疗服务的意见》等,但尚无针对互联网+医疗的政策文件。在国家及部委的政策鼓励下,部分地区的企业积极尝试创新探索互联网+医疗服务。②发展阶段(2018年至今):该阶段国家卫生健康委员会陆续颁布了一系列支持互联网+医疗服务的政策文件,如2018年国家卫生健康委员会、国家中医药管理局印发了《互联网诊疗管理办法(试行)》《互联网医院管理办法(试行)》《远程医疗服务管理规范(试行)》三个文件[《关于印发互联网诊疗管理办法(试行)等3个文件的通知》(国卫医发〔2018〕25号)];2020年国家卫生健康委、国家医疗保障局、国家中医药管理局联合下发了《关于深入推进"互联网+医疗健康""五个一"服务行动的通知》,这些政策文件对互联网诊疗、互联网医院、远程医疗服务的管理作出了详细规定,标志着互联网医院已经进入规范发展阶段。

2. 互联网+医疗发展层次 互联网+医疗在医疗资源配置、诊疗服务提供、三医联动等方面从低到高可归纳为信息化、网络化、互联网医院、智慧医院四个层次。①信息化层次:主要表现为仅实现了院内局域网信息共享和服务,但未实现就诊人群线上挂号、咨询等服务;②网络化层次:主要表现为医疗机构实现网络预约挂号、在线咨询问诊等,但医疗机构之间未实现卫生信息互联互通;③互联网医院层次:主要表现为区域内医疗机构之间实现卫生信息互联互通,可以实现远程会诊+卫生资源调配+就诊、检查检验等信息共享,公众可以享受网络导诊问诊+连续性线上线下卫生诊疗服务;④智慧医院层次:主要实现大数据管理+人工智能+精准医疗+主动健康管理等在内的数智医疗卫生信息服务。

3. 互联网+医疗开展模式 依据服务提供主体的性质,可将互联网+医疗分为企业办和医疗机构办两种模式。①企业办互联网+医疗:主要集中在互联网+医疗发展的早期阶段,比较有代表性的是早期建立的以挂号服务为主的乌镇互联网医院等。互联网企业在申报成立互联网医院时必须要有挂靠的实体医院。②医疗机构办互联网+医疗:医疗机构办互联网+医疗已成为互联网+医疗的主力军,主要是将医院的服务能力由线下转向了线上,借助于网络技术、通信技术等使医院提供的医疗服务不再局限于本地,公众均可通过App、Web等登录互联网医院进行挂号、就诊、咨询、远程医疗等。

4. 互联网+医疗服务内容 互联网+医疗服务借助于互联网技术,基本覆盖了患者诊前、诊中、诊后的院内及院外服务。①诊前:主要利用互联网让患者不用到医院即可享受导诊分诊、预约挂号、病历收集、线上检验检查预约等服务;②诊中:互联网+医疗延续了实体医院的服务,医生和患者在不占用医院资源的前提下完成诊断、处方、购药、支付等;③诊后:该环节是互联网+医疗未来发展的方向,尤其是互联网+智慧医疗、互联网+慢性病管理、互联网+健康管理,主要包括在线随访、复诊提醒、AI语音随访、智能问答、数智设备健康监测服务等。

第三节 卫生信息服务评价

一、卫生信息服务评价的意义

卫生信息服务评价(health information service evaluation)是卫生信息服务的反馈形式之一,现代信息服务机构都要求体现以人为本的服务精神。与信息服务机构密切相关的社会现象、信息技术、网络技术的快速发展，社会知识的急剧增长，促使信息服务的内容和形式不断更新，卫生信息服务评价也成为信息服务工作不可缺少的一部分。

任何评价都是为一定目的服务的。卫生信息服务评价是为优化服务手段、提高服务质量与服务效率，促使服务价值最大化的一种定性与定量相结合的测评活动。其意义主要体现在自身发展的需要和用户对知识信息的需求两个层面。

（一）卫生信息服务机构自身发展的需要

服务是卫生信息服务机构的主旋律。卫生信息服务评价实践的目的是根据评价结果确定信息服务质量的好坏、用户的信息需求能否得到满足，便于明确服务方向，努力消除服务中的障碍因素，并借助有利因素创新卫生信息服务。每一工作环节都应体现"用户至上、服务第一"的服务理念，从而促使卫生信息服务机构向更高层次、更高境界发展。卫生信息服务机构进行信息服务评价是为了更好地履行自己的职责，通过评价卫生信息服务在用户实际应用过程中是否产生应有的经济效益和社会效益来引导和规范信息服务机构的行为。此外，规范的卫生信息服务评价能分析卫生信息服务的效果和作用，发现服务过程中的问题和解决方法，不断提高信息服务的水平，从而促进卫生信息服务机构的不断壮大发展。

（二）用户对知识信息的需求

卫生信息服务机构的产生与社会大众对知识和学习的需求是密不可分的。卫生信息服务评价是对信息服务活动的社会效益、经济效益及效益大小进行判断的方法之一，其作用主要是发现信息服务活动中用户信息获取的有利因素和不利因素，对服务机制中的障碍部分进行排除、修正，对现代服务理念和服务技术不断弘扬、创新，让用户在快捷方便的环境下高效获取信息。

高效的卫生信息服务评价不仅可以增强信息服务机构的核心竞争力，而且可以提高用户对信息服务机构的忠诚度和依赖度，有利于形成知识获取、知识生产、知识传播的良性知识流动环境，让卫生信息服务机构真正发展成为广大用户获取信息的精神家园。

二、卫生信息服务评价的内容

卫生信息服务评价工作依据不同的标准划分为不同的类型，按评价基准分为相对评价和绝对评价；按评价功能可分为诊断性评价、形成性评价、总结性评价；按评价数据性质则分为定性评价和定量评价；按评价主体可分为自我评价、专家评价和用户评价。无论哪种类型的卫生信息服务评价都有相应的评价指标，评价具体信息服务质量的高低一般都涉及5个方面的因素，即信息服务基础设施，信息资源及其建设能力，信息流程，信息组织结构和信息制度，专业技术人才，服务效果。

（一）信息服务基础设施

信息服务基础设施是保证信息服务开展的物质保障，信息服务基础设施包括信息服务机构的馆舍环境，自动化、网络化建设，信息资源建设经费等。馆舍环境包括信息服务机构的面积、阅览条件、容纳用户数量及阅览环境等。自动化、网络化建设的评价涉及网络安全防御、卫生信息服务机构的信息管理系统以及与信息服务相关的服务器、交换机、存储设施、供电设施等，这些因素是保障服务工作顺利进行的硬件环境，能对信息服务机构的服务效率和用户对信息服务机构的有效利用产生直接影响。信息资源建设经费的评价包括不同载体文献资源所用经费的绝对值和相对值，信息资源建设经费在信息服务机构总支出的比例等。

（二）信息资源及其建设能力

信息资源是信息服务的根本保证，信息资源质量的高低直接影响信息服务的质量和效果，信息资源建设是卫生信息服务评价的重要指标之一。信息资源建设包括文献信息资源建设和数字化信息资源建设。文献信息资源建设涉及文献资源数量、文献保障率、文献增长率、文献处理平均时间和文献信息开发程度等指标。数字化信息资源建设包括数据库建设和网络信息资源建设等。数据库建设评价涉及数据库购入数量，书目数据库、特色数据库及全文数据库的开发和建设等指标，此外还要从数据内容、时间跨度、文献档次加以考察，即数据库内容要涵盖所有学科，提供的信息要新颖、权威，能保证可检索文献时间上的连续性。网络信息资源建设主要指网络信息资源的收集、加工、整理和开发。随着计算机网络技术的广泛应用，数字化资源因便于检索、加工处理和网络传输，在信息服务中占据重要地位，是信息服务评价的重要指标。另外，数字化资源建设的质量好坏还可以从该资源的访问人数来衡量。

（三）信息流程、信息组织结构和信息制度

科学、规范的信息流程，健全、合理的信息组织结构和先进的信息制度是卫生信息服务机构开展信息活动组织和管理的保障。这些因素除了能规范信息服务机构的各项信息活动，还能提升信息工作人员的工作热情，从而对信息服务机构的信息管理与服务的水平和质量产生直接影响，不断提升信息管理和服务的效率，增强信息服务机构的核心竞争力。因而，信息服务机构的信息流程、信息组织结构和信息制度都成为卫生信息服务评价的重要内容。

（四）专业技术人才

信息服务专业技术人才是信息服务中最活跃的一部分，他们的素质高低直接影响着卫生信息服务的质量和效益。信息服务人员的素质主要包括服务人员的知识水平，信息获取方法、技巧以及信息综合加工理解、交流能力，服务态度和敬业精神。随着信息环境的变化，用户需求不断改变，个性化需求不断增加，对信息服务人员的素质要求越来越高。在知识水平方面，要求服务人员不仅具备专业知识和较高的外语水平，以及较强的计算机操作技能，还能把握学科新动态、掌握新技术，能够精、准、快、全地为用户提供卫生信息服务。因此，要想实现高质量的卫生信息服务，就需要复合型人才与专家型人才有机结合。此外，积极的工作态度也是卫生信息服务评价的一项软指标，该指标能赋予卫生信息服务活力，积极的工作态度概括而言就是要以主动的态度，及时、快捷地向用户提供便利的卫生信息服务。

（五）服务效果

信息服务效果评价是卫生信息服务机构服务活动和服务水平最直接的反映，是卫生信息服务评价的重要内容。信息服务效果评价既是评价过程的终点，又是信息服务机构服务机制修正与完善的起点。卫生信息服务工作只有通过不断的评价才能不断攀升，才能朝着更科学、更合理的方向发展。信息服务效果评价涉及服务的及时性、信息的完备性、信息需求的满足率、经济效益等方面的内容，主要包括如下指标。

1. 吸引用户率　吸引用户率指一定时间段内，信息服务机构实际服务人数与应该服务人数的比值。信息服务机构的用户既包括到信息服务机构接受服务的用户，又包括接受和利用网络信息资源服务的用户。不同类型的信息服务机构，用户来源不同，吸引用户率也不同。因此在进行信息服务评价中，要根据不同的信息服务机构类型来确定吸引用户率的不同权值。

2. 用户满意度　用户满意度是评价信息服务质量和水平的重要标准，高质量的卫生信息服务应该有较高的用户满意度。卫生信息服务机构可以通过用户满意度评价其服务，并根据评价结果对自身服务加以改进，不断提升卫生信息服务质量。用户满意度涉及的因素有：信息资源的可获取性、信息技术、信息服务能力、信息资源开发能力及增值处理能力、用户的信息意识、信息环境和信息设备等。用户满意度是一个主观性的数据，主要通过向用户发放调查表或听取用户意见与建议获取原始数据，然后在此基础上客观、公正地分析数据，力求准确表达用户意见。在具体评价的过程中一般要采取一定的技术手段，保证数据结果能正常有效。

3. 资源利用率　这里的资源包括纸质文献、电子文献及网上资源。资源利用率指一定时间内，用户实际使用的资源数量与该机构所拥有资源总数的比值，是卫生信息服务评价中一项重要的指标。一般情况下，这几种资源的流通次数越多，点击率越高，资源的使用价值就越大。此

外,资源利用率还能客观反映信息服务机构的工作效率,如果资源利用率高,则信息服务机构的工作效率高,提供信息服务的速度就快。

4. 信息需求满足率 信息需求满足率是指在所提供的信息中用户认为有用的信息所占的比率,是评价信息服务有效性和实用性的重要指标。与用户满意度不同的是,信息需求满足率反映的是信息服务与用户在互动过程中的关系,可以用文献保障率(用户人均拥有的文献信息资源数量)和用户借阅率来衡量,主要反映的是信息服务机构信息服务的能力和文献资源保障能力。

5. 服务便利度 服务便利度反映的是信息服务机构提供的附加服务的程度,是信息服务评价的内容之一。服务便利度是信息服务机构所提供的信息服务对用户而言的方便程度,包括的指标主要有两个方面:第一,信息服务机构的位置、交通是否便利等客观指标;第二,开放时间长短、布局是否合理、各类标识是否完备准确、有无导读等服务主观努力程度。

信息服务评价的内容包含信息服务评价的指标,评价指标体系是所有评价指标的有机组合,是信息服务评价的标准和基础。由于信息服务具有复杂性、作用滞后性、效用模糊性等特点,在信息服务评价中要科学确定各评价参数在系统中的相对重要性或权重,采取有效的运算方法来求算排序值,让它们形成较完整的信息服务评价指标模型和体系,让信息服务的评价更合理有效。

三、卫生信息服务评价的方法

卫生信息服务评价是信息服务机构质量管理的重要环节,是检验和做好卫生信息服务工作、提升卫生信息服务质量、有效满足用户信息需求的手段,因此卫生信息服务评价受到更多的关注。由于信息服务的效果是抽象的,其服务价值难以用客观标准来衡量,加之服务人员与用户之间的互动交流对用户满意度产生很大影响,所以卫生信息服务评价不能仅采用一种方法。我国信息服务机构在不断学习与借鉴国外信息服务机构先进的信息服务评价方法的基础上探索、开创出一系列行之有效的评价方法,这些方法也适用于卫生信息服务领域。

(一)卫生信息服务评价的方法

1. 定性评价法 定性评价法指依靠评价人员的洞察力和分析能力,根据以往的经验和逻辑判断能力进行评价的一类评价方法。比较常用的定性评价方法有专家评议法、德尔菲法等,这些方法通常都是由评价者或专家依据所拥有的信息对评价对象直接打分或作出直观判断,然后归纳总结专家的意见,最终形成评价意见。这种评价方法要求评价人员不仅要具备较高的专业知识和丰富的实践经验,而且要具有在不完整的数据资料中洞察事物本质的能力。

定性评价法的优点是可以发挥人的智慧和经验作用,在没有数据限制的情况下避免或减少因数据统计不足或不精确所产生的片面性和局限性。由于定性评价中随机影响因素较多,如评价人员主观意识和实践经验、知识的局限,导致评价结果往往容易带有个人偏见或片面性,这也是定性评价的缺点所在。因此,定性评价法适用于信息服务机构中无法用数量或很难用数量来度量的评价内容,如发展理念、上级单位的支持、信息服务的开放性、信息服务人员的主观态度等。

2. 定量评价法 定量评价法指以通过模型试验、样机试验获得的信息或其他统计数据作为依据,按照评价指标体系来建立数学模型,用数学手段和计算机求得评价结果,并用数量表示出来的一类方法,如数学分析法、主成分分析法等。定量评价法在西方国家的信息服务评价中应用比较广泛,其中有关信息服务的经济评价、技术评价、科研评价、资源评价及服务评价等多使用这类评价方法。

定量评价法的优点是评价结果的科学性、可靠性高,不易受个人主观意识和经验的影响,很少受不确定因素的影响,完全以客观、定量数据为依据,以科学的计算方法来评价,特别是计算机的应用,为定量评价提供了有效的工具,从而大大提高了定量评价的可行性和时效性。但在评价内容和表现情况比较复杂的情况下,有些评价内容很难用确切的数量来表示,同时,定量评价法也不能解决评价人员可能背离标准打分的问题。因此在信息服务评价中,定量评价法主要应用于两个方面:一是大量应用在评价数据材料的收集中,二是应用于对各种材料的分析处理上。

3. 定性和定量相结合的评价法 定性和定量相结合的评价法是一种导入可信度高的定量评价法,建立定性和定量相结合的综合信息服务评价分析模型,采用定性和定量相结合的评价法,它吸取两种方法的优点,弥补两者的缺点,能够形成相对客观和科学的评价结果。这类方法如层次分析法、模糊综合评价法等已在实践中得到广泛应用。

值得注意的是,信息服务评价法是随着评价方法的发展而发展的,卫生信息服务机构在进行卫生信息服务评价的过程中要结合自身的实际情况选择适合自己的评价方法,在实践中不断验证原有评价方法的科学性并对其进行优化,在今后的工作中不断探索新的评价方法,提升卫生信息服务质量。

(二)卫生信息服务评价的步骤

卫生信息服务评价是一个完整的工作流程,一般分为以下几个步骤。

1. 收集基本资料 收集信息服务机构的基本条件建设、信息资源建设、信息制度、信息流程及信息服务效果等基本资料。

2. 确定信息服务评价指标及权重系数,构建信息服务评价模式 这是信息服务评价中非常重要的一步。确定信息服务评价指标时,可以依据前面介绍的卫生信息服务评价中涉及的指标选择确定,如何科学合理地确定各指标的权重系数是进行有效评价的关键。权重又称为重度系数,是各评价指标对整个评估的重要性程度。在信息服务评价中,各个指标对信息服务评价的最终结果的影响程度是不同的,因此各个评价指标的权重也是各不相同的。确定权重的方法有很多,如加权法、线性分配法、比值评价法、专家法、问卷统计测量法、借鉴法等,信息服务机构要根据具体评价内容选择相应的权重确定方法。

3. 数据收集、处理与分析 依据评价目的、指标体系等,收集相关数据及资料。对收集的资料与数据进行完整性、准确性、科学性等的检查、整理,并利用计算机软件或分析技术对信息服务工作量、信息传递量等数据进行处理与分析。

4. 评价报告 对获取的相应的评价数据进行分析、比较、评定,形成相应的评价结果,并将信息服务机构的现实情况与同类信息服务机构进行比较,形成评价报告,为信息服务机构改进服务提出意见和建议。

四、网络卫生信息服务评价

网络的优化和普及使网络信息资源无处不在,网络信息服务逐渐成为新时期信息服务机构提供服务的主要手段。网络信息服务指利用现代技术从事信息采集、处理、存贮、传递和提供利用等一切信息活动。与传统的信息服务相比,网络信息服务在服务范围、对象、内容、质量、服务过程、模式、体系和特色等方面都有所不同,因此网络信息服务评价也应该有新的变化。

网络信息服务评价指标应该包括目的指标、信息内容质量指标、图形和多媒体设计、网络信息服务的易用性及稳定性和连续性等。其中影响信息内容质量指标的因素包括信息的正确性、权威性、独特性、时效性及个性化等。网络信息资源覆盖范围较广,内容更新较快,具有易变性,因此,对网络信息服务评价指标进行设计时要遵循动态性原则、全面性原则和可行性原则。

网络信息服务评价的方法大体分为四种:自我评价法、第三方评价法、用户评价法和网络计量评价法。自我评价法指由信息服务机构管理者实施的,信息服务机构对自身网络信息服务的评价。常见的有政府门户网站、政务新媒体等对信息服务的自查报告等。第三方评价法指由相对于信息服务机构以及用户而言的第三方进行评价的方法,主要有两种形式:一是面向普通网络用户,评价范围侧重于综合性网络资源的商业性专业网络信息资源评价网站;二是为科研服务,注重信息内容及信息权威性、学术性的信息服务机构提供的网络资源评价服务。用户评价法指让用户根据评价机构所选的指标体系和评价指南，按照指标对其质量的高低、服务的好坏等进行评价的方法。网络计量评价法是由文献计量学引申和发展而来的，是根据网络信息服务和网络信息资源自身的特征和规律对网络信息资源进行定量评价的方法。在进行网络信息服务评价时应尽量采取定性与定量评价相结合的评价法，充分体现评价的客观性、公正性、科学性和合理性。

（高力军）

思考题

1. 什么是卫生信息服务？
2. 什么是定题服务？
3. 卫生信息服务评价的内容是什么？
4. 全面推进紧密型县域医共体建设是促进分级诊疗、引导有序就医格局的重要举措。为了了解和掌握紧密型县域医共体建设情况，国家卫生健康委员会每年度对县域医共体建设情况进行监测与评价，请你从信息服务评价的角度，谈一下开展县域医共体建设评估的步骤有哪些？

第七章 医院信息系统

随着数字化时代的到来,医疗卫生行业对医疗信息化的需求越来越迫切。医院信息化从最初利用计算机解决挂号和费用结算问题,发展到开发出包括门诊医生工作站、住院医生工作站、实验室信息系统、电子病历系统、放射信息系统等在内的院级医院信息系统。通过医院信息系统可以方便、准确地查询患者的历史病历、检查检验、药品、手术麻醉等信息,满足了医生、护士、行政、后勤等的业务信息需求,提高了医护人员的工作效率,方便了患者就医,提升了医院的管理水平,促进了医疗质量的不断提高。全国各地各医院的医院信息系统的建设,尤其是数据标准化的建设,破除了卫生信息孤岛,为各地建立区域卫生信息中心、构建医疗大数据打下了坚实的基础。本章主要从医院信息系统概述、临床信息系统各子系统的功能与信息流程、医院管理信息系统各子系统等方面进行详细介绍。

第一节 医院信息系统概述

一、信息系统的概念及功能

(一)信息系统的概念

信息系统是由计算机硬件、网络和通信设备、计算机软件、信息资源、信息用户和规章制度组成的,以处理信息流为目的的人机一体化系统,能够及时、正确地采集、处理、存储、传递、检索和管理信息,实现对组织中各项活动的管理、调节和控制。

从概念结构来看,信息系统由信息源、信息存储器、信息处理器、信息用户和信息管理者五部分构成(图 7-1):信息源是信息的发源地;信息存储器和信息处理器负责信息的传输、加工、存储等任务;信息用户是信息的最终使用者,将信息用于满足管理决策等信息需求;信息管理者负责信息系统的设计与实现、运行与维护。

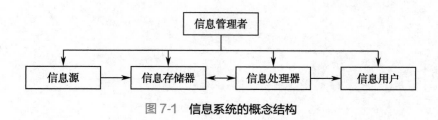

图 7-1 信息系统的概念结构

信息系统为实现组织的目标,对整个组织的信息资源进行综合管理、合理配置与有效利用,其由七大部分组成。

1. 计算机硬件系统 计算机硬件系统是指组成计算机的各种物理设备,包括服务器端和客户端两大部分的主机[中央处理器(central processing unit,CPU)和内存储器]、外存储器(如硬盘系统、磁带系统、云存储系统)、输入输出设备等。

2. 计算机软件系统 计算机软件系统是指计算机运行的各种程序、数据及相关的文档资料,通常被分为系统软件和应用软件两大类。

（1）系统软件：计算机系统软件能保证计算机按照用户的意愿正常运行，为满足用户使用计算机的各种需求，帮助用户管理计算机和维护资源，执行用户命令、控制系统调度等任务。系统软件主要有计算机操作系统（Windows/Linux 等）、语言处理软件（如汇编语言编译器、C 语言编译器等）、数据库管理软件（如 Oracle、MySQL、GaussDB）、其他辅助程序软件。应用软件是指为特定领域开发并为特定目的服务的一类软件。

（2）应用软件：应用软件是直接面向用户需要的，它们可以直接帮助用户提高工作质量和效率，甚至可以帮助用户解决某些难题。应用软件一般分为两类：一类是为特定需要开发的实用型软件，如统计分析软件 Statistical Analysis System（SAS）、文献管理软件 EndNote 和 NoteExpress 等；另一类是为了方便用户使用计算机而提供的一种工具软件，如用于文字处理的 WPS、用于辅助设计的 AutoCAD 及用于系统维护的杀毒软件和安全卫士等。

3．数据及其存储介质　数据是系统的主要组成部分，数据是通过存储介质来进行存储的，数据存储方式分为本地存储和云存储。本地存储一般是通过传统的存储介质进行存储，如磁带、胶片、硬盘等。云存储是一种发生在云中的数据存储和组织方法，云是一种可以通过互联网连接访问的远程服务器网络。借助基于云的存储，用户和企业可以从任何提供互联网连接的位置存储、访问和维护其数据，而不是将其文件限制到单个物理位置或设备。云存储应用的介质一般分为两类：对于云服务中约 80% 的冷数据（cold data）来说，一般使用硬盘、磁带、光盘等传统介质，它们相对更加稳定，寿命在三五年到数十年不等；而对于需要经常被读取的热数据（hot data），一般选择固态硬盘（solid state disk，SSD）存储。

4．通信系统　通信系统是用以完成信息传输过程的技术系统的总称，含信息的发送、接收、转换和传输的设施，包括无线通信设施、有线通信设施、光纤通信设施、卫星通信设施、电报等设备，计算机网络和数据通信的软件等。

5．非计算机系统的信息收集、处理设备　如各种电子和机械的信息采集装置，录像、录音等记录设备。

6．规章制度　规章制度包括为了明确各类人员的权力、责任、工作规范、工作程序、相互关系及奖惩办法而制定的各种规定、规则等文件，也包括为了规范工作流程而制定的有关信息采集、存储、加工、传输的各种技术标准和工作规范以及各种设备的操作、维护保养等规范文件。

7．工作人员　各种软硬件和信息处理都离不开人，如计算机等硬件的操作、维护人员，程序设计与维护人员，数据库管理员，系统架构分析师，信息系统的管理人员与收集、加工、传输信息的有关人员。

（二）信息系统的功能

根据信息在信息系统中的流程，信息系统的结构由输入、存储、处理、输出和控制等模块组成。信息系统的功能则是指具有确定结构的信息系统在一定的约束条件下作用于环境的能力，它表征了信息系统在与环境之间进行信息输入/输出的转换关系中对于环境的输出能力的大小。因此，一般将信息系统的功能划分为输入、存储、处理、输出和控制五个基本功能（图 7-2）。

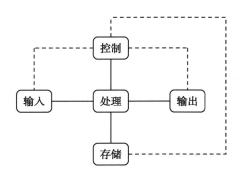

图 7-2　信息系统功能构造模型

1．输入功能　信息系统的输入功能包括信息资源的采集、控制指令的输入、信息检索条件的输入等。

2．存储功能　信息系统的存储功能是与输入功能紧密联系在一起的。当信息被采集或输入后，首先需要将其存储起来以便进行后续的加工、整序等。

3．处理功能　信息系统输入、存储的信息，必须经过及时加工处理，包括信息整序、索引、抽取、深加工等,处理方法包括数据仓库技术的联机分析处理和机器学习（machine learning）方法,神经网络（neural network）、深度学习（deep learning）也是非常重要的数据处理方法。

4.输出功能 各种各样的信息系统都是为了满足各类用户对信息的不同需求而建立的。输出内容包括经过信息系统加工处理后的资料信息、信息系统运行状态的反馈以及需要人工干预时的提示信息,资料信息是最终产品。

5.控制功能 为了保持信息系统的输入、存储、处理、输出等环节顺畅进行,信息系统必须具有进行管理和控制的功能。信息系统对控制的影响体现在多个方面,包括信息技术的一般控制、应用控制和公司层面的信息技术控制。

信息系统的一般控制是指为了保证各信息系统有效执行业务处理控制而对信息系统开发和应用环境进行的控制活动,包括职责分工与授权审批,信息系统开发、运行维护与变更控制,信息安全、硬件管理等,它作用于所有的信息系统。

信息系统的应用控制是为了保证特定业务流程正常运转而对具体应用系统进行控制的活动,包括业务处理流程整体控制、输入控制、处理控制和输出控制等,可以分为计算机编码中的日常控制及与用户活动相关的政策和流程。应用控制既可通过程序编码将控制规则固化于应用系统中以自动化控制方式实现,也可通过手工方式实现。

二、医院信息系统的概念及功能

（一）医院信息系统的概念

医院信息系统（hospital information system,HIS）是医学信息学的一个重要分支,1988年美国卫生信息化领域的著名学者 Morris Collen 曾对医院信息系统作如下的定义：利用电子计算机和通信设备,为医院所属各部门提供患者诊疗信息（patient care information）和行政管理信息（administration information）的收集（collect）、存储（store）、处理（process）、提取（retrieve）和数据交换（communicate）的能力,并满足所有授权用户（authorized users）的功能需求。医院信息系统的定义通常有广义和狭义两层含义。广义的医院信息系统是指利用计算机软/硬件技术、网络通信技术等现代化手段,对医院及其所属各部门的信息流（主要包括人、财、物等）进行综合管理,对在医疗活动各阶段中产生的数据进行采集、存储、处理、提取、传输、汇总、加工并生成各种信息,从而为医院的整体运行提供全面的、自动化的管理及各种服务的信息系统,包括医院管理信息系统、实验室信息系统、医学影像存储与传输系统等。狭义的医院信息系统通常指的是医院管理信息系统。

（二）医院信息系统的组成

医院信息系统是一个十分庞杂的业务功能体系,从不同的视角,其有不同的功能体系。如从功能角度,医院信息系统可以分为三个层次：窗口事务处理功能、部门级事务功能、院长级决策支持功能；从专业深度可分为一般日常事务处理功能、专业业务支持功能（如用药咨询功能）、专业知识处理功能（如疾病诊疗支持功能）；从信息处理的角度,可以分为管理信息功能、临床信息处理功能。

从信息处理角度可将医院信息系统分为三大部分（图7-3）：临床信息系统（clinical information system,CIS）、医院管理信息系统（hospital management information system,HMIS）和外部接口（external interface,XI）。

1.医院管理信息系统 其主要目标是支持医院的行政管理与事务处理业务,减轻事务处理人员的劳动强度,辅助医院管理层决策,提高医院的工作效率,从而使医院能够以较少的投入获得更好的社会效益与经济效益。其包括财务管理系统、药品管理系统、病案管理系统、物资设备管理系统等子系统。

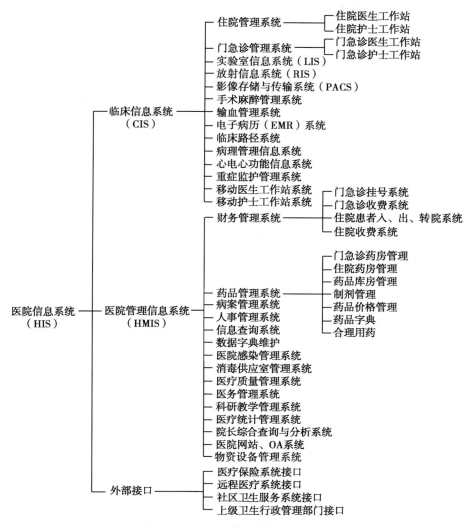

图 7-3 医院信息系统结构示意图

2. 临床信息系统 其主要目标是为临床医护人员和医技科室医生服务，临床信息系统以患者为中心，支持医护人员的临床活动，收集和处理患者的临床医疗信息，丰富和积累临床知识，并提供临床咨询、辅助诊疗、辅助临床决策服务，提高医护人员的工作效率，为患者提供更多、更快、更好的服务。其包括医生工作站、护士工作站、实验室信息系统、放射信息系统、影像存储与传输系统、电子病历系统等。

3. 外部接口 主要目标是实现与其他医疗相关信息系统的集成，实现与外部信息系统的数据交换，包括医疗保险系统接口、远程医疗系统接口、社区卫生服务系统接口、上级卫生行政管理部门接口等。

（三）医院信息系统的功能

医院信息系统的功能包括以下几个方面。

1. 通过各子系统相互协调配合完成各类信息的数据采集、数据分析、数据处理、数据压缩和数据传输等。

2. 提供包括患者基本数据、诊断、医嘱、治疗和历史病历等在内的一系列电子文档，以及涵盖医院后勤、人事管理、物资设备管理和医院整个工作流程的成本核算与控制。

3. 以患者唯一 ID 为用户标识快速地在数据库查询和调用患者的有关资料，通过整个治疗过程清晰的构架和日常业务的优化达到降低成本、增加效益和提高服务质量的目的。

（四）医院信息系统的特点

医院信息系统属于 MIS 的一种，但是由于医院本身的目标、任务和性质的特殊性，其被认为是当前所有企业级信息系统中最为复杂的一类。其不仅要同其他管理信息系统一样追踪随人、财、物而产生的信息流，保障医院运行效率的提高，而且还需要支持以医疗记录为中心的整个医疗、教学、科研活动。医院信息系统与其他 MIS 相比较具有以下特点。

1. 需要大规模、高效率的数据库管理系统的支持　医疗数据具有复杂性和多样性的特点，患者的医疗信息涵盖了文字、图形、影像、视频等信息。同时，医疗记录每天都在不断快速增长。此外，医院信息系统还要满足众多医护工作人员同时调阅大量数据的需求。因此，数据库的效率将直接影响到医院正常医疗活动的开展，所以医院信息系统需要大规模、高效率的数据库管理系统的支持。

2. 需要很强的联机事务处理支持能力　由于医院每天接待的患者众多，同时有很多患者需要挂号、划价、交款、取药，此外，医生也需要经常调阅患者的历史病历信息（如用药、检查检验结果等），所以需要系统具有极其快速的响应速度和联机事务处理（online transaction processing，OLTP）能力。

3. 系统需要绝对的安全和可靠　医院信息系统承载着医院的运行职责，需要每天 24h 不间断运行，以保障医疗活动的正常开展。

4. 人机界面友善，易操作性强　系统需要适应不同的终端界面，如计算机桌面、手持终端设备（含各种平板和手机），界面需要操作简单、快捷。

5. 高水平的信息共享　医院信息系统一个最大的特点就是信息共享。以患者个人信息为例，它需要在医院信息系统的绝大多数功能模块中使用，如果这一信息在不同功能模块中需要重复录入，不仅造成了工作上的重复，还容易造成信息的不一致。

6. 开放性和可扩充性　随着技术的进步，医院信息系统也需要不断升级，添加一些新功能，这就要求系统具有开放性和可扩充性。

第二节　临床信息系统

一、门诊医生工作站

医院的门急诊工作是医院业务的重要组成部分，是医院服务的主要窗口，也是医院业务收入的重要来源。由于门急诊就诊流程基本相同，门诊和急诊医生均使用门诊医生工作站。门诊医生工作站主要的目的是与 HIS 的其他子系统配合，优化工作流程，提高医生工作效率，减少患者排队长时间等候的问题。

（一）门诊医生工作站的主要功能

门诊医生工作站的主要功能是处理门诊记录，开出检查检验申请单、诊断、处方等。门诊医生工作站支持门诊挂号、读取患者就诊卡及条码等信息查询。

1. 患者身份识别　可支持医院就诊卡、医保卡、患者就诊号等多种手段识别身份，覆盖公费、医保、自费等所有类型的患者。

2. 挂换号功能　针对医生遇到患者没有挂号的情况，医生可以通过门诊医生工作站划卡实现挂号或换号，挂号后医生再开处方或相应的检查申请单，患者只需到收费处一次性结算。

3. 门诊分诊叫号　护士将患者分诊后，医生可利用工作站点击下一个患者，此时门楣显示屏、分诊大屏幕等处就会显示该患者的姓名，或同时在语音播报系统中播放该患者的姓名。

4. 电子申请单　利用门诊医生工作站开出检查检验申请单后，收费处收费后系统将信息直接传送到相应执行科室，各检查报告亦可通过网络返回医生工作站，供医生调阅。

5. 病历录入及调阅 在患者就诊时，医生需要将患者的主诉、家族史、过敏史等信息，以及通过望闻问切、触诊、叩诊等得到的信息录入系统（图7-4）。而对于复诊患者，系统可以调阅其以前就诊的所有记录，从而避免由于患者对自己病历资料保管不全而造成的就诊信息缺失的问题。

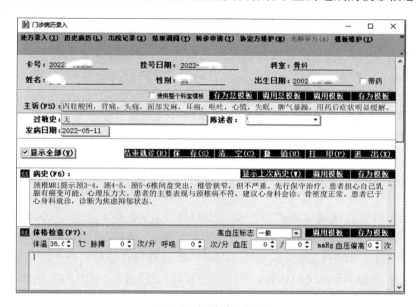

图 7-4 门诊病历录入

6. 处方录入 医生确诊后，可直接在系统上录入处方，系统同时关联药房库存及药品价格库，医生根据患者实际情况下达处方（图7-5）。

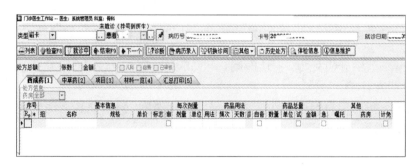

图 7-5 处方录入界面

7. 模板功能 门、急诊可以根据习惯制定成套模板，包括全院模板、科室模板、个人模板。

8. 门急诊医生工作量统计 门诊医生工作站可实现对医生工作量的统计查询，其查询条件可以设定日期、医生姓名、科室、初复诊等。

9. 疫情报告 当疫情、院感等事件发生后，可直接通过工作站向上级汇报。

10. 入院申请 门诊医生确认门诊患者需要住院治疗并征得患者的同意后，可以通过门诊医生工作站直接将信息发送到出入院管理处，方便患者入院，节省入院登记时间。

11. 信息查询 门诊医生工作站可以实现的信息查询功能包括患者基本信息查询、挂号信息查询、药品基本信息查询、检查检验单查询、检查检验报告查询、历史病历查询等。

（二）门诊医生工作站的基本工作流程

1. 分诊挂号 患者挂号时根据需要可以选择挂急诊、普通医生号、专家门诊号，甚至是特需专家门诊。患者到对应的门诊科室后，科室门诊护士会根据情况将患者分诊到对应的诊室，让患者到对应的诊室外等候,同时对应的医生可以看见已经分诊的患者,并通过排队叫号系统叫号,保证了就诊秩序。

2．患者就诊　医生在门诊医生工作站中选择患者姓名就可以进入到就诊程序,按规范要求对患者进行问诊,以及进行一般性临床检查(包括触诊、叩诊、听诊等),并记录在系统中,从而生成患者新的门诊病历,在必要时还会调阅患者的历史病历,或者开具新的检查检验单,以便对患者进行诊断。

3．开具检查检验单　医生根据实际情况开出检查检验单后,患者可以到窗口排队缴费或通过自助缴费机等缴费,缴费后相应的检查检验申请信息会传到对应的科室,检查检验完成后,门诊医生可以通过系统查询到患者的相应检查检验结果。

4．医生确诊　医生根据自己的经验并结合检查检验结果对患者进行诊断,根据需要开具处方或治疗单,患者缴费确认后,处方信息会自动传送到门诊药房,治疗单传至护士工作站。

二、住院医生工作站

住院医生工作站是临床信息系统的重要组成部分,其主要是以患者信息为中心,围绕患者展开工作,实现患者住院诊疗信息的采集、处理、存储和传输,提供病历模板方便医生书写病历,并与检验科的实验室信息系统(laboratory information system,LIS)、放射科的放射信息系统(radiology information system,RIS)等系统相连接,方便患者就诊,同时教学库中的典型病历可支持临床医生的临床研究。

住院医生工作站主要是满足住院医生日常工作的各种需求,对患者住院期间的各种临床诊疗信息进行录入、处理,并方便医生进行调阅,与护士工作站一起构成住院患者的直接管理系统。

（一）住院医生工作站的主要功能

1．医嘱管理　医嘱是指医生根据患者病情和治疗的需要对患者在饮食、用药、化验等方面的指示,也是医生在医疗活动中下达的医学指令。住院医生工作站提供的医嘱管理功能包括以下几个方面。

（1）新增医嘱:医生开出处方、下达医嘱,相关信息传至护士工作站,由护士进行医嘱审核,再传送到药房发药并计费。

（2）复制医嘱:在已经执行医嘱列表中选择并复制医嘱,然后在新开医嘱中粘贴,可以将此医嘱复制到新开医嘱列表中。

（3）成套医嘱:为便于下达医嘱,允许医生将一组常规医嘱定义为"成套医嘱",以提高工作效率。

（4）删除医嘱:对于护士还未审核的新开医嘱可以进行删除。

（5）停止医嘱:对于已经下达并执行的医嘱,可以选择停止医嘱操作,也可预设停止医嘱的下达时间。

（6）医嘱作废:可以对提交但还未执行的医嘱进行作废处理。

（7）保存医嘱:将输入的医嘱存入系统的数据库中。

（8）提交医嘱:将新开医嘱发送到护士工作站,等待护士审核。

2．病历管理　病历包括医生开具的检查检验单、医嘱、病案首页、病程记录等,这部分均由医生负责处理。病历管理包括新建病历,书写病案首页、病程记录、手术史等,并可在后续的诊疗过程中不断对患者的病历进行实时补充完善,以保证病历的完整性和有效性。住院医生工作站一般会提供各科室对应的病历模板,医生撰写病历时根据需要进行选择,并在此基础上进行修改,这样可以节省时间,提高工作效率。在患者出院后,医生需要及时书写完患者的病历,并在国家规定的时限内将病历提交给病案科进行归档处理。

3．开具检查检验申请单　根据需要开具对应的检查检验申请单,一般需要附上简要病史和临床诊断,以辅助检查检验科室做出正确判断,减少医疗差错。检查检验结果经过审核后,住院医生可以直接查询调阅。

4．信息查询功能　住院医生工作站的信息查询功能包括以下几个方面。

（1）基本信息查询:包括患者基本信息查询、病区信息查询（科室住院患者总数、当日出入院信息、危重患者数及情况、死亡人数、手术人数、发病率）等。

（2）病历等相关信息查询:包括医嘱（长期医嘱、临时医嘱、有效长期医嘱,以及已开、已执行、停开等情况）查询、病案查询（住院医生在对患者进行诊疗的过程中,要根据每天对患者的实际诊疗情况书写病历,对已经出院的患者要及时完善病历并将患者病案进行归档）,对于已经安装了电子病历的医院,医生还可以进行相关信息的查询和统计,如一段时间内,科室内某疾病的用药数据分析等。

（3）检查检验申请单及报告查询。

（4）药品字典查询:提供药品字典查询,通过它可以了解药物的用法、禁忌、不良反应、注意事项等。同时医生下达医嘱时,也可以利用界面上的配伍检查,以及合理用药下的用药指南、用药查询、中药用药禁忌、常用医学公式等来减少医疗差错。

5．其他功能　包括统计分析功能（如处方统计、住院患者分析、患者一日清单统计等）、合理用药功能（自动检查医生开具的处方,并对药物配伍禁忌、皮试等进行提醒）、患者出院带药功能、院感上报功能,以及教学科研使用的案例收集功能。

（二）住院医生工作站的工作流程

1．接收患者　一般来说,接收患者有以下三种情况。

（1）门诊转入:如患者在门诊检查时,医生根据检查结果认为患者需要住院,在患者同意后,门诊医生开具入院申请单。

（2）转院转入:患者在基层医院治疗期间,需要到上级医院进行治疗,由基层医院与上级医院相关部门进行接洽,由上级医院科室开具入院申请单,直接将患者转入上级医院相关科室住院。

（3）急诊转入:患者因为某种原因在急诊治疗,病情稳定后,转入医院相应科室进行治疗。

不管哪种方式都需要医生开具入院申请单,患者或其家属凭入院申请单在医院出入院登记处进行登记缴费,被安排到对应的住院科室后,科室住院部护士站为患者办理手续并安排床位,主管医生进入住院医生工作站将患者正式接收。

2．调阅患者信息　正式接收患者后,可以调阅患者的基本信息等。

3．下达医嘱　根据患者口述和医生初步检查,并结合一些仪器检查,医生初步对患者进行诊断并下达医嘱,医嘱信息立即传送到护士工作站,由护士进行医嘱审核和执行。

4．书写病程记录　病程记录是患者在医院住院期间的住院医疗凭据,具有法律效力,医生必须按照相关法律法规规定进行书写。病程记录包括患者主诉,病案首页,病程记录,转院、出院或死亡记录等内容。

5．提交病历　不管患者因为何种原因（包括痊愈、不同意继续治疗、转院、死亡等）结束治疗,主治医生都需要在结束治疗后检查患者病历信息的完整性和准确性,签字确认后,在法律规定的时间内将患者病历提交到病案科归档。

三、护理信息系统

在医院中,根据工作性质,护士一般被分为门诊护士、住院护士、手术室护士。由于门诊护士工作相对简单,所以,在临床信息系统中一般将门诊护士工作与门诊医生工作打包合并成一个系统——门诊工作站,在门诊工作站中设有门诊护士模块。由于手术室护士工作的特殊性,一般将其工作与麻醉医生、手术医生工作打包进入手术麻醉子系统。由于住院护士工作较多且烦琐,所以单独配置住院护士工作站,其功能包括患者管理(入区、出区、转区、转床等)、医嘱处理(医嘱审核、医嘱执行等)、患者费用管理(记账、查询、催款、退费等),同时护士工作站还起到了医生工作站与医嘱执行科室之间的桥梁与纽带的作用。医生下达的医嘱首先需要护士工作站进行转抄、审核和执行,执行完成后,药品医嘱、检查医嘱信息会传送到相应执行科室,执行科室执行完成后,相关信息会自动传送回护士工作站。

(一)门诊护士工作站

门诊护士工作站的主要功能包括以下几个方面。

1. 分诊排队叫号 对已挂号患者进行分诊是门诊护士工作站的首要职责,负责对已经挂了本科室号的患者进行分类并将其分配到相应门诊诊间,并让患者到指定诊间外候诊,规范就诊秩序。

2. 医生排班 医生排班一般是由医院门诊办公室进行安排,但是也可以由门诊护士来安排本科室门诊排班或调班情况。

3. 门诊日志记录 由于采用了医院信息系统,门诊日志的记录变得非常轻松,系统会自动记录患者的卡号、姓名、性别、年龄、住址和联系方式等信息,便于统计和随访。

4. 填写传染病疫情报告卡 根据国家相关法律法规,医院发现传染病疫情后应立即上报。传染病疫情卡一般是由医生填写,护士汇总到医院传染病管理部门后统一上报。

(二)住院护士工作站

住院护士工作站的主要功能包括以下几个方面。

1. 医嘱审核 医生开具了医嘱后,医嘱信息会自动传送到护士工作站,由护士进行审核,护士发现问题及时提醒医生,减少医疗差错。

2. 执行医嘱 执行医嘱包括将相关医嘱进行审核后发送到执行科室(药房、检验科、放射科、B超室等)和护士执行治疗医嘱(静脉滴注、吸氧等)。

3. 领药 领药包括病区领药和科室领药。病区领药是根据本病区已经审核的医嘱生成的药品信息到中心药房领药;科室领药是领取本科室对患者进行治疗时需要用到的药品(如酒精、碘伏、棉签、纱布等)。

4. 退药审核 如果患者需要退药,由医生开退药申请单,护士进行审核,对符合条件的药品安排人员退回药房。

5. 过敏药品管理 患者皮试结果需要录入系统,以便提醒医生在下达医嘱时注意。

6. 患者管理 包括患者入院的床位分配、转床、床位取消,以及记账、催款等。

7. 护理记录 记录护士对患者的护理情况:脉搏、体温、呼吸、血压、输液情况以及其他护理情况。

8. 信息查询

(1)费用查询:包括在院患者费用查询,可以查询每一位在院患者的住院总费用、费用详单,并将患者一日清单报表打印出来分发给每一位住院患者,让患者了解自己的具体费用。

(2)医嘱查询与提醒:输入床号后即可查询患者的所有医嘱,通过状态栏可以了解医嘱执行状态(分为未执行、已执行、已取消等);对于病区医生新开的医嘱,系统会自动提醒护士进行审核和执行。

(3)病区领药申请、退药查询:当药品医嘱被护士审核通过后,信息会自动传送到中心药房;护士工作站通过"病区领药申请信息查询"查询到本科室所有的领药申请,同时也可以通过"病区退药查询"了解本病区的退药信息。

(4)医技报告查询:对于开具了检查检验申请、通过审核并发送到执行科室进行执行的医技报告,可以通过"医技报告查询"进行查询。

(5)护理记录查询:查询并打印执行单据时,可以根据新开医嘱的时间、床位号、医嘱类别等条件查询各种执行单据,并打印执行。

四、影像学信息系统

借助各种大型检查设备对患者进行影像学检查,对医生准确诊断患者病情具有重要的意义。因此,放射科在医院中具有重要的地位,而影像学信息系统则是放射科必备的信息系统。影像学信息系统主要负责各种与诊疗相关的影像资料的采集、处理、传播与共享,包括放射信息系统和影像存储与传输系统两部分,这两部分的分工和功能不同,相互配合才能完成临床医学影像诊疗和管理工作。

(一)放射信息系统

放射信息系统(radiology information system,RIS)是医院信息系统中的一个重要组成部分,主要负责处理文字信息,实现患者的预约、挂号,诊断报告的书写、审核、发布,工作量及疾病的统计,患者跟踪,胶片跟踪,诊断编码,科研、教学和管理功能,并承担与 HIS 交换患者信息的任务。

RIS 包括四类工作站:预约登记工作站、报告书写工作站、技师质控工作站、统计管理工作站。

(1)预约登记工作站:预约登记工作站是 RIS 的起始环节,完成患者基本信息的预约登记工作,或通过与 HIS 互联,调阅患者基本信息资料;并通过检查核实,确认患者报到情况,将患者信息发送到检查设备。

(2)报告书写工作站:报告书写工作站是 RIS 中最重要的组成部分,它主要是供放射科诊断医生使用。通过调阅影像存储与传输系统中的图像信息,完成诊断报告的书写、审核、修改和发布工作,并支持医生的相关报告查询工作和病种阳性率统计工作。

(3)技师质控工作站:技师质控工作站实现对影像设备技师的工作质量控制和工作量统计功能。

(4)统计管理工作站:统计管理工作站主要完成对患者信息和疾病谱的统计[包括病种统计和阳性率统计:病种统计即根据疾病的美国放射学会(American College of Radiology,ACR)代码,对某种疾病按一定的年龄区间或时限进行的查询统计;阳性率统计是统计检查报告中结果为阳性的报告数量以及占所有报告的比率],以及对放射科诊断医生和技师的量化考核和对科室的管理[包括员工工作量统计、设备工作量统计、申请工作量统计和科室财务统计(含收入统计和退费统计)]。

(二)影像存储与传输系统

影像存储与传输系统(picture archiving and communication system,PACS)是利用现代放射技术、数字成像技术、计算机及通信技术,准确、高效地采集、存储、归档、传送、显示和管理医学影像信息与患者信息的数字化影像系统。它与 RIS 无缝集成,以实现成像、诊断的快速一体化。

PACS 的基本功能包括以下几个方面。

1. 图像采集功能　将不同设备所产生的不同格式的图像转换为 DICOM 标准格式并传送到 PACS 服务器和存储模块中。

2. 图像存储与归档功能　数字化图像区别于传统图像的主要特点是数据量大,保存时间长,数据类型复杂,有数字和文字,还有大量图形和图像等信息,既有对安全性、实时性和并发用户数要求很高的图形数据,也有对安全性和实时性要求相对较低的文档信息。因此,PACS 以无损压缩或有损压缩形式,将各类采集到的图像按照重要程度和访问频次,进行在线存储、近线存储、离线存储三级图像的存储与归档,以满足临床对存储数据的高效访问和获取需求。

3. 图像处理调阅功能　图像的处理调阅功能主要包括参数测量、特征提取、图像识别、二维和三维重建、图像增强、灰度变换等处理技术,以满足放射科医生的诊断需求(图 7-6)。

4. 图像输出打印功能　图像输出打印功能主要包括:将 DICOM 标准格式转换为普通的JPEG、TIF、BMP、AVI 视频等常用影像格式,也可把普通影像格式转换为 DICOM 格式;将数字图像按需任意组合，形成电子胶片，进行按需打印或自助打印。近年部分医院已经实现：患者的影像学资料可以通过手机客户端程序进行浏览，以供患者直接查看。

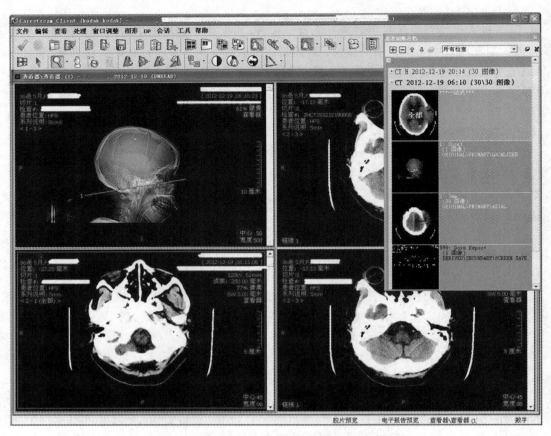

图 7-6　PACS 图像处理调阅界面

（三）HIS/RIS/PACS 集成

HIS、RIS、PACS 一般都是由不同厂商制造并彼此独立发展，但在发展过程中，实现相互间的集成是必然趋势。HIS/RIS 是以文字、数据信息为主要处理对象，而 PACS 则是以图像信息为主要处理对象。它们都是医院建设医疗信息系统集成（integrating the healthcare enterprise，IHE）的基本组成部分。各系统独立发展必将限制功能的发挥与扩展，只有进行集成才能更好地服务于"以患者为中心"的医疗模式。

HIS/RIS/PACS 集成根据其功能交互与信息共享程度，分为低紧密度集成、高紧密度集成、完全集成三种。其集成也可以从管理集成、数据集成、功能集成和流程集成四个方面来实现。

1. 管理集成　管理集成就是要使集成双方的信息能通过高效的接口进行完全交互，以提高整个体系的运行效率，深化对信息数据的分析利用。

2. 数据集成　数据集成是功能集成、流程集成的基础。它是指 HIS、RIS、PACS 彼此能访问对方系统中所需要的所有信息。

3. 功能集成　功能集成的目的是在同一个操作平台上实现对不同来源系统信息的调用、处理。功能集成实现了统一的操作界面与操作步骤，简化了使用者的操作，降低了操作难度与错误发生的概率。

4. 流程集成　流程集成是指科学合理地设计放射科工作流，以实现 HIS/RIS/PACS 工作流的完全融合。患者在就诊过程中，各系统信息能相互调用，减少数据的重复录入，方便查询患者的就诊检查状态情况，从而形成完整的工作流程。

（四）放射检查工作流程

目前绝大多数医院已经实现了 PACS 与 RIS、HIS 的集成，全程是以数字化图像报告为基础的工作流程（图 7-7），放射科医生不需要再次录入患者基本信息，消除了患者信息的多次重复录入问题，减少患者不必要的排队等候时间。在医生对患者摄片完毕后，放射科医生可以立即调阅患者影像进行诊断、书写、审核并发布报告等，提高了临床医生和放射诊断医生的工作效率，增加了门诊、住院患者的流通量。

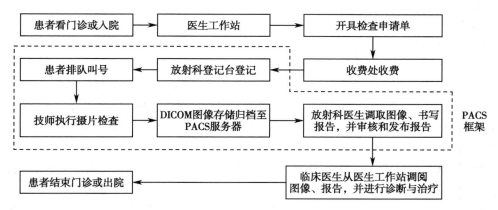

图 7-7　放射检查工作流程

五、实验室信息系统

实验室信息系统（laboratory information system，LIS）也称为检验信息系统，主要用于医院检验科，同时也用于血液科等其他科室的实验室。LIS 的功能主要包括实验室行政管理、业务流程管理、质量控制三部分。行政管理包括试剂管理、耗材管理和人员管理；业务流程管理包括标本采集、验收、拒收，分析后的报告审核、发布、打印，危急值报告与记录，传染病报告等；质量控制包括仪器管理、室内质控、室间质控、标准操作程序、实验室环境监控等。

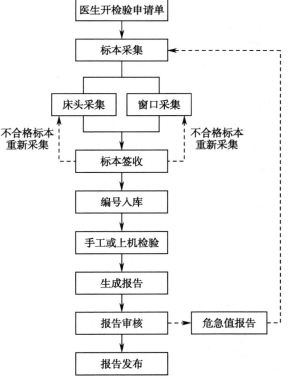

（一）实验室信息系统的工作流程

LIS 的工作流程（图 7-8）一般分为：医生开具检验申请单、标本采集、标本签收、手工检验或上机检验、生成报告、报告审核、危急值报告和报告发布。

（二）实验室信息系统的信息查询

LIS 的查询可以分为前台查询和后台查询。前台查询是通过定制的各类报表，获得固定格式的信息，这类查询主要适用于常规的查询要求。后台查询则直接通过数据库查询，作为前台查询的补充，具有条件查询与格式灵活的特点，但是后台查询需要管理员对数据库结构非常熟悉，并在此基础上编写 SQL 查询语句。

图 7-8　LIS 工作流程图

前台查询分为项目查询、费用查询和管理信息查询三类。

1. 项目查询　项目查询可以检索一段时间内一台仪器某个项目的结果,统计出平均值、标准差、变异系数。项目分析报表一般分为四个区域,包括条件选择区、查询结果区、统计区、功能区。条件选择区用于查询条件设置,查询结果区将查询的详细结果列表显示,统计区自动计算各种统计量,功能区则提供许多功能按钮来实现报表的导出、校正、打印等功能。

项目查询也可以针对患者在某一时间段内的检验指标变化做出趋势分析,对患者的病情发展预测具有参考意义;可以对科室收到的不合格标本进行汇总统计;还可以对危急值进行统计,通过选择患者类别、病区以及患者基本信息来过滤统计危急值。

2. 费用查询　费用查询与统计主要是为了控制成本、核算收入,主要包括工作量统计及趋势分析。

(1)工作量统计:工作量统计具有非常强大的报表功能,可以将时间、报告状态(全部、无结果、有结果未审核、有结果不通过、审核通过、报告已发布)等进行组合条件查询,得到不同的统计数据。

(2)工作量趋势分析:通过获取一段时间内工作量的变化趋势,从宏观上了解科室的发展,并可以作为仪器核算成本收益的参考。

3. 管理信息查询　管理信息的查询与统计主要是为了质量控制,主要包括室内质控查询、环境监控、检验结果回报时间监控等。

(1)室内质控查询:检验科室内质控的原理是在医学检验中的诸多指标中,当影响某一数量指标的随机因素很多,而每个因素所起的作用均不太大时,这个指标的随机波动属于随机误差,往往服从正态分布。相反,如果除随机误差外,还存在某些影响较大的因素(如环境、设备、人为因素)导致的误差(称为系统误差),这时指标的波动就不再服从正态分布。一般 LIS 都具有室内质控监控功能,系统根据质控原理自动采集检验结果数据并绘制质控图,提供查询,其查询结果用图表直观显示,对失控点用醒目的标识标出,并记录失控判断和失控处理信息。如果发生了失控,需要立即纠正,发生失控时在控后才能处理患者标本,以保障检验结果的准确性。

(2)环境监控:环境温度和湿度对送检标本和仪器的正常工作会产生一定的影响,所以环境监控非常重要。一般是通过连接分布于检验科操作室及冰箱的传感器,监控环境温度和湿度,超过正常范围时系统会提醒工作人员查找原因并及时处理。

(3)检验结果回报时间监控:检验结果回报时间监控又称为 TAT(turn around time,TAT)监控,是指记录分析临床科室将检验标本送至检验科,到检验结果反馈至临床科室的时间。根据检验项目的工作流程和复杂程度,检验科一般会提示患者在检验科接收或抽取标本后多长时间可以查询结果。但是,对于一些急诊抢救患者而言,检验结果指标的作用十分重要;同时,对于极度异常甚至威胁到患者生命的检验结果,需要立即通报对应科室医生,以便医生立即采取措施对患者进行处理,挽救患者生命,所以检验科必须对其检验结果回报时间进行监控,这对发现问题、改进工作、减少医疗事故等方面都具有非常重要的临床意义,特别是对急诊检验和危及患者生命的检验指标更具意义。

六、电子病历信息系统

电子病历信息系统是支持电子病历的一套软硬件系统,它能实现电子病历各项信息的采集、加工、存储、传输,并围绕提高医疗质量、保障医疗安全、提高医疗效率提供信息处理和智能化服务功能。电子病历信息系统是临床信息系统发展到一定阶段的结果,它本身不是一个独立的系统或功能,因为电子病历信息系统本身需要与门诊工作站、住院医生工作站、实验室信息系统、放射信息系统、病理信息系统等配合使用。如医生在门诊病历文档中输入患者口唇发绀、呼吸困难、杵状指等症状,电子病历信息系统会自动将口唇发绀作为临床症状存储到电子病历数据库中，就可以实现对症状的数据库查询与统计，很方便地进行医疗质量监控、病历质量监控等。

电子病历信息系统的主要功能包括以下几个方面。

（一）基本功能

包括用户授权与认证、使用审计、数据存储与管理、患者隐私保护和字段数据管理等。

（二）电子病历创建功能

创建具有唯一标识码的电子病历，建立包含基本属性信息的主索引记录，确保患者的各种电子病历相关记录准确地与患者唯一标识号码对应。

（三）既往诊疗信息管理功能

提供患者既往诊疗信息的收集、管理、存储和展现功能，使医护人员能够全面掌握患者既往诊疗情况。

（四）住院病历管理功能

创建住院病历的相关组成部分的资料，并自动记录创建时间、创建者、病历组成部分名称、病历信息修改和补记等信息，对操作者身份进行识别，保存修改的版本并记录修改痕迹（含操作者修改信息的时间），自动生成病案首页中的住院天数、确诊日期、出院诊断（含主要诊断和次要诊断）、手术及操作、费用信息、护理信息等。

（五）医嘱管理功能

对医嘱下达、传递和执行等进行管理，重点是支持住院及门急诊的各类医嘱，保障医嘱实施的正确性，并记录医嘱实施过程的关键时间节点。

（六）检查检验报告管理功能

显示检查检验报告的内容，含项目名称、结果、标本采集时间、检查检验时间、操作者、报告审核者、审核时间等。

（七）电子病历展现功能

提供按照就诊时间顺序、病历资料类型分类整理的患者的医疗记录。

（八）临床知识库功能

临床知识库功能为医师开具医嘱、选择诊疗方案等提供辅助支持。临床知识库应用的重点是辅助医师实施正确的诊疗措施，提供主动式提示语警告，规范诊疗行为。临床知识库包括临床路径管理知识库、临床诊疗指南知识库、合理用药知识库、医疗保险政策知识库等。

（九）医疗质量管理与控制功能

电子病历信息系统通过对病历数据的汇总、统计与分析，在电子病历质量管理与控制、合理用药监管、医院感染监测、医疗费用监控和高值耗材监控等方面为医疗质量管理与控制提供信息支持。

（十）电子病历信息系统接口功能

支持临床科室与药事管理、检查检验、医疗设备管理、收费管理等部门之间建立数据接口，实现院内数据共享，优化工作流程，提高工作效率。

（十一）其他系统对接功能

实现与区域医疗信息系统、居民电子健康档案信息系统等的对接。

第三节　医院管理信息系统

一、人事管理系统

人事管理是医院管理中的重要组成部分，其涵盖组织机构、人事管理、招聘管理、考勤管理、薪酬管理、保险福利、合同管理等。所以人事管理系统是以医院业务为中心的综合运行系统的基础，是 HMIS 的重要组成部分，要求其保密性好、可靠性高、查找方便、具有简单的统计分析功能、维护方便等。

二、财务管理系统

财务管理系统是根据医院财务制度，专门为医院财务日常工作及管理提供服务的系统，其主要功能包括以全面预算、财务核算、成本核算、财务分析、经营预测为主体的财务核算和报表，以及经济总体管控方面的工作管理。财务管理系统以财务总账的方式反映医院总体经济的状态及运行状况，并在各个相关职能部门的业务执行过程中，按照账务核算管理标准的要求和经济管控的要求，实时采集相关经营活动的信息，建立多级辅助明细账目，以及业务往来，实现与会计核算、成本核算、预算管理的对接和一体化管理。完整的医院财务管理系统一般由门诊挂号收费子系统、住院管理子系统及财务管理子系统等组成。

三、物资设备管理系统

物资和设备是医院一切活动，包括医疗、行政、科研、教学甚至生活的物质基础，如核磁共振仪、CT 机、彩色超声机等医疗设备，电脑、投影仪等办公设备，以及各科室经常领用的打印纸、棉签、碘酊、一次性针管、纱布等物品，这些物资和设备保证了医院的正常运转。物资和设备按其物品价值和管理可以分为固定资产、物资材料、低值易耗品：①固定资产的价值较大，主要包括诊断、治疗和其他辅助用的仪器设备和一些办公后勤用设备等；②物资材料的价值较低，领用就作为消耗处理，包括卫生材料和后勤物资；③低值易耗品（也称耐用品）的价值较低，但比较耐用，并非领用就作为消耗处理，需要登记造册。

由于物资和设备在管理上差别较大，因此医院物资设备管理系统一般分为物资管理子系统和设备管理子系统。物资管理系统主要具有入库、出库、库存管理，效期报警，统计报表和查询等功能。设备管理系统的功能则包括增购、调配、退库、调拨、报损、维修、设备使用、设备计量、会计事务、统计和报表、综合查询、打印等。至于低值易耗品，它的管理与物质材料大致相同，所以一般放在一个系统中管理。

四、病案管理系统

传统病案是以纸质病案为主，存在不利于病案质量控制、无法进行有效监管、查询困难、维护成本高昂、不利于长期保存等缺点。基于这些原因，医院纷纷建立了病案管理系统，实现了病案的电子化和网络化，克服了传统病案管理的弊端。

病案管理系统的功能主要包括：病案资料的录入和修改、病案质量控制和评定、病案信息查询、统计报表制作与打印等。

五、药品管理系统

药品管理系统包括门诊药房管理子系统、住院药房管理子系统、药库管理子系统，主要具有药品的入库、出库、盘点、预警、调价、报损、信息维护等功能。

六、院长综合查询与分析系统

院长综合查询与分析系统是以其他管理子系统的数据信息为基础，为医院管理者掌握医院运行状况提供数据查询、分析的子系统。

院长综合查询与分析系统可以为医院管理者提供门诊信息、住院信息、手术信息、医技检查检验信息、员工信息、药品信息、物资信息、仪器设备信息、财务信息，以及实现医疗指标等各种指标的查询、统计、分析功能，还可以以各种直观的统计图表对查询结果进行显示，方便医院管理者快速、准确、直观地了解医院运行情况。

七、医院网站、办公自动化系统

医院网站是医院对外服务的窗口，具有宣传教育职能，包括医院特色介绍、医院科室介绍、医疗服务项目介绍、专家介绍、门诊时间安排、医学常识介绍、患者教育与咨询等。

医院办公自动化系统（OAS）的主要功能有：①新闻发布、公告发布、公文管理、会议管理、批件管理、图文管理、文件收发及保存管理、计划任务管理；②医疗分析、财务报表、临床、护理、药剂、教学、科研等信息的汇总上报；③各种物资、设备申请，报损报表的填写与在线批阅等。

八、决策支持分析系统

决策支持分析系统是在医院业务信息系统的基础上建立的，具有比较完善的统计分析功能，其主要目的在于：建立一套能够比较全面地反映医院各方面运行状况的统计报表体系；建立能够为特定管理目标进行专题数据分析的有效支持系统，满足医院对管理信息的需要等。

（杜志银）

思考题

1. 请简述 HIS、RIS、PACS 之间的关系。
2. 门诊医生工作站有哪些主要功能？
3. 住院医生工作站有哪些医嘱管理功能？
4. 电子病历信息系统的主要功能包括哪些？
5. 如何打破医疗卫生"信息孤岛"，构建区域卫生信息平台？

第八章 公共卫生信息系统

公共卫生信息系统的建设事关民生，是国民经济发展的重要保障。在应对突发公共卫生事件过程中，我国公共卫生信息系统发挥重要作用。在公共卫生信息系统的建设过程中取得的成果主要包括：实施了全民健康信息联通工程，建立了覆盖全国的传染病监测网络，实现了传染病信息的实时上报；构建了疾病监测系统，将防疫触角延伸到各行业、各领域；建立了严格、专业、高效的信息发布制度，能够及时、公开、透明地向国内和国际社会发布权威信息，回应社会关切。本章从宏观角度介绍公共卫生信息系统的基本概念和功能、结构；从微观角度描述公共卫生信息管理中的两类代表性信息系统，即疾病预防控制信息系统和妇幼保健信息系统，并分别对其主干系统框架、功能及典型业务应用进行介绍。

第一节 公共卫生信息系统概述

一、公共卫生信息系统的概念

（一）公共卫生信息系统的概念

19 世纪，公共卫生（public health）的定义很大程度上等同于环境卫生和预防疾病的策略。随着社会经济的发展及人们对健康认识的加深，1920 年，美国公共卫生领袖人物、耶鲁大学公共卫生教授温斯洛（Charles-Edward A. Winslow）提出："公共卫生是指通过有组织的社会努力来预防疾病、延长寿命、促进心理健康和提高效益的科学与艺术"。这些努力包括：改善环境卫生，控制传染病，教育人们注意个人卫生，组织医护人员提供疾病早期诊断和预防性治疗的服务，以及建立社会机制来保证每个人都能达到足以维护健康的生活标准。该定义于 1952 年被 WHO 采纳，并一直沿用至今。2003 年我国将公共卫生定义为：公共卫生就是组织社会共同努力，改善环境卫生条件，预防控制传染病和其他疾病的流行，培养良好的卫生习惯和文明生活方式，提供医疗服务，达到预防疾病，促进人民身体健康的目的。

公共卫生信息系统（public health information system，PHIS）是公共卫生体系建设的重要组成部分，其利用计算机、网络和通信技术，对各类卫生机构所涉及的各种信息进行规划和管理，收集人群的疾病发生情况和健康状况的资料，进行数据分析和处理，得到有价值的信息，并向各卫生机构的管理层传递信息，为卫生管理者的计划、控制、决策提供支持。

（二）公共卫生信息系统的作用

1. 促进信息技术与公共卫生管理的融合应用 公共卫生信息系统建设可以有效促进公共卫生管理工作规范科学开展，提高公共卫生工作管理效率，提升公共卫生机构管理效能。同时，利用云计算、大数据等技术，准确收集和保存公共卫生管理信息，可以促进数据的共享、分析和利用。

2. 支撑国家和地方公共卫生行政部门的管理与决策 依托全民健康信息平台，一方面满足"平时"国家对公共卫生机构的宏观管理、政策制定、资源配置、绩效评价等方面的管理信息需求；另一方面为"战时"建立健全分级、分层、分流的传染病等重大疫情救治机制提供有效支撑，提升公共卫生信息化"平战结合"能力。

3. 促进医防融合 推动公共卫生服务与医疗服务高效协同、无缝衔接,依托区域全民健康信息平台,推动二级及以上医院、基层医疗卫生机构和各级疾病预防控制中心等专业公共卫生机构之间的信息系统互通共享,推进基层医疗卫生机构和基本公共卫生的融合服务,建立健全基层医疗卫生机构与上级医院的联动机制,提升医疗卫生机构对新发传染病的预警、预测、治疗和康复能力。

4. 促进公共卫生创新模式发展 促进大数据、人工智能、云计算等新兴信息技术与公共卫生领域的融合,在疫情监测分析、病毒溯源、防控救治、资源调配等方面创新发展模式。

二、公共卫生信息系统的功能与结构

(一)公共卫生信息系统的功能

公共卫生信息系统涉及业务范围广,覆盖疾病预防控制、卫生监督、卫生应急、妇幼保健、基本公共卫生、健康促进、食品安全等多个业务领域,涉及各级疾病预防控制中心、卫生健康管理部门、卫生监督机构、妇幼保健机构、二级及以上医院、中医医院、基层医疗机构等多类型公共卫生机构,具有管理服务和信息技术两类业务功能(图8-1)。

1. 管理服务业务功能

(1)传染病防控:实现对法定报告传染病、突发急性传染病的防控管理,以及艾滋病、丙型肝炎、性病、结核病、麻风病等专病的防控管理。提供本地区传染病长期流行趋势分析、短期暴发和流行风险预测预警信息,重点传染病预防建议,旅行卫生提示等公众服务信息。

(2)寄生虫病防控:提供对血吸虫病管理、疟疾管理、棘球蚴病管理、黑热病管理、土源性寄生虫病管理、食源性寄生虫病管理、罕见和输入病例管理等的信息支持。

(3)免疫规划:向公众提供儿童预防接种信息查询和接种日期提醒等服务;向省、市级疾控机构,社区卫生服务中心,乡镇卫生院等疫苗接种单位提供预防接种和免疫规划信息管理。

(4)慢性病防控:实现慢性病患者的健康档案、基本信息、健康体检、管理记录、就诊和转诊、年度评估等信息的互联互通,同时利用信息技术手段,针对健康人群、高危人群、慢性病患者进行分类指导干预,实施健康教育、危险因素监测、定期随访、并发症防控等措施。

(5)地方病防控:提供碘缺乏病、高碘危害、地方性氟中毒、地方性砷中毒、大骨节病和克山病等的防控服务和管理的信息支持,促进地区地方病防控工作的开展。

(6)精神卫生防治:向严重精神障碍患者和常见精神障碍患者提供信息管理、心理评估和认知功能筛查服务,为大众提供心理健康动态监测服务。

(7)癫痫防治:对癫痫患者的服务和健康教育,以及对个案患者信息的管理。

(8)老年人健康服务管理:提供老年人健康教育、健康宣传服务和管理,老年人预防保健服务,失能老年人健康服务、健康评估和健康照护管理,老年人医养结合服务和管理,老年人中医药健康管理等的信息支撑。

(9)妇幼健康服务管理:提供孕产保健、儿童保健、0~36个月儿童中医药健康管理、妇女保健、生殖保健、妇幼健康信息管理、妇幼健康机构管理等的信息支持。

(10)健康教育:为辖区内常住居民提供健康教育服务、中医药健康教育服务和健康促进服务所需的信息支持。

(11)营养健康服务管理:提供营养健康服务、营养与健康状况监测、食物成分监测的信息支持。

(12)健康档案管理服务:为辖区内常住居民提供个人基本信息、健康体检、重点人群健康管理记录和其他医疗卫生服务记录的档案管理服务。

(13)伤害防控:提供伤害防控的服务与管理的信息支持,包括伤害防控信息的查询,伤害患者的个案管理、报告机构管理等。

(14)突发公共卫生事件管理:实现卫生应急资源的动态信息管理,以及各类突发公共卫生事件应急预案,应急演练过程记录、评估、上报的信息管理等。实现对各类突发公共卫生事件的动态监测与汇总,以及对突发公共卫生事件动态风险评估、专题风险评估、评估报告的信息管理。实现对突发公共卫生事件联防联控机制组织架构、任务分工、疫情发展态势等的信息管理,以及对突发公共卫生事件防控处置任务分配、执行情况跟踪、应急资源需求估算、应急资源供给情况等的信息管理等。

(15)环境卫生管理:提供饮用水水质卫生监测、空气污染与健康监测、室内环境危害因素与健康监测、人体生物监测管理、农村环境卫生监测和学校卫生监测管理的信息支持。

(16)监督执法服务管理:支持卫生许可与备案;通过互联网途径公开被监督单位卫生许可结果、行政执法处罚信息并提供信息管理;提供投诉举报渠道的信息管理;对被监督对象、从业人员进行培训的信息管理等。为行政许可、行政检查、行政处罚、行政强制、行政命令、行政稽查等提供信息记录和管理。通过物联网在线监测技术进行非现场在线监测的信息管理等。

(17)食品安全风险监测:提供污染物监测、微生物监测、食源性疾病病例监测、食源性疾病暴发事件监测的信息支持。

(18)职业病防控:提供职业病管理、职业病危害防控、职业病及危害因素监测、职业健康技术服务机构管理、职业病健康宣教、职业健康风险监控预警等的信息支持。

2. 信息技术业务功能 公共卫生信息系统的信息技术业务功能主要包括信息平台、网络安全、新一代信息技术应用等。

(1)信息平台管理:开展公共卫生信息平台管理,具有门户服务、用户服务和管理、数据服务和管理、数据交换和日志管理等功能。

(2)网络安全管理:根据当前形势和工作要求,实现相关公共卫生信息系统的网络信息安全管理,包括身份认证、桌面终端安全、移动终端安全、计算安全、通信安全、数据防泄露、可信组网、数据备份与恢复、应用容灾和安全运维等。

(3)新一代信息技术应用:应用大数据、云计算、人工智能等新兴信息技术,与公共卫生领域的业务需求融合,为公共卫生业务管理提供技术支撑。

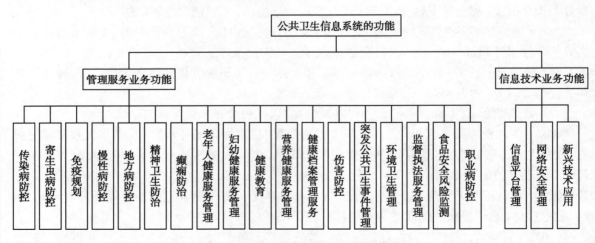

图 8-1　我国公共卫生信息系统功能框架

(二)公共卫生信息系统的组织架构

我国公共卫生信息系统依托国家人口健康信息化发展总体规划框架,按照立足规划、统一标准、业务为根本、需求为导向的原则进行建设,具有纵横交叉、互联运行的特点。纵向可分为国家级、省级、地(市)级等不同行政级别的多级数据采集交换平台,横向可根据公共卫生业务特性划分为若干业务信息系统,并与其他相关部门、行业的信息系统实现业务协同和信息共享。系统应用架构与应用模式如图 8-2 所示。

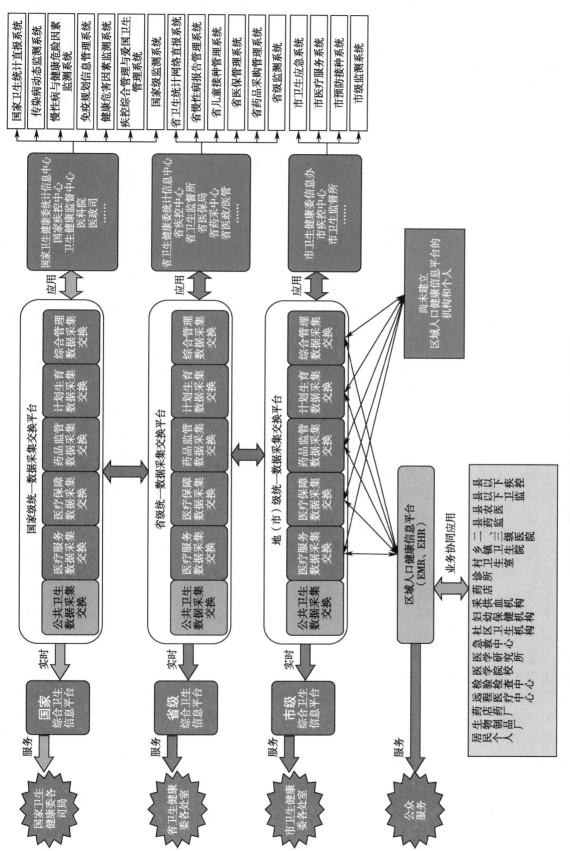

图8-2　我国公共卫生信息系统的应用架构与发展模式

业务信息系统建设重点以国家和省两级建设、多级机构全覆盖应用为基础,以区域人口健康信息平台建设为重点,强化地(市)级公共卫生专业机构与医疗机构、基层医疗卫生机构等其他卫生健康机构的互联互通、业务协同和精细化管理。国家全民健康信息平台建设业务逻辑统一的应用系统(如传染病动态监测子系统、综合监督信息报告子系统等),并统筹推广应用。省级平台在保障与国家全民健康信息平台业务逻辑一致和数据同步交换的前提下,结合实际适度扩充本级应用系统功能。地市级及以下业务应用由省级统筹规划。

以电子病历数据库、电子健康档案数据库和全员人口个案数据库为基础,各级各类卫生健康机构为数据源头,综合利用区域人口健康信息平台等多种渠道,统一采集数据,并根据不同业务领域信息管理的数据需求抽取数据,分拣到国家和省级平台各业务应用子系统,满足国家、省、地(市)三级同步业务应用。

三、突发公共卫生事件应急管理信息系统

(一)突发公共卫生事件

突发公共卫生事件(public health emergency,PHE)是指突然发生,造成或者可能造成社会公众健康严重损害的重大传染病疫情、群体性不明原因疾病、重大食物和职业中毒以及其他严重影响公众健康的事件。

突发公共卫生事件范围较为广泛,主要包括自然灾害和极端天气,生物、化学与核辐射灾害,大规模伤亡,重大传染病暴发,生物病原体所致疾病,重大食物和职业中毒,重大不明原因影响公众健康事件等。

突发公共卫生事件的特点有以下几方面。①突发性和意外性:突发公共卫生事件往往是突如其来、不易预测或不可预测的;②群体性:突发公共卫生事件的发生常常波及多人甚至整个工作或生活的群体;③对社会有严重危害:突发公共卫生事件由于发生突然,累及人数众多,损害巨大,往往引起社会惊恐不安,危害相当严重;④处理的综合性和系统性:由于突发公共卫生事件发生突然,其应急和原因调查、善后处理等工作需要多部门的参与,必须在政府领导下综合协调处理,才能妥善解决。

(二)突发公共卫生事件应急工作

突发公共卫生事件应急处理是一项复杂的系统工程,它需要政府的统一领导指挥,也需要各部门、各单位各负其责、相互配合。

1. 机构 突发公共卫生事件应急处理的主要机构包括以下几个方面。①应急指挥机构:包括国务院设立的全国突发事件应急处理指挥部、省级人民政府成立的地方突发事件应急处理指挥部以及县级以上地方人民政府卫生行政主管部门;②日常管理机构:包括国务院卫生行政部门设立的医疗应急司以及地方政府卫生行政部门指定的突发公共卫生事件的日常管理机构;③专家咨询委员会:主要是由国家和省级卫生行政部门负责组建;④应急处理专业技术机构:包括医疗机构、疾病预防控制机构、卫生监督机构、出入境检验检疫机构、血站等。

2. 工作环节 突发公共卫生事件应急工作主要包括应急准备、监测预警、应急处置和总结评估四个子环节,这四个子环节循环反复,不断提升应急处理能力。

(1)应急准备:把将来可能发生的突发公共卫生事件所需要的各种资源进行收集和管理,包括相关信息、知识经验、应急预案的整理与准备、物资的准备、人员的准备以及医疗机构的准备等。

(2)监测预警:全面及时的监测和灵敏准确的预警是早期发现突发公共卫生事件并阻止其发展的重要基础,其工作主要包括以下两个方面。

1)监测信息的采集与核实:从现有监测系统获取传染病等突发公共卫生事件有关信息,并对其进行核实。

2）信息分析与突发公共卫生事件预警：根据国家有关规定和特定的预警规则，对监测信息进行分析与评估，对符合预警规则的事件进行预警，并针对评估结果发布预警信息，针对相关突发事件快速开展相关应急准备工作，根据突发公共卫生事件应急处置规范与流程进行通报与汇报。

（3）应急决策指挥：针对突发事件，要能够快速启动应急响应，并根据预案迅速指挥与执行工作，有条不紊地组织人员与物资调度，开展应急的专业处理与相关配合工作。其工作主要包括以下几个方面。

1）应急值班：排班设置专人对预警信息、各种途径获取的突发公共卫生事件信息进行处理、登记。

2）事件处置决策：在应急响应中，通过对突发事件信息、卫生应急资源信息的分析、研究，了解情况，掌握卫生应急资源和应急处置能力的分布状况，进行会商决策、方案研讨、事件性质判定、处理措施拟定。

3）应急指挥调度：应急指挥中心与事件现场通过各种办公自动化的方式进行沟通交流，部署调度计划和应急处置方案。

4）响应调整：根据突发公共卫生事件的发展或政府命令调整响应级别。

（4）响应终止与评估：当突发公共卫生事件被控制后，地市级卫生行政部门根据预案或本级政府命令，终止响应，给出该事件的结案报告，并对突发公共卫生事件的卫生应急处理情况和当地的卫生状况进行评估。

（三）突发公共卫生事件应急信息系统

自 2004 年起，我国开始建设以国家级应急指挥系统为中心，省级应急指挥系统为骨干，地市级应急指挥系统为节点的三级突发公共卫生事件应急指挥体系，同时建立必要的移动应急指挥平台，以实现对各级各类突发公共卫生事件应急管理的统一协调指挥，实现卫生应急数据及时准确、信息资源共享、指挥决策高效。

2006 年，卫生部制定的《国家突发公共卫生事件应急预案》中指出，突发公共卫生事件应急处置的技术保障是信息系统。突发公共卫生事件应急信息系统（public health emergency preparedness and response information system）利用计算机技术，实现对准备和应急这两方面工作的支持。准备工作是利用计算机自动化技术，生成电子化的突发公共卫生预案，并对其进行维护，收集应急决策需要用到的相关信息，并进行及时更新，对应急工作需要用到的人员、物资、机构等资源信息进行实时更新；应急工作是要求利用计算机自动化技术及时调用这些预案和信息，并分析当前事情发展状况，提供辅助决策，实现实时通信等。

1．系统架构 突发公共卫生事件应急信息系统的系统架构如图8-3所示。

（1）系统接入层：突发公共卫生事件应急系统的接入层包括与省级卫生应急系统的连接、与地市级政府应急系统的连接、与其他卫生信息平台或系统的连接、与应急联动信息系统的连接。

1）与省级卫生应急系统连接：与省级卫生应急系统的信息交流包括上行数据接口和下行数据接口。上行数据接口是地市级卫生应急系统向省级卫生应急系统汇报相关报告的信息、现场资料情况的信息、预警发布信息等；下行数据接口是地市级卫生应急系统接收省级卫生应急系统下发的应急指令文件，以及共享的政策、法规、方案、预案、文件、知识资料等。

2）与地市级政府应急系统连接：通过与地市级政府应急系统接口，地市级突发公共卫生应急系统向地市级政府应急系统报告突发公共卫生事件以及卫生应急处置的有关情况和信息。

3）与本地其他卫生信息平台或系统连接：包括卫生机构信息系统、其他卫生信息系统以及区域卫生信息平台。①与卫生机构信息系统连接：卫生应急专业机构包括疾病预防控制机构、卫生监督机构、医疗机构、血站等，地市级系统要与这些地市级卫生机构信息系统相连接；②与其他卫生信息系统连接：其他卫生业务信息系统包括全国疾病控制信息系统、全国卫生监督信息系统、健康危险因素监测信息报告系统、全国突发事件医疗救治信息系统等；③与区域卫生信息平

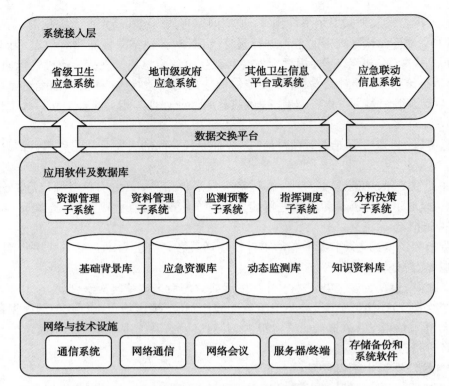

图8-3　突发公共卫生事件应急信息系统的系统架构

台连接：根据卫生信息化发展规划，地市级系统应通过区域卫生信息平台与卫生机构信息系统和其他卫生业务信息系统进行数据交换、资源共享。

4）与应急联动信息系统连接：通过与110、119、120、122等应急联动单位信息系统的接口，实现突发公共卫生事件应对中的信息共享与处置联动。

（2）数据交换平台：数据交换平台提供地市级系统与其他各种相关应用系统的数据交换及访问的接口。由于各系统之间的数据格式不同、数据存储的内容不同、数据安全性的要求不同，所以，需要通过接口解决各系统之间存在的差异。数据交换平台的功能主要包括：接口开发的支撑平台和消息交换的运行平台。

（3）应用软件及数据库：突发公共卫生事件应急信息系统的应用系统及软件包含资源管理子系统、资料管理子系统、监测预警子系统、指挥调度子系统和分析决策子系统。数据库主要包括基础背景库、应急资源库、动态监测库、知识资料库四个卫生应急业务数据。

1）资源管理子系统：该子系统对人员、物资、医疗机构等相关资源进行管理。系统功能可分为以下三类。①应急资源库的管理：对卫生应急指挥过程中所需要的各类应急资源进行管理。系统功能包括应急资源数据的录入、修改、删除、查询。②数据采集：当需要即时采集床位数据、血液数据等数据时，用户可以通过表单定义工具制订一个报送逻辑界面，发布给相关单位，实现快速的信息采集。其功能包括：表单定义，即制订数据填报表，建立其与数据库的联系；表单发布，即将表单发布到相关单位；数据汇总，即将采集的数据自动汇总，成为数据表或导入数据库。③数据分析：对于各类卫生应急资源、即时信息采集获取的数据资源，系统将提供多种分析模型，及时对相应的统计报告、图表、地理信息系统（geographic information system，GIS）分析等内容进行定义，同时通过对相关数据进行分析，获取综合性的信息。对于复杂、技术要求高的分析工作，可将有关数据传递到上级应急指挥系统进行分析。

2）资料管理子系统：对有关的预案、方案、典型案例、历史事件、业务知识等资料进行维护、管理、服务，支持从上级卫生部门共享知识库获取数据。其功能包括以下几个方面。①资料分类维护：包括资料内容的录入、导入和更新，知识展现风格形式的维护，相关知识的上下文维护，知识附件的上传，知识权限控制等内容；②知识度统计：统计各类知识的查询状况，如给出查询率最高的知识项；③资料检索：提供关键词全文检索、逐级分类检索、就近相关检索等功能。

3）监测预警子系统：监测预警子系统主要负责对突发公共卫生事件的监测和预警。其功能主要包括信息监测、预警、信息报告、数据分析与展示。①信息监测：通过数据接口，从卫生健康部门已有的监测系统，抽取相应的数据或信息，或通过设置信息采集终端采集信息，对收集到的数据或信息进行分类管理。支持工作人员在日常工作或值班时对电话、传真等不同方式报告的突发公共卫生事件卫生应急工作相关的详细情况进行登记。支持工作人员对有关监测信息的核实工作的相关情况和结果进行记录，并对原始数据与核实数据进行分别管理。②预警：传染病预警预报需要基于一定的预警规则（方案），预警规则管理可根据流行疾病的名称、波及范围、发病数等，定义和确定预警指标，并可对生成的预警规则进行修改、删除；预警指标主要依据疾病控制相关业务规则，遵循《国家突发公共卫生事件应急预案》中的事件分级规定进行设置。对于监测获取的数据，系统自动根据预警规则来扫描、判断，达到预警指标后就自动生成一条分级预警信息。③信息报告：系统通过短信、邮件或滚动信息条方式，向指定用户进行事件通知、预警，包括通知条件设定、通知条件审查、通知方式与对象设定、信息通知、短信网关等。④数据分析与展示：对监测数据进行统计分析与展示和空间展示，并可进行简单的空间分析。

4）指挥调度子系统：其功能主要包括以下几个方面。①处置措施流程单：根据处置方案，生成处置措施流程单，对所有任务，明确责任人、联系人及其联系方式等，并对处置措施分类管理。②隔离区划定与管理：根据事件级别不同，在事件发生地点周围划定不同范围的高危区、危险区和隔离区，在电子地图上可以直观显示划定的区域情况，可对隔离区内的人口、资源以及隔离区内疫情分布和发展趋势进行分析和统计。③应急资源调度：根据公共卫生事件的类型与分级级别，结合应急预案，分析突发公共卫生事件应急处置所需要的卫生应急资源类型和数量等，系统给出应急处置所需的医疗救治机构、急救设备、药剂、疫苗等各类应急资源的类型、数量等报表，完成突发公共卫生事件处置的应急资源配置。同时，对所需要的每一类应急资源，系统可以利用电子地图和地理信息系统（geographic information system，GIS）的空间分析功能，以突发公共卫生事件的事发位置为中心，在电子地图上直观显示出应急资源在周边的分布，以便应急指挥调度人员将各种资源及时调集到指定地点。④调度指令：应急指挥调度人员可通过系统实时收集和查看突发公共卫生事件处置过程中的各种反馈信息，对各应急队伍下达决策指令。

5）分析决策子系统：其功能包括事件定性定级，应急决策支持，事件信息分析、展示，会商决策支持，处置方案管理。①事件定性定级：根据专家会商及有关技术单位的报告等对事件定性（传染病暴发、食物中毒等）定级（Ⅰ、Ⅱ、Ⅲ、Ⅳ、未分级）、登记事件、按照类型级别分类管理，并对有关的专家会商情况、技术单位分析报告等进行管理。②应急决策支持：根据事件的类型和分级级别，系统自动从应急预案库中搜索和调阅与此类事件处理相关的预案，供应急人员指挥调度时参考；基于知识经验资料库，为事件提供相关的知识支持；基于应急资源管理子系统，提供应急资源有关数据信息的支持。③事件信息分析、展示：是对事件有关的影响范围、涉及人数、资源情况、处置措施等数据提供统计分析、空间分析、可视化展示，如传染病的三间分布分析和展示。④会商决策支持：支持应急部门通过快捷、实用、有效的会商方式，包括与现场的视频会商（后期工程），进行卫生应急方案研讨、事件性质判定、处理措施拟定。⑤处置方案管理：对领导决策、专家会商决定等产生的处置方案及决策的有关原始资料进行管理。根据处置方案，可生成卫生应急事件处置流程单，以便指挥调度。

6）基础背景库：基础与背景类数据主要反映突发公共卫生事件发生地的自然与社会背景状况，它们与新的突发公共卫生事件无关，但可能因突发公共卫生事件而发生改变，该类数据主要用于对突发公共卫生事件的危害程度、影响范围、发展趋势进行评估，以及为突发公共卫生事件应对措施的制订提供依据。基础与背景类数据主要包括以下几种。①基础自然地理数据：包括行政区划、地形地貌、交通、水系、气候等；②城市空间数据：包括交通、卫生机构、学校、居民区等；③人口与社会经济数据：包括人口、经济、在校生人数、就业人员等；④危险因素数据：包括医疗机构类危险因素、病原微生物实验室类危险因素、菌毒株保藏类及其他公共卫生危险源。

7）应急资源库：主要描述面对突发公共卫生事件时，各类可使用的资源的有关情况。该类数据应该及时、准确，才能满足卫生应急工作的需要，保证卫生应急措施的有效性、针对性、科学性。该类数据主要包括以下几种。①卫生机构资源库：主要包括组织机构的相关信息，如机构代码、医疗情况等信息；②卫生应急机构资源库：包括院前急救机构、医疗机构、血液机构、疾控机构和卫生监督机构等卫生应急专业技术机构的相关信息；③实验室信息数据库：包括实验室业务内容、人员、设备、联络信息等；④医学院校和科研机构数据库：主要记录从事医疗卫生领域相关研究的医学院校和科研机构的信息；⑤专家资源库：包括专家的姓名、联系方式、专业特长、卫生应急经历等信息；⑥卫生应急队伍：包括应急卫生救治队伍、应急卫生救治后备队伍、应急卫生防疫队伍、应急卫生监督队伍等相关信息；⑦应急通信录：包括卫生应急工作涉及的单位和人员的联系方式；⑧应急设备资源库：包括医疗设备、通信设备、应急指挥车、急救车等应急设备的相关信息；⑨应急物资库：包括医疗药品、疫苗、血液、消杀药品、防护用具等的相关信息。

8）动态监测库：主要存储伴随发生的或可能发生的突发公共卫生事件而产生的各类数据。动态监测数据库存储的数据主要包括：①时间、地域、范围、性质、影响程度、发展态势等信息；②为了应对突发公共卫生事件而采取的各种措施；③处置措施的反馈、事件现场应急人员的工作状况；④伤情、病情、疫情监测情况等；⑤提示可能发生的突发公共卫生事件的监测和预警信息。动态监测数据库主要包括以下两类数据库：①突发公共卫生事件报告数据库：包括基本信息、目前伤亡状况、涉及人员、性质、当地已采取的措施、建议和要求；②传染病疫情数据库：主要包括卡片信息、医院所在地区、患者信息、疾病信息、报告与审核信息等。

9）知识资料库：包括知识经验和历史资料。知识经验是指与突发公共卫生事件、卫生应急有关的各种专业知识、方法、模型、程序、典型案例等，它们为卫生应急工作提供理论基础和经验参考，是决策过程的理论支持和参考资料。历史资料包括突发公共卫生事件卫生应急管理和处置工作以及突发公共卫生事件的有关资料等，它既为事件的评估保留证据，也为今后的工作提供参考与事实依据。历史资料类数据大多由动态监测类数据整理或统计形成。知识资料库主要包括以下几个方面的内容：①法律法规：包括名称、类别、颁布单位、颁布时间、颁布文号、生效日期、失效日期、法律法规内容、备注等；②预案方案：主要信息项包括标题、制定部门、起草人员、发文时间、内容、类别、来源等；③传染病、食物中毒、职业危害资料：主要包括名称、类别、流行病学、临床表现、病原学、实验室检查、治疗原则、预防控制措施等；④情报新闻数据库：主要包括情报主题、情报内容、情报关键字、情报来源、发布人员、发布时间、附件等；⑤突发公共卫生事件数据库：主要包括事件名称、事件类别、事件级别、初步诊断、报告地区、报告单位、发生地区、波及人口、发病数、死亡数、首例发病时间、末例发病时间、统计起始时间、统计终止时间、当前状态、当前阶段、事件建档时间、事件属性、事件建档人等。

（4）网络与技术设施：包括通信系统、网络通信、网络会议、服务器／终端、存储备份和系统软件。

1）通信系统：包括有线通信、无线通信、传真通信、卫星通信、电视电话会议系统等。完善的通信系统是应急、指挥的有力保障。为了解决突发公共卫生事件现场指挥的问题，可考虑配备移动指挥车。移动指挥车至少应配备全球定位系统（global positioning system，GPS）、卫星通信系统、现场指挥无线系统等，确保移动指挥车能和各级指挥中心互动互换信息，使移动指挥车成为指挥中心的功能延伸。

2）网络通信：构建涵盖 31 个省（自治区、直辖市）、新疆生产建设兵团以及所有地级城市卫生行政部门的卫生应急通信网。各省级卫生行政部门到国家卫生健康委员会的网络,均采用国家电子政务外网建设;对于国家电子政务外网建设条件不成熟的地区将采用虚拟专用网络(virtual private network,VPN)方式进行建设。地市级卫生行政部门应构建部门内部基础的局域网环境,实现本地服务器和终端的局域网接入。

3)网络会议:网络会议的实现由视频会议系统、视频电话终端系统,以及视讯终端配置组成。①视频会议系统:建立覆盖国家、省级以及地市级卫生健康委员会的远程视频会议系统,实现三级卫生行政部门的互联互通;②视频电话终端系统:各地市应急指挥系统应配备视频电话终端系统,用于地市应急指挥系统通过 IP 网络系统召开的电话会议和网络视频会议;③视讯终端配置:包括宽带可视电话、宽带网络电话、高清视讯终端以及 5G 移动视频终端等。

4)服务器/终端:服务器包括数据库服务器、数据交换服务器、应用服务器。数据库服务器用于部署数据库管理软件,为应急指挥系统提供数据管理和数据支撑服务;数据交换服务器用于实现本地数据库与省级卫生行政部门的数据交换服务;应用服务器用于部署各种中间件、地理信息系统软件和应用软件系统,对外提供数据交换与传输服务,对内提供各种应急指挥业务应用服务。地市级服务器设备采用电脑服务器,终端采用台式机、移动设备等。

5)存储备份和系统软件:地市级系统采用磁盘阵列建立数据存储备份系统。地市级系统需要的系统软件主要包括支撑系统运行的数据库管理软件、地理信息系统平台软件、应用中间件和消息中间件等。

2. 信息技术支持　包括数据采集、数据分析和数据展示。

(1)数据采集:由于突发公共卫生事件应急信息系统与多个系统存在接口,需要将其采集到的数据按应急指挥系统数据元标准体系的管理要求重组,并补充各类数据描述信息,之后通过各种加工手段丰富基础数据资源的构成,形成满足后续业务需要的高质量完整基础数据。

1)确保数据质量:针对不同来源和存在形式的数据,采取多种手段(人工和技术相结合),把来自不同单位、不同系统的数据中,可能存在的互相冲突、重复、缺漏、错误等的质量问题找出来,根据具体情况采取取舍、修改、补充等相应的措施。

2)非结构化信息的采编:突发公共卫生事件应急工作中,需要处理大量的非结构化或半结构化的信息。要求能够做到提供基本的信息编辑、维护、管理功能(包括分类条目配置管理、信息查询检索、信息内容正文和附加说明信息编辑等),并提供对其元数据信息的维护功能。

(2)数据分析:在整个系统中存在大量的数据,如何充分利用这些数据,使其更好地为管理和决策提供信息,是数据分析的首要任务。

1)统计报表:指在日常业务活动中经常地、定期地搜集相关资料,提取有用信息并生成统计报表,为管理者制订计划、检查计划执行情况等工作提供服务。例如在应急资源管理子系统中,对于各类卫生应急资源的使用情况实时地给出相关统计报告,便于后续的分析决策;在资料管理子系统中,统计各类知识的查询状况,给出查询率最高的知识项等。

2)模拟预测:用于预测的数学模型,主要包括层次分析法、蒙特卡罗算法、回归预测法、时间序列预测法、灰色预测法、马尔可夫预测法、人工神经网络法等。例如在监测子系统中对传染病做时间序列预测,通过模拟传染病发展曲线,预测未来的发展趋势,从而为预警提供重要的决策支持。再如在应急决策过程中,根据划定区域内的人口、资源等数据,可以利用计算机分析该区域内疫情分布和发展趋势,从而为决策提供更有力的信息支持。

3)数据挖掘:数据挖掘有以下几个方面的功能①可以进行分类处理,例如在资料管理子系统中,对收集来的资料进行归类、关键词的提取等;在监测预警子系统中,系统自动根据预警规则来扫描、判断数据,达到预警指标后就自动生成一条分级预警信息。②可进行关联关系分析,例如在物资管理过程中,一种物资的需要可能还要带动另一种物资的需要。在这种情况下,可以利用数据挖掘工具,找到多种物资之间的关联关系,以便于更好地做好应急的物资准备。③可以进行特征描述,例如预警规则管理中,说明哪些特征量可以成为某种流行疾病的特征指标,它们在描述该疾病时类别划分能力是怎样的。

（3）数据展示:在整个信息系统的数据展示功能中,地理信息系统（geographic information system, GIS）起到了非常重要的作用,GIS 是一种特定的十分重要的空间信息系统。它是在计算机硬、软件系统支持下,对整个或部分地球表层（包括大气层）空间中的有关地理分布数据进行采集、储存、管理、运算、分析、显示和描述的技术系统。GIS 可以帮助决策者更加直观地观察各种数据指标,如各种卫生资源在地理范围内的空间分布情况等。

总之,突发公共卫生事件应急信息系统的建设是一个复杂的系统工程,除系统硬件和软件建设任务外,还包括卫生应急信息管理规范建设、应急指挥决策制度建设、系统运营维护体系建设等。

第二节　疾病预防控制信息系统

一、疾病预防控制信息系统概述

（一）疾病预防控制信息系统的概念

疾病预防控制信息系统（disease prevention and control information system）是指为了给疾病预防与控制服务业务系统的各层次机构提供疾病预防与控制管理决策信息而建立的一种职能型管理信息系统,即在医疗卫生各部门内部,以社区人群为基础,收集人群的疾病发生和健康状况的数据资料,在进行归纳和处理后,向疾病预防与控制部门的各管理层提供有关人群疾病和健康状况的历史记录信息,从而支持卫生管理者制定有关疾病预防与控制的计划、政策、制度的信息系统。

（二）疾病预防控制信息系统的目标

疾病预防控制信息系统以国家和省统筹区域两级建设为重点,依托全民健康信息平台、电子病历、居民电子健康档案、全员人口数据库,建设国家统一标准的信息采集交换平台,构建实时共享的动态电子疾病档案、儿童预防接种电子档案和病原识别标准数据库,支撑传染性疾病、营养与慢性非传染性疾病、精神卫生、免疫规划、健康危害因素监测、疾控综合管理和爱国卫生业务应用。建设开放、可管、可控的数据接口,在基本公共卫生服务的基础上引入社会资源,向公众延伸提供个性化、专业化公共卫生信息服务,提升公众享有公共卫生服务的获得感和满意度。

二、疾病预防控制信息系统的发展历程

20 世纪 80 年代中期我国逐渐开始了疾病预防控制信息系统的建设,这一举措带动了公共卫生其他领域的信息化建设,为我国公共卫生信息化发展奠定坚实基础,疾病预防控制信息系统的发展历程大致可以分为四个阶段。

（一）起步阶段（20 世纪 80 年代中期至 20 世纪 90 年代）

中国预防医学科学院建立法定传染病报告信息系统,这是我国公共卫生系统建立的第一个信息系统。它通过采用计算机与通信技术,实现了疫情数据的网络传输,结束了 20 世纪 50 年代以来按月逐级汇报、通过邮局层层邮寄纸质报表上报疫情数据的历史。

（二）成长阶段（20 世纪 90 年代至 2002 年）

随着全球信息技术的快速发展,信息化成为全球经济社会发展的显著特征。1998 年 10 月,国务院研究科技救灾工作会议提出,要充分利用现代计算机与网络技术,"加强国家卫生信息网络建设,整体提高我国疫情预报和疾病防治工作水平"。1997 年 7 月,卫生部发布《国家卫生信

息网项目建设书》，提出"综合运用计算机技术、网络技术、通信技术，构建一个覆盖中央、省、地（市）、县（区）四级卫生系统的高效、快速、通畅的网络通信传输系统，提高卫生信息质量，加强卫生事业的宏观管理、科学决策及重大灾害的应急指挥能力"的总体目标，推动了我国公共卫生信息化建设的建设步伐。在此阶段，全国陆续建设了国家疾病报告管理信息系统、单病监测信息报告系统（如结核病、艾滋病监测报告系统等）、公共卫生业务管理信息系统（如儿童免疫接种管理信息系统），以及服务于公共卫生管理者的业务报表管理信息系统等。

（三）快速发展阶段（2003 年至 2015 年）

2003 年严重急性呼吸综合征（SARS）疫情在我国的暴发和蔓延，暴露出疾病防控信息系统疫情报告、疾病监测时效性差，信息网络覆盖面小等问题。针对这些问题，党中央、国务院要求建立并健全疾病预防控制体系。在此背景下，我国于 2003 年 11 月建成国家疾病监测数据中心机房；2004 年 1 月 1 日正式启动基础疫情报告系统，每日平均产生超过 1 万例监测病例的个案信息；2004 年 4 月正式启动医院死因报告系统；2005 年启动结核病专病报告系统和艾滋病专病报告系统。通过这一阶段的建设，我国完成公共卫生基础网络建设、疾病预防控制信息系统建设、突发公共卫生事件应急指挥中心与决策系统建设，以及其他重要公共卫生信息系统在内的公共卫生信息化体系建设，取得一系列成绩，主要包括以下几个方面。

1. 构建了全球疾病监测网络覆盖面最大的互联网应用系统　我国建设了覆盖全国的传染病监测网络，可以实时监控传染病情况。39 种传染病通过这一系统上报，各级卫生和疾控部门能实时掌握本辖区疫情情况，进而第一时间做好防控措施，为人民的健康提供保障。自 2012 年以来，这一网络成为全球覆盖范围最广、覆盖人群最多的传染病网络监测系统。

2. 构建了"公网专用"的全球疾病监测网络系统　成功实现了互联网、VPN、高性能计算、海量存储和快速统计、专业应用软件开发的技术集成，并利用万维网地理信息系统（WebGIS）的空间分析方法与技术，实现了对动态数据的快速统计分析和对传染病暴发与转移的早期监测，使互联网、计算机及信息技术首次在公共卫生领域大规模成功应用。

3. 构建了全球规模最大的疾病在线直报网络系统　成功改变了传染病报告管理模式，是中国公共卫生领域的一次重大飞跃。此系统能够在第一时间发现疫情，对传染病早期暴发进行探测，提高疫情监测报告的及时性和准确性，增强疫情分析能力，在防止疫情传播、控制疫情扩散等方面发挥重要作用。

4. 构建了全球监测病例个案数量最大的疾病监测信息系统　满足了多层次一体化的管理服务需求，即跨组织业务协同、数据集共享利用、业务分类管理和持续信息服务，从而实现了数据资源整合、流程优化与应用集成、应用支撑与业务规则执行能力的提高。

5. 实现了疫情报告与单病种病情监测信息管理的结合　为实现 WHO 提出的综合监测信息管理模式奠定了基础。

（四）逐步成熟阶段（2016 年至今）

2017 年依托于国家全民健康保障信息化工程（一期），中国疾病预防控制信息系统完成了系统重构，并于 2020 年底通过了项目验收。按照整合条块化系统，从条线系统建设向平台化建设转变，从疾病信息管理向个人全生命周期健康信息管理转变，建成传染病动态监测、慢性病及危险因素监测、免疫规划监测、精神卫生监测、健康危害因素监测、疾控综合管理与爱国卫生资源管理服务这六大信息系统，包含 1 个具有应用门户和标准编码管理、用户认证与授权管理、数据交换、主索引等功能的业务支撑平台，以及 26 项标准规范（分为数据、技术、管理、安全与隐私保护 4 类），实现了"统一门户集成、统一标准应用、统一交换接口、统一业务应用、统一安全认证、统一资源管理"。2020 年 1 月 1 日，重构后的中国疾病预防控制信息系统数据采集功能上线运行。

在标准建设方面，2016 年后国家卫生部门发布了一系列疾病预防控制信息化相关的行业标准。2019 年国家药监局发布了《疫苗追溯基本数据集》《疫苗追溯数据交换基本技术要求》等 5 个疫苗追溯领域的推荐标准。中国疾控中心从信息系统建设应用需求出发，制定了一系列数据集、数据交换接口、信息管理工作等方面的标准，广泛应用于中国疾病预防控制信息系统及各级疾控机构的信息化建设中。

在安全建设方面，2016 年 11 月 1 日 0 时起，中国疾病预防控制信息系统实现了国家疾控虚拟专用网络的全覆盖，保障了数据传输的网络安全。2018 年 2 月 28 日，中国疾病预防控制信息系统又实现了所有用户基于第三方电子认证中心（certificate authority，CA）的强身份认证，有力地保障了用户访问控制的信息安全。

经过 40 多年的努力，我国疾控信息系统建设取得长足发展，但业务应用覆盖不平衡、医疗机构信息互联互通水平低和信息资源共享利用不足等问题仍然存在。特别是对监测预警和信息协同应用的支撑能力不足、融合多源大数据应用能力欠缺、业务协同机制不健全等成为制约疾控信息化建设发展的短板。

"十四五"时期，我国疾控信息系统的建设重点是：信息系统应用基本覆盖疾控各业务领域，实现基于省统筹区域全民健康信息平台的核心疾控信息系统的建设应用；建立与医疗机构和其他相关机构的数据交互共享即业务协同机制，基本实现核心信息系统与省统筹区域全民健康平台或医疗机构的数据交换；传染病智慧化多点触发监测预警平台投入应用，传染病疫情以及突发公共卫生事件的早期预警和快速响应支撑能力显著提升；初步建成国家级公共卫生大数据中心；基于大数据的网络安全运营能力、安全监测预警与态势感知能力进一步加强；各级疾控机构从事信息化工作的专职人员、接受过信息技术专业培训的人员数量稳定增加。

三、疾病预防控制信息系统的结构和功能

根据《疾病预防控制信息系统建设指导方案（2018 年版）》的要求，我国疾病预防控制信息系统"十三五"时期的应用架构，是依托区域全民健康信息平台建设，以国家相关标准和规范为基础，结合各地精细化管理的实际需求，统筹建设的六个业务应用，覆盖传染病动态监测、慢性病与健康危险因素监测、精神卫生监测、免疫规划信息管理、健康危害因素监测、疾控综合管理与爱国卫生管理等主要业务领域，如图 8-4 所示。

（一）疾病预防控制信息化标准体系建设

制定疾病预防控制信息系统相关的信息标准、规范等，包括但不限于数据标准、技术标准、功能规范等。

1. 个人电子疾病档案数据集标准　依托全民健康信息平台、电子病历、居民电子健康档案、全员人口数据库，建设国家统一标准的信息采集交换平台，构建实时共享的动态个人电子疾病档案（electronic diseases records，EDR）。EDR 主要用于支持传染病、免疫接种、慢性病（包含心脑血管疾病、恶性肿瘤、代谢性异常、遗传性疾病、精神异常和精神病、慢性职业病、地方病等）等疾病的，以人为核心的疾病监测全程管理。其内容主要包括：个人基础信息（人口学信息、出生、死亡登记）、体检筛查史、疾病诊断史、检验检测史、治疗随访史、流行病学史和预防接种史等动态信息。以电子病历（electronic medical record，EMR）、电子健康档案（electronic health record，EHR）和全员人口库（population database，PDB）为基础，通过协同工作机制，共享交换疾病监测相关数据形成 EDR。

2. 健康危害因素监测数据集标准　用于支撑职业、学校、环境、医用环境、医用辐射及地方病等影响人群健康的危害因素的监测及全程管理。其内容主要包括：职业性有害因素、医用辐射防护、学校卫生环境与教学卫生条件、碘盐及碘营养、地方性氟（砷）、饮用水、空气质量、居住环境及媒介生物等监测信息。

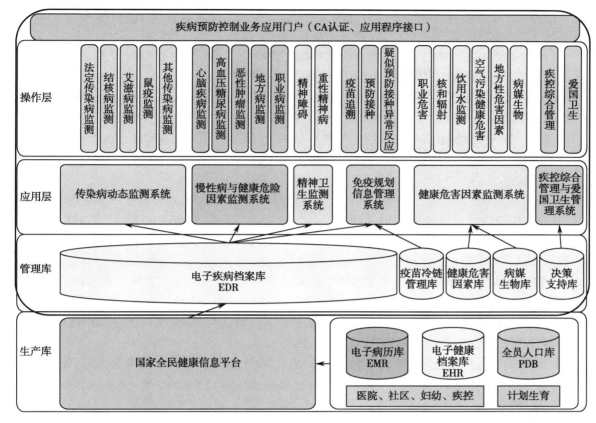

图 8-4　我国疾控信息系统"十三五"时期应用架构

3. 疾病预防控制综合管理与爱国卫生决策支持数据集标准　用于支撑疾病预防控制综合管理与爱国卫生等以公共卫生管理为业务核心的信息采集、管理及决策支持。其内容主要包括：①疾病预防控制机构基本情况、检验能力、人员与设备、财务收支及实验室等；②爱国卫生办公室基本情况、成员单位基本情况、法律法规、人员（专家库）、卫生城市（县、乡镇）、改水改厕、病媒生物防治等相关信息。

（二）疾病预防控制网络信息安全体系建设

根据《中华人民共和国网络安全法》和《信息安全等级保护管理办法》，疾病预防控制信息系统按照其受到破坏后的侵害程度被定为信息安全等级保护第三级，具体要求包括以下几方面。

1. 网络安全　按照国家网络安全要求，在与互联网（其他网络）安全隔离的网络环境中部署应用，须有系统日志记录，并能够记录分析生成审计报告。

2. 数据传输安全　疾病预防控制信息系统应利用加密技术或其他有效措施，保证在数据传输过程中的数据完整性。在通信双方建立连接前进行初始化验证，在通信过程中加密数据，实现数据传输安全。

3. 身份鉴别安全　从各级各类医疗机构的电子病历、电子健康档案中直接获取业务数据时，应通过电子身份鉴别、电子签名和授权控制，做到行为可管理、可控制、可追溯。加强用户管理，实现用户权限分离。

4. 数据存储安全　疾病预防控制数据的存储应提供硬件冗余，并具备容灾备份能力。在检测到数据被破坏时，具备恢复能力。

5. 服务管理　按照国家信息安全等级保护第三级的要求，对信息系统所依赖的软硬件基础设施定期进行漏洞检测、配置核查、安全巡检、应急响应等安全服务工作，以便及时发现问题、解决问题。

6. 应急处置　制定网络信息安全应急预案,当信息安全受到威胁或发生信息安全事故时,根据应急预案的要求,及时有效应对,确保疾病预防控制信息安全。

7. 安全管理制度　根据信息安全等级保护第三级的要求,制定相应的安全管理制度。

(三)疾病预防控制分级业务应用门户建设

1. 分级门户管理　省统筹区域平台建立分级应用门户,集成通信安全审计、网络可信接入(如 VPN 远程接入)、电子认证服务等技术,实现多级 CA 认证服务和多家 CA 证书互信互认。

2. 统一用户与分级分类权限管理　依据用户实名制管理的原则,独立于业务应用系统的用户授权管理和控制,提供用户、角色、权限管理功能,实现业务用户的统一管理和权限的分级分类授权管理。

3. 主索引管理　以居民身份证号码作为个人身份主索引识别的基础服务身份标识号(ID),实行分级索引管理。省统筹区域平台提供省内个人主索引服务,跨省个人主索引服务由国家全民健康信息平台提供。国家全民健康信息平台和省统筹区域平台实现主索引服务接口的实时调用,数据双向共享交换。

4. 数据交换接口管理　采用国家统一的数据交换标准,建立分级的数据交换接口管理。省统筹区域平台数据交换内容可根据实际需求灵活扩充。

5. 基础编码管理　国家统筹组织建立和维护全国行政区划代码、医疗卫生机构编码、监测疾病分类代码等基础编码,分级同步更新,统一使用。

6. 交互式的可视化应用　充分应用大数据技术,动态融合外部相关多维数据,开发决策支持交互式可视化应用功能,提供业务应用程序接口(application program interface,API),实现大数据综合分析应用。

7. 服务管理　提供系统在线即时通信、文档下载、公告板系统(bulletin board system,BBS)或其他互动交流功能,满足辖区用户在系统使用方面的沟通服务需要。

(四)疾病预防控制业务应用信息系统建设

根据业务应用的不同,疾病预防控制信息系统主要包括传染病动态监测信息子系统、慢性病及其危险因素监测信息子系统、免疫规划监测信息子系统、精神卫生监测信息子系统、健康危害因素监测信息子系统、疾病预防控制综合管理与爱国卫生信息子系统。

1. 传染病动态监测信息子系统　以 EDR 为基础,建设传染病动态监测子系统,实现以人为核心的要求。病例监测数据进行更新管理,避免同一病例多次报告,有助于解决流动人口疫情报告混乱的问题,提升传染病信息准确报告率,从而获得可靠的监测数据和指标,为制订传染病防控措施和评价干预效果提供依据,促进卫生资源的公平性利用。

2. 慢性病及其危险因素监测信息子系统　以 EDR 为基础,动态掌握我国居民主要慢性病、地方病、职业病及其危险因素的流行状况和变化趋势,为确定疾病预防控制的优先领域,制订慢性病、地方病及职业病的预防控制策略和措施提供科学依据,提升慢性病患者规范化管理率。

3. 免疫规划监测信息子系统　根据国家制定的统一疫苗追溯信息标准,系统建设疫苗和预防接种追溯信息管理系统,实现疫苗全程追溯信息的查验管理。建立免疫规划信息管理体系,流动儿童预防接种数据交换和共享中心,以接种对象和疫苗管理为基础,实现疫苗最小包装编码的生产、流通、储存全过程追溯信息监控和预防接种全程监测信息管理,为疫苗全程追溯管理和免疫决策提供数据支持。

4. 精神卫生监测信息子系统　在国家严重精神障碍信息系统已实现患者信息网络直报和基本数据统计分析的基础上建立 EDR,根据业务需求进一步完善系统功能,为严重精神障碍诊断、治疗、服务提供全程监测管理服务,并实现与公安、民政、残联、医保等外部系统的数据交换功能。

5. 健康危害因素监测信息子系统　实现职业性有害因素监测、放射工作人员个人剂量监测、学生健康监测、放射诊疗监测、学校教学环境卫生监测、碘盐及碘营养监测、地方性氟(砷)中毒监测、饮用水水质监测、饮用水放射性监测、空气质量监测等业务活动。

6. 疾病预防控制综合管理与爱国卫生信息子系统　通过数据共享交换方式实现数据在逻辑上的集成；通过对数据的动态管理和深入分析，实现对国家疾病预防控制资源现状和爱国卫生服务能力的全面掌握；推进爱国卫生能力建设，为爱国卫生信息服务提供基础信息技术支撑。

四、公共卫生信息监测

建立及时准确、经济高效的监测报告系统，进行监测并实现早期发现的目的，可减轻传染病暴发、食物中毒、化学性中毒等各类公共卫生事件对国民健康和生命安全的损害。

（一）公共卫生监测的概念与范畴

1. 概念　卫生领域最早的监测活动是对疾病的发生、发展过程和患者的起病、死亡等进行观察。随着疾病防治工作的发展和各种监测设备的广泛应用，监测内容逐渐增加伤害、健康状态、公共卫生事件以及相关危险因素等监测内容。

公共卫生监测（public health surveillance）是指长期、连续、系统地收集疾病和健康状况及其影响因素等的相关资料，经过分析、解释后，及时反馈和利用卫生信息，以便采取干预措施并评价其效果的过程。其目的主要是：①确定主要的公共卫生问题，掌握其分布和趋势；②查明问题原因，采取干预措施；③评价干预措施效果；④预测疾病流行；⑤制订公共卫生策略和措施。

2. 分类和组织　根据监测方式的不同，公共卫生监测可分为被动监测和主动监测；根据监测范围和性质，可分为常规监测和突发公共卫生事件监测。其中常规监测又可具体分为传染病监测、非传染病监测和一般公共卫生监测。

国家疾病预防控制局是全国疾病监测系统的最高行政领导机构，决定疾病监测的方针、政策和审核监测方案，完善监测体系；中国疾病预防控制中心是管理全国监测系统的专业机构，为国家卫生健康委员会直属事业单位，对各省（自治区、直辖市）和新疆生产建设兵团的监测工作负有直接业务指导责任；省级卫生健康委员会疾控处是全省疾病监测工作的行政领导部门，督促地市级疾控部门落实全国疾病监测下达的任务；地市级卫生健康委员会疾控科按照监测计划要求，按时保质保量完成监测工作，年终汇总分析监测资料，写出总结报告。省、市、县疾控中心都相应建有疾病监测科或疾病监测组，列为疾控部门的正式组织建制，共同完成疾病监测工作。

3. 工作环节　公共卫生监测的工作过程包括以下四个基本环节。

（1）收集资料：监测资料主要包括传染病监测资料和非传染病监测资料。

1）传染病监测资料：包括人口学资料，传染病的发病、死亡及其分布情况，病原体分型、毒力、抗药性变异情况，人群免疫水平的测定，动物宿主和媒介昆虫种群分布及病原体携带状况，传播动力学及其影响因素的调查，防治措施效果的评价，疫情预测，专题调查（如暴发调查、漏报调查等）。

2）非传染病监测资料：包括非传染性疾病的发病、死亡及其分布情况，人群生活方式和行为危险因素监测，地理、环境和社会人文（包括经济）因素的监测，饮食、营养因素的调查，基因型及遗传背景因素的监测，高危人群的筛查、疾病预防及干预。

（2）分析资料：此环节把原始资料加工成有价值的信息。其步骤为：首先，将收集到的原始资料进行认真核对、整理，同时了解其来源和收集方法；其次，利用统计学技术把各种数据转变为有关的指标；最后，解释这些指标究竟说明了什么问题。

（3）反馈信息：建立反馈信息的渠道是为了使所有应该了解公共卫生监测信息的单位和个人都能及时获得，以便能对疫情迅速作出反应，明确工作重点和研究方向。信息的反馈分为纵向和横向两个方向，纵向包括向上反馈给卫生行政部门，向下反馈给下级监测机构；横向包括反馈给有关的医疗卫生机构、科研单位以及社区等。

（4）利用信息：充分利用信息是疾病监测的最终目的。监测的最后一个环节是把监测资料用于预防和控制疾病。监测获得的信息可以用来了解疾病分布特征、预测趋势、评价干预效果、确定主要卫生问题等,为制定预防控制疾病的策略和措施提供依据。

(二)公共卫生监测信息系统

自2003年以来国家开始进行一系列公共卫生监测信息系统(public health surveillance information system)的建设,主要是运用现代通信技术、计算机技术和网络技术,发动广泛的社会力量和各级卫生医疗机构,及时快速地将疾病尤其是传染病信息和其他公共卫生信息反馈给突发公共卫生事件监测数据库及各级疾病控制中心,以达到早发现、早预警、早采取措施的目的。与此同时,国家还可以通过监测系统获得相关数据,依据当前公共卫生工作重点,制定相应的政策和措施。

公共卫生监测信息系统由四个主要业务功能组成:数据收集、数据分析、数据可视化和疫情报告。具体如图8-5所示。

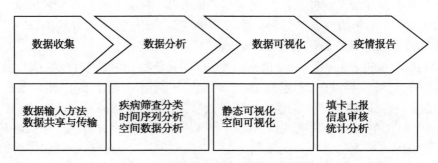

图8-5　公共卫生监测信息系统业务功能

1. 数据收集　关注的是在何处收集哪些资料及如何收集数据。

(1)数据输入方法:公共卫生监测数据采集的输入方法分为纸质形式、Web界面形式、本地数据输入软件的应用及手持设备四类。目前很多系统支持多种输入方式。纸质形式的数据通常必须转换为电子格式,存在滞后性。

(2)数据共享和传输:数据传输对数据的完整性和保密性是至关重要的。如何从数据提供处收集数据,又如何进行数据信息的报告等,是公共卫生监测信息系统面临的挑战。尽管现在使用邮箱传输文字报告或数字文件附件的系统还很普遍,但基于XML的HL7信息标准在自动化的数据传输中扮演重要角色,重要的卫生信息系统都支持HL7标准。在此模式下,与其他基于文件传输的方法相比,以HL7标准为基础的方法更有效。

2. 数据分析　其核心部分是利用统计分析和数据挖掘技术来自动监测公共卫生监测数据的偏差和异常情况,而这些数据通常包含显著的时间和空间元素。

(1)疾病筛查分类:疾病筛查分类既可以由手工完成,也可以通过计算机自动完成。手工操作通过咨询相关专家,再将疾病映射到相应的类别中去。

自动分类方法可分为三种方式,分别是监督学习、规则分类和本体增强分类。

监督学习的特点是需要训练分类器,收集训练样本比较费时、费力,而且该分类器较敏感,不同环境的样本分类效果有较大的偏差;规则分类不需要训练样本,使用较灵活,例如文本字符串搜索是一个典型的基于规则的分类,主诉记录经过整理后,结合医疗专家的建议,事先确定规则来将其映射到各个类别中去,但规则分类不能处理未预先定义且规则集中的范例;本体增强分类是利用医疗概念之间的联系来进行自动分类的方法。

(2)时间序列分析:时间序列分析(time series analysis)是一种处理动态数据的统计方法。该方法基于随机过程理论和数理统计学方法,研究随机数据序列所遵从的统计规律,包括一般统计分析(如自相关分析、谱分析等),统计模型的建立与推断,以及关于时间序列的最优预测、控制与滤波等内容。典型的方法有基于统计过程控制的异常监测,Serfling统计,基于回归模型的异常监测以及基于马尔可夫模型的模型等。

（3）空间数据分析：自然疾病暴发或生物袭击通常聚集在一定空间范围内，空间分析可以利用包含在数据中的空间信息，如患者的家庭住址、工作地点及报告病情的医院的位置等。其可分为回顾性和前瞻性两种分析策略。回顾性分析可以用于发现和探索病因；前瞻性分析用来进行实时监测和早期预警。典型的算法有一般线性混合模型和智能算法、空间扫描统计及其改型、风险调整后的向量支持聚类算法等。

3. 数据可视化 可视化展示是公共卫生信息更为有效的信息展示方式。

（1）静态可视化：传统的静态可视化信息展示方法包括多维表格、各种静态统计图形，其中静态统计图形包括折线图、柱状图、散点图、条形图、面积图、饼图、堆积图、雷达图、气泡图等。

（2）空间可视化：空间可视化主要基于3S技术。其功能包括：①地理信息系统（GIS）可以为疾病研究提供空间分析及可视化方法；②遥感（remote sensing，RS）技术可以提供疾病的环境危险要素相关数据；③全球定位系统（GPS）可以提供疫情点精确的地理位置信息。典型的空间信息表达方式如热力图、动态折线图等，可应用于突发公共卫生事件应急、传染病暴发流行、慢性病、伤害、卫生资源管理等方面，支持多源异构数据的可视化展示。

4. 疫情报告 我国传染病患者信息主要通过中华人民共和国传染病报告卡来收集，通过疾病监测信息报告管理系统进行网络直报。其主要包括以下内容。

（1）填卡上报：基层医疗机构责任报告单位和责任疫情报告人发现甲类传染病和按甲类管理的乙类传染病患者、疑似患者和病原体携带者，或者发现其他传染病和不明原因疾病暴发时，应立即填写"传染病报告卡"（初次报告），于2h内完成网络直报或以最快方式（城市2h内、农村6h内）报出传染病报告卡。其余乙类和丙类传染病患者、疑似患者和规定报告的传染病病原携带者在诊断后，基层医疗机构责任报告单位和责任疫情报告人应在24h内通过网络进行信息的录入报告或报出传染病报告卡。

（2）信息审核：包括责任报告单位对其填报信息的内部审核和各级疾病预防控制机构对传染病报告卡信息的审核。发现直报系统内的传染病报告卡出现错项、漏项、逻辑错误以及重卡时，责任报告人应及时进行核对，并按规定完成网络订正操作。对核实无误的个案信息通过网络确认上报。同时，定期或不定期地对本行政区域内网络直报质量进行评价，对直报工作进行督导检查。

（3）统计分析：分为常规分析和专题分析两类。

1）常规分析：常规分析是指各级疾病预防控制机构应每日动态地监视辖区内传染病报告信息，对疫情变化态势进行分析；及时分析报告甲类传染病及按甲类管理的乙类传染病疫情；高度关注辖区内的聚集性病例、可能的传染病暴发疫情、不明原因病例或死亡病例等异常情况，对其"三间"分布特点、流行病学史及可能的流行趋势进行分析与预测。省级以下疾病预防控制机构可按周、月、年进行常规动态分析报告。国家级疾病预防控制机构按日、周、月、年进行常规动态分析报告。

2）专题分析：专题分析是指在发现甲类传染病或按甲类管理的乙类传染病、其他乙类和丙类传染病，以及其他传染病或不明原因疾病暴发流行时，根据其流行特点及疾病控制工作的需要应随时进行专题分析，为采取有效的预防控制措施提供参考依据，同时还可以评价疾病的控制效果。专题分析内容一般包括：①传染病的历史发病流行水平描述、近期流行特点；②结合现场流行病学调查结果，分析描述其流行全貌，并提出合理的预防控制措施。

（三）传染病监测预警信息系统的应用与发展

1. 现行传染病监测预警信息系统的应用与不足 传染病信息监测是公共卫生信息监测的重要组成部分，传染病监测预警信息系统是公共卫生监测信息系统的典型应用。严重急性呼吸综合征（SARS）疫情之后，我国建立了横向到边、纵向到底的传染病与突发公共卫生事件网络直报系统，以及传染病早期自动预警信息系统，在一定程度上解决了传染病和突发公共卫生事件信息报告和传染病早期监测预警问题,在我国传染病防控工作中发挥了重要作用。然而,由于现行的监测预警系统在预警关口、数据来源、监测技术和数据分析利用上均存在短板,因此,在新发传染病和传统传染病暴发的早期监测预警过程中,仍存在诸多问题。

(1)预警关口相对滞后:现行预警系统基于对临床确诊病例数据的分析,以出现聚集性疫情苗头为预警起点,其预警时间关口明显滞后。同时,现行系统仅对已纳入国家法定报告管理的传染病出现聚集性苗头进行预警,限制了对新发和突发传染病的监测预警和发现能力。

(2)预警信息来源相对单一:预警监测系统在卫生健康系统内部以及跨行业部门之间的数据互联互通和整合分析水平较低。现行系统监测数据主要来自医疗卫生机构,依靠临床医师在诊疗过程中采集,数据内容单一,预警监测系统缺少对早期监测预警更为重要的其他信息的采集能力,如症状、接触史、生活史、交通史等,限制了系统对传染病的监测预警能力。

(3)预警技术相对落后:随着信息技术的快速发展,现行的传染病预警系统在平台架构、数据管理、模型构建等方面不能满足需求,需要不断提高系统的数据整合能力和智能化学习能力。

2. 传染病监测预警工作的发展目标　传染病智慧化预警多点触发机制和多渠道监测预警机制,是我国传染病监测预警工作的发展目标。传染病智慧化预警多点触发机制是指通过建立现代化的传染病监测预警系统,利用大数据、云计算、物联网、人工智能等技术手段,自动化地采集传染病危险因素、病原体、相关综合征、疑似病例和确诊病例信息等传染病发生、发展过程中多个关键节点的数据,及早、智能化地判别出传染病可能增加的流行风险或已出现的苗头,并自动发出预警信号,采集内容包括媒体和网络信息等舆情以及与传染病发生相关的其他社会学信息,尽可能提高预警的敏感性、准确性和及时性,减少人为干扰和工作失察的传染病监测预警机制。

传染病多渠道监测预警机制是指卫生健康、海关、交通、市场、农业、林业、气象、环保、教育等多个部门,在多元数据共享机制基础上,建立多主体、多层级的与传染病相关的监测预警系统,实现不同行业及不同层级都有责任、有能力去识别传染病可能增加的风险或已增加的风险的苗头并发出预警,从而起到传染病早期预警相互补充、相互印证的作用,进而减少早期预警失误,提高准确性的机制。

建立传染病智慧化预警多点触发机制,健全多渠道监测预警机制需要从以下三个方面着手:①打通部门、机构之间与传染病相关数据的壁垒,实现多元数据共享;②在传染病发生、发展的多个环节,尤其是在传染病危险因素这个节点上,建立传染病监测预警平台,最大限度地提升传染病预警的敏感性和及时性;③充分发挥我国传染病联防联控机制优势,建立多系统、多部门、多层级的传染病监测预警机制及平台。

总之,随着大数据、云计算和人工智能等新一代信息技术的飞速发展,传染病相关信息的记录、传输、处理、分析和研判等环节可以更加自动化和智能化,为建立我国传染病智慧化预警多点触发机制和多渠道监测预警机制提供了技术保障。下一步,通过科学设计监测预警策略,打通部门信息壁垒,建立合理监测预警制度,必将极大提升我国应对重大急性传染病的监测预警和早期应对能力。

第三节　妇幼保健信息系统

一、妇幼保健信息系统概述

(一)妇幼保健信息系统的概念

妇幼保健信息系统(maternal and child health care information system,MCHCIS)是按照国家有关法律法规和政策的要求,利用计算机技术、网络通信技术等现代化手段,对妇幼保健机构及相关医疗保健机构开展的妇幼保健工作各主要阶段的业务和管理等数据进行采集、处理、存储、传输、交换、分析与利用的业务应用系统。妇幼保健信息系统是妇幼保健相关机构对其服务对象进行长期、连续的系统保健服务和开展科学管理的重要技术支撑手段。

（二）妇幼保健信息系统的特点

我国妇幼保健业务的特点集中概括为四个"众多"，即涉及的服务机构众多、服务类型众多、业务关联众多以及采集的业务数据指标众多。一项系统、完整的妇幼保健服务一般可分解为多个相对独立、又相互关联的业务服务活动，这些业务服务活动的具体执行可能需要多个相关医疗保健机构，在一定时间段内联动协作完成。相关医疗保健机构包括妇幼保健机构、承担妇幼健康服务工作的医院和社区卫生服务机构、乡镇卫生院以及卫生领域外的相关部门等。

妇幼保健业务的特点决定了我国妇幼保健信息系统具有"逻辑完整、物理分散"的特点。即从逻辑结构上来看，系统功能完整，支撑整个妇幼保健业务运转；但从物理结构来看，系统是由相互独立、面向不同业务层面、分散在多个不同机构中运行的若干业务子系统，按照一定的规则有机组合而成。

二、妇幼保健信息系统的结构与功能

妇幼保健信息系统是深化医药卫生体制改革形势下推动妇幼卫生事业健康快速发展不可或缺的重要基础设施与支撑环境。系统遵循区域卫生信息资源规划，符合健康档案数据标准，并依托区域卫生信息平台与其他相关业务应用系统之间实现互联互通、信息共享和协同联动，从而达到提高妇幼保健服务质量和效率、加强妇幼保健服务过程监管与综合决策能力的目的。其发展趋势是基于区域卫生信息平台的妇幼保健信息系统，如图8-6所示。

妇幼保健信息系统是健康档案中儿童保健和妇女保健两个业务域的主要信息来源。基于区域卫生信息平台的妇幼保健信息系统在逻辑架构上可划分为妇幼卫生管理子系统和妇幼保健服务子系统两大组成部分。

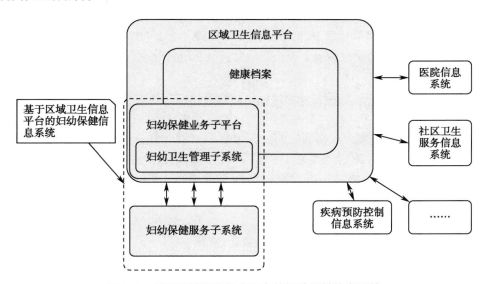

图8-6　基于区域卫生信息平台的妇幼保健信息系统

（一）妇幼卫生管理子系统

妇幼卫生管理子系统指部署在妇幼保健机构和妇幼卫生行政部门，面向妇幼保健服务提供者，实现对辖区妇幼保健服务工作全面、动态监管以及预警预测和综合决策的业务管理信息系统，可分为妇女儿童专项档案管理、妇幼保健服务监管、妇幼保健监督执法、妇幼保健综合决策支持。

1．妇女儿童专项档案管理　将健康档案中妇女儿童的个人基本信息、各项妇幼保健服务信息、重要健康与疾病信息进行集中管理，能为妇幼保健服务监管及其他的管理业务提供数据维护和索引功能，是妇幼卫生管理的基础性业务内容。

2．妇幼保健服务监管　基于妇女儿童保健档案，针对妇幼保健服务、服务提供机构与人员开展妇幼保健服务与管理。通过对数据的二次开发与利用，支持完成妇幼卫生重点指标监测、开展业务服务活动质量评价、评估服务提供者的绩效等，有效支持妇幼保健机构履行群体保健工作管理职能。其具体内容包括出生医学登记、出生缺陷监测与干预、儿童健康管理与服务评估、孕产妇健康管理与服务评估、重大妇科疾病监测等内容。

3．妇幼保健监督执法　包括依据国家对母婴保健技术服务职业许可管理条例，对辖区内各医疗保健机构和人员的相关职业资质进行管理；按国家相关要求对《出生医学证明》证件进行管理等。

4．妇幼保健综合决策支持　根据管理决策意图，对妇幼保健各类应用数据进行深层次的综合分析，以满足妇幼卫生管理业务综合决策支持的需要。

（二）妇幼保健服务子系统

妇幼保健服务子系统指部署于各个妇幼保健服务点（直接面向服务对象，具体提供各项妇幼保健服务项目的有关医疗卫生机构），用于支撑儿童和妇女保健各项医务服务功能的业务子系统。其主要包括儿童保健服务和妇女保健服务两方面的功能。

1．儿童保健业务　主要是针对儿童开展的连续的、长期的一系列的保健服务。包括《出生医学证明》签发、新生儿访视、新生儿疾病筛查、儿童健康体检、体弱儿童管理、5 岁以下儿童死亡报告等业务内容。

2．妇女保健业务　主要是针对女性开展的连续、长期的系列保健服务。其内容包括青春期保健服务、婚前保健服务、计划生育技术服务、孕前保健服务、产前保健、产前筛查、产前诊断、产时保健、出生缺陷监测、产妇访视、产后 42 天检查、高危孕产妇管理、孕产妇死亡报告、妇女病普查、更/老年期保健服务等。

基于区域卫生信息平台的妇幼保健信息系统是以地市级为主要区域层面的业务应用系统，在其之上还分别部署有省级和国家级妇幼保健业务管理平台。同时，妇幼保健服务业务还与其他医疗卫生机构有着频繁的信息交流，这些信息交流均可通过区域卫生信息平台实现。

三、妇幼保健信息系统的未来发展

妇幼保健信息系统的发展，应在满足妇幼保健领域自身服务与管理需求基础上，实现以人的健康为中心的全生命周期健康管理模式，体现"以人为本"的区域医疗卫生信息系统一体化设计理念。严格按照"统一规划、统一标准、集成开发、共建共用"原则，在准确把握妇幼保健信息系统在健康档案和区域卫生信息平台中的定位、作用和相互关系的基础上，做好与其他相关业务系统的统筹规划和资源整合。

（一）突出以人为本，实现全生命周期健康管理

公共卫生信息化建设，应树立"以人为本"的全程服务理念，以实现居民全生命周期健康管理为目标，将建设的重点从传统的"面向领域、重业务管理"转向"面向区域、重服务个人"。通过开展全局、系统的区域卫生信息资源规划，优化业务流程和服务模式，提高服务质量和效率，满足惠及居民、服务应用的卫生信息化战略要求。

（二）整合数据资源，实现业务数据中心共建共用

妇幼保健信息系统不是孤立的业务应用系统，而是整个区域卫生信息化业务应用体系中的一个重要组成部分，妇幼保健信息系统所管理的特定服务对象的专项健康数据，只是服务对象在

整个生命进程中形成的完整健康信息的一部分。妇幼保健信息系统的发展，应在做好区域卫生信息资源规划和数据标准化的基础上，将基于领域业务数据中心的传统烟囱系统建设模式转变为基于区域业务数据中心的集成化开发模式，实现业务数据中心的共建共用，满足区域卫生信息化建设总体要求。

（三）优化系统体系架构，实现区域业务高效协作

为加强信息资源的高效整合和充分利用，避免系统功能重复建设和数据重复采集，应打破领域和条块限制，通过对区域范围内与人的全生命周期健康管理相关的各业务领域的业务需求、业务流程和职能边界进行全面的分析与统筹规划，做好妇幼保健信息系统以及相关业务应用系统的功能域重组、数据流程再造以及功能模型的优化设计，将负责数据采集的服务应用和负责数据分析的管理应用合理地区分开来，改变传统的封闭式妇幼保健信息系统建设格局。

（四）遵循卫生信息标准与规范，实现信息互联互通

以健康档案为核心的区域卫生信息化建设，可以逐步建立一套基于语义层互联互通、实用共享的医药卫生信息系统，以实现医疗卫生机构之间经济、高效的信息共享和协同服务。妇幼保健信息系统也应在发展中不断总结和完善，形成符合业务需求的信息标准与规范。

（马骋宇）

思考题

1. 简述公共卫生信息系统的概念及业务范围。
2. 如何加强我国传染病监测预警系统能力？
3. 什么是突发公共卫生事件？简述突发公共卫生事件信息系统的功能。
4. 试分析基于区域卫生信息平台的妇幼保健信息系统的结构与功能。

第九章 社会医疗保险信息系统

社会医疗保险体系是我国社会保障制度的核心组成部分。社会医疗保险对于维护社会稳定、促进社会发展和增进社会福祉起到关键性作用，对于保障社会公平与正义、化解人民生活风险、共享社会发展成果起到稳定器的作用。社会医疗保险制度也在随着人类社会的发展和文明的进步，不断发展和完善。本章主要介绍社会医疗保险模式变迁、社会医疗保险信息管理系统的构成和我国社会医疗保险信息管理系统的实践等内容。

第一节 社会医疗保险模式

一、社会医疗保险制度概述

（一）社会医疗保险制度

社会医疗保险是社会保障的核心组成部分。社会医疗保险的出现是社会保障发展到一定阶段的产物。西方国家社会保险制度的建立，大多是从医疗保险起步的。WHO 于 1948 年提出，健康是身体、心理和社会适应能力的完好状态，而不仅仅是指没有疾病或身体强壮。健康受遗传因素、自然和社会环境、个人行为方式和日常生活习惯、医疗保健服务等诸多因素影响。其中，工业化带来的环境污染和职业伤害，现代人们不良的生活方式，以及社会人口结构的老龄化和慢性非传染性疾病患病率的上升，使人们面临的健康问题越来越多，人们对健康的需求也在不断增加。面对健康风险的冲击，人们需要一种共同分担和转移风险的财务保障机制，于是以规避健康风险为目的的医疗保险机制便应运而生。

（二）医疗保险制度的产生和发展

医疗保险作为一种财务保障机制，始于 1883 年德国颁布的《疾病保险法》，其中规定某些行业中工资少于规定限额的工人应强制加入疾病保险基金会，基金会强制性征收工人和雇主应缴纳的医疗保险基金并用于工人的疾病医疗。这标志着医疗保险作为一种强制性社会保险制度得以确立。

1929—1933 年世界性经济危机后，医疗保险立法进入全面发展时期。英国颁布的《国民健康法》是医疗健康保障制度的典型代表，成为其他国家效仿的对象。1935 年美国颁布了《社会保障法》，确立了老年社会保险、失业社会保险、盲人救济金保险、老年人救济金保险、未成年人救济金保险五种社会保险项目。与此同时，加拿大、瑞典、日本和意大利等国的社会医疗保险也得到了发展。1944 年国际劳工组织通过的《医疗保健建议书》呼吁各国政府满足公民对医疗服务和设施的需求，以便恢复健康和预防疾病，减轻疾病所带来的痛苦，进一步保护和改善健康状况。1963 年国际劳工组织通过的《医疗护理和疾病津贴公约》和 1969 年通过的《医疗照顾与疾病津贴建议书》，又扩大了疾病保险的适用范围。目前，世界上 160 多个国家建立了不同形式的医疗保险制度，包括所有的发达国家和许多的发展中国家。

二、我国的社会医疗保险模式

我国社会医疗保险体制的形成和发展，受到国内政治经济条件的影响和制约，也与国际医疗保险制度的变迁息息相关。

（一）我国的公费医疗制度

1952 年政务院（国务院的前身）颁布了《关于全国各级人民政府、党派、团体及所属事业单位的国家工作人员实行公费医疗预防的指示》，标志着公费医疗制度正式实施。公费医疗制度是我国对部分国家机关和事业单位工作人员实行的规定范围的免费的医疗卫生保健制度。其经费全部由国家预算拨款，由各级政府卫生行政部门设立公费医疗管理机构统管，或接收单位自管，个人实报实销。这种公费医疗制度属于国家医疗保险的形式。公费医疗适用对象包括政府，党派，人民团体，文化、教育、科研、卫生事业单位的工作人员等。

公费医疗的经费来源由国家通过财政预算列支，属于国民收入再分配的范畴。国家根据职工对医药方面的实际需求、国家财力以及医药卫生事业所提供的资源，确定每人每年享受公费医疗待遇的预算定额，并将经费拨发给地方财政使用，实际超支部分由地方财政补贴。公费医疗经费的使用原则：1979 年以前，其属于卫生事业经费中的一项，由于实际开支超出预算定额，挤占地方卫生事业经费；1980 年以后，从卫生事业经费中分出，实行专款专用、单位统一使用的原则。公费医疗的管理机构是由各级政府组建的，其职能是审核各级部门公费医疗享受人数和金额，调节医疗服务单位和就医单位间的协作和联系，统筹公费医疗的费用，监督有关规定的执行等。

（二）我国的劳动保险医疗制度

1951 年 2 月 26 日，政务院颁布了《中华人民共和国劳动保险条例》，确立了我国企业职工和单位职员的医疗保险制度。劳动保险医疗对企业职工和单位职员实行免费，对职工和职员家属实行减半收费。

劳动保险医疗制度的经费来源于企业的纯收入，国家规定劳保医疗经费属于职工福利经费，按工资总额的一定比例提取。劳保医疗的享受对象主要是全民所有制企业和部分集体企业的职工及其家属。国家规定医疗经费专款专用，单位统一使用。参保对象就医时，费用支付范围与公费医疗基本相同。

（三）城镇职工基本医疗保险制度

经过多方试点、探索和改革，1998 年 12 月 14 日国务院通过了《国务院关于建立城镇职工基本医疗保险制度的决定》。城镇职工基本医疗保险制度（urban workers' basic medical insurance system）主要内容包括：覆盖范围为城镇所有用人单位；基本医疗保险费由用人单位和职工共同缴纳，用人单位缴纳费率占职工工资总额的 6% 左右，职工缴费率一般为本人工资收入的 2% 左右。基本医疗保险费是采用统筹基金和个人账户相结合的方式来使用的。职工个人缴纳的基本医疗保险费全部划入个人账户。用人单位缴纳的基本医疗保险费分为两个部分，一部分用于建立统筹基金，另一部分划入个人账户。划入个人账户的比例一般为用人单位缴费的 30% 左右，具体比例由统筹地区决定。

统筹基金设立起付标准和最高支付限额。起付标准原则上控制在当地职工年平均工资的10% 左右，最高支付限额原则上控制在当地职工年平均工资的 4 倍左右。起付标准以下从个人账户中支付或个人自付。起付标准以上、最高限额以下的医疗费用，主要从统筹基金中支付，个人也要负担一定的比例。起付标准、最高支付限额及个人负担比例具体由统筹地区确定。

社会医疗保险经办机构负责基本医疗保险基金的筹集、管理和支付。基本医疗保险基金纳入财政专户管理，专款专用，不得挪用和挤占。《国务院关于建立城镇职工基本医疗保险制度的决定》中还提到：劳动保障部会同卫生部、财政部等有关部门制定基本医疗服务的范围、标准和医药费用结算办法。各省、自治区、直辖市劳动保障行政管理部门根据国家规定,会同有关部门制定本地区相应的实施标准和办法。基本医疗保险实行定点医疗机构和定点药店管理。

(四) 新型农村合作医疗制度

中华人民共和国成立初期,我国农村地区的医疗卫生工作比较落后,严重影响了农村居民的身体健康和农业生产。当时国家主要致力于政权稳固和经济恢复,各级政府财力有限,农村卫生服务体系建设采取由大到小、自上而下逐步推进的方式。20 世纪 50 年代初期,政府首先在乡镇设置卫生院,在村设置卫生所、卫生室等医疗卫生机构。在医疗保险制度建设方面,公费医疗制度和劳动保险制度覆盖了城镇地区的机关工作人员和企业职工,而农村地区的医疗保障制度仍然是空白。

20 世纪 50 年代以来,我国农村曾一度广泛实行合作医疗制度。当时的农村合作医疗制度以农村群众为对象,由村民自发组织,保障对象是发起区域内的农村居民;坚持群众自愿原则,以集体经济为基础,经费主要来源于生产队提留的集体公益金,一般是在年终生产队分红时,由集体组织预扣一部分资金作为群众个人缴纳的合作医疗费,其本质上是群众之间的互助共济;服务内容广泛,不仅为农村老百姓提供一般的门诊和住院服务,而且承担着儿童计划免疫、计划生育、地方病和传染病疫情监测等任务;资金筹集和覆盖范围小,主要有村办村管、村办乡管、乡村联办等类型。

20 世纪 70 年代末以来,随着十一届三中全会的召开,农村家庭联产承包责任制在全国推开,集体所有制形式的生产大队逐步解体,农村集体经济日渐衰弱,合作医疗丧失了赖以依存的经济基础,到了 20 世纪 90 年代,传统的农村合作医疗在全国范围内已名存实亡。

在新的形势下,面对农村群众"看病难、看病贵"特别是"因病致贫、因病返贫"问题,政府亟须建立一种新型的农村医疗保障制度。2002 年 10 月,中共中央、国务院出台《关于进一步加强农村卫生工作的决定》,明确提出了"建立以大病统筹为主的新型农村合作医疗制度""到 2010 年,新型农村合作医疗制度要基本覆盖农村居民"的目标。这是我国历史上政府为解决农民的基本医疗卫生问题而进行的一次重大宏观规划,并且是第一次政府出面组织大规模的资金投入。2003 年,本着多方筹资、农民自愿参加的原则,新型农村合作医疗制度开始在全国不同省份进行试点,随后逐步在各省市推开,2008 年基本实现了全国覆盖。

截至 2012 年底,全国有 2 566 个县(市、区)开展了新型农村合作医疗,参合人口达 8.05 亿人,参合率为 98.3%。2012 年度全国新农合筹资总额达 2 484.7 亿元,人均筹资 308.5 元;全国新农合基金支出 2 408 亿元,补偿支出受益 17.45 亿人次。

新农合制度由萌芽、发展、全面展开,到最终合并成为居民医保制度,在其发展过程中取得显著成效。运行早期曾存在农村居民参与积极性不高、报销比例偏低、报销制度不完善、新农合基金的可持续性差等问题,但随着新农合制度的不断修正和发展,到 2014 年和 2016 年间,制度基本趋于完善。其对于解决农村居民"因病致贫、因病返贫"问题效果显著,有效提高了农村居民的医疗保障水平,也有效缓解了农村地区在医疗服务上的供求矛盾,增强了广大农村居民社会福利公平分配的获得感。

(五) 城镇居民基本医疗保险制度

2007 年 7 月,国务院下发《国务院关于开展城镇居民基本医疗保险试点的指导意见》,决定从 2007 年开展城镇居民基本医疗保险试点,2008 年扩大试点,2009 年试点城市达到 80% 以上,2010 年在全国全面推开,逐步覆盖全体城镇非从业居民。

城镇居民基本医疗保险制度是指以政府为主导,以城镇居民家庭缴费为主,政府适度补助为辅的筹资方式,按照缴费标准和待遇水平相一致的原则,为城镇居民提供满足医疗需求的医疗保险制度。狭义上是通过多渠道筹集资金和政府补助的方式为全体居民提供基本医疗费用补偿,用于弥补由于疾病原因造成的经济损失;广义上是通过利益再分配保障全体城镇居民的基本医疗需求,提供基本医疗服务和保障服务,达到提高国民健康素质、为社会经济发展提供安定的社会环境的目的。

　　城镇居民基本医疗保险以家庭缴费为主,政府给予适当补助。参保居民按规定缴纳基本医疗保险费,享受相应的医疗保险待遇,有条件的用人单位可以对职工家属参保费给予补助。国家对个人缴费和单位补助资金制定税收鼓励政策。2011年全国大部分地区城镇居民基本医疗保险筹资额度为:成年人每年个人缴纳110元,政府补助240元,筹资总额350元;未成年人个人缴纳40元,政府补助200元,筹资总额240元;其他低保对象、丧失劳动能力的重度残疾人、低收入家庭60岁以上老年人等困难居民,国家财政对个人缴纳部分给予进一步的补助。

　　城镇居民基本医疗保险基金重点用于参保居民的住院和门诊大病支出,有条件的地区可以逐步实行门诊医疗费用统筹。城镇居民基本医疗保险基金的使用坚持以收定支、收支平衡、略有结余的原则。各地区根据本地区经济发展水平和医疗消费水平,分别制定了适合本地区的城镇居民医疗保险补偿办法,为不同级别的医疗机构设定不同的起付标准、共付比例(分段共付比例)和最高限额等。为切实提高基本医疗保险基金的使用效率,控制医疗费用的过快增长,2012年11月,人力资源和社会保障部、财政部、卫生部联合下发《关于开展基本医疗保险付费总额控制的意见》,提出逐步建立以保证质量、控制成本、规范诊疗为核心的医疗服务评价与监管体系,控制医疗费用过快增长,提升基本医疗保险保障绩效,更好地保障人民群众基本医疗权益,充分发挥基本医疗保险的保障力度和水平。

(六)城乡居民基本医疗保险制度

　　党的十九大报告中明确提出要统一我国社会医疗保险制度,增进民生福祉。2015年,国务院办公厅印发的《深化医药卫生体制改革2014年工作总结和2015年重点工作任务》中要求国务院医改办、人力资源和社会保障部、卫生计生委等部门于2015年11月底前完成研究制订整合城乡居民基本医疗保险管理体制改革方案和试点实施意见的工作任务。2015年12月9日,中央全面深化改革领导小组第十九次会议通过了《关于整合城乡居民基本医疗保险制度的意见》,会议提出实现覆盖范围、筹资政策、保障待遇、医保目录、定点管理、基金管理"六统一"的策略。我国的部分省(自治区、直辖市)在会议意见的指导下,先后出台了适合本辖区的整合方案。

　　截至2016年10月,天津、上海、浙江等20个省(自治区、直辖市)对城乡居民医保并轨作出部署或已全面实现整合。2018年,我国成立国家医疗保障局,统管全国的医疗保障事业,包括城镇职工和城乡居民基本医保,解决人社部门和卫生部门管理中出现的顽疾,进一步推动了医保整合进程。2019年,全国各省(自治区、直辖市)包括各地市,都成立了医疗保障局。这些进程的推进,极大地改善了我国社会医疗保险体制的运行组织机制,使管理更加流畅、组织更加有力、责任更加明确,广大参保居民的福祉利益得到更大程度的保障。

三、我国社会医疗保险制度运行情况

　　截至2021年底,我国基本医疗保险参保人数达13.64亿人,参保覆盖面稳定在95%以上。2021年参加城镇职工基本医疗保险的人数为3.54亿人,比2020年底增加967万人,增长2.8%;在参加职工基本医疗保险的人中,在职职工2.61亿人,退休职工9323万人,分别比2020年底增加670万人和297万人。参加城乡居民基本医疗保险人数为101002万人,比2020年底减少674万人,下降0.7%。

　　2021年,基本医疗保险基金(含生育保险)总收入、总支出分别为28710.28亿元、24011.09亿元,年末基本医疗保险(含生育保险)累计结存36121.54亿元。全年职工基本医疗保险基金(含生育保险)收入18968.03亿元,同比增长20.6%,主要由于2020年阶段性减征职工医保费,同比基数较低影响;其中,征缴收入(含生育保险)17778.07亿元。基金(含生育保险)支出14863.02亿元,同比增长15.5%,主要由于疫情防控常态化后就诊人次恢复,基金支出增加。职工基本医疗保险基金(含生育保险)年末累计结存29409.24亿元,其中统筹基金累计结存

17 833.82 亿元,个人账户累计结存 11 575.43 亿元。

全年城乡居民基本医疗保险基金收入 9 742.25 亿元,同比增长 6.9%;支出 9 148.07 亿元,同比增长 12.0%。受就医恢复和新冠病毒疫苗及接种费用保障支出影响,2021 年城乡居民医保基金支出同比增速高于收入同比增速,年末累计结存 6 712.30 亿元。

第二节　社会医疗保险信息管理系统

一、社会医疗保险信息管理系统概述

（一）社会医疗保险信息的内涵

社会医疗保险信息是为了识别参与社会医疗保险活动的各主体,在医疗保险过程中产生的流程性、状态性和结果性的属性资料。其具体包括:①社会医疗保险政策信息,如城镇职工基本医疗保险年缴费比例、城镇职工基本医疗保险月缴费额度、城镇居民基本医疗保险年筹资额度等;②社会医疗保险基本信息,包括城镇职工基本医疗保险经办机构、城镇居民基本医疗保险经办机构、城镇职工基本医疗保险定点医疗机构、城镇居民基本医疗保险定点医疗机构和辖区内参保单位、参保人员的基本情况等;③社会医疗保险业务信息,包括参保单位登记和申报、缴费核定、费用征集、个人账户管理、门诊住院补偿费用审核、补偿费用支付以及相关医疗服务信息审核;④社会医疗保险基金管理信息,包括基金收入、基金支出、基金结余、基金使用分布等信息;⑤社会医疗保险覆盖区内国民经济和社会发展情况。

（二）社会医疗保险信息的特点

社会医疗保险信息除具有一般信息的准确性、及时性、适用性等特点外,还具有以下特点。

1. 综合性　社会医疗保险作为社会保障体系的重要组成部分,是对国民收入进行的分配和再分配,属于劳动力的生产费用和再生产费用。社会医疗保险信息是劳动生产力的状态、社会事业和国民经济发展以及社会稳定的综合反映,因而能综合体现国家的社会保障水平、居民的健康状况、社会事业和国民经济的运行情况和发展趋势。

2. 流动性　社会医疗保险信息是动态的,它与每一位社会劳动者和每一个用人单位都有信息交换,而劳动者个人的经济状况、用人单位的经济状况及组织形式经常发生变动,由此产生的信息流动可以动态地反映居民的健康状况、劳动生产率状况、经济状况、卫生保健服务水平和基金使用效率等。

3. 随机性　由于参保人群个体的健康状况差异大,同时疾病风险具有很大的不可避免性和不可预知性,导致社会医疗保险信息的随机性。

（三）社会医疗保险信息管理系统的内涵

社会医疗保险信息管理系统(social health insurance information management system,SHIMIS)是连接社会医疗保险机构、医疗卫生机构和参保方,通过对社会医疗保险以及医疗服务信息的收集、存储、传递、检索和分析,实现医疗保险基金的征缴、使用、核算、监管等管理职能的卫生信息管理系统。

社会医疗保险信息管理系统可分为三大功能模块,分别为社会医疗保险机构模块、医疗卫生机构模块和参保方提供服务模块。社会医疗保险机构模块可以实现医疗保险政策调整、医疗监控、费用征缴、信息查询、决策分析和基金账户管理等功能;医疗卫生机构模块能进行费用审核与监控、费用结算、医疗系统信息查询、统计分析和质量管理等辅助活动;参保方提供服务模块则以查询为主,支持参保人员进行账户查询、结算查询等。社会医疗保险信息管理系统是跨机构的卫生管理信息系统,具有层次性。操作上,社会医疗保险机构居于整个系统的核心地位,担负着系统组织与管理的任务；医疗卫生机构则是整个系统的数据源头，并可参与部分系统管理；参保方（含参保单位和参保个人）则是系统查询服务的对象。社会医疗保险信息管理系统多采用IC 卡（integrated circuit card）、手机 App 客户端等方式作为个人信息维护和推送载体。

　　社会医疗保险信息管理系统研究方法遵循管理信息系统开发的一般流程，即需求分析、系统设计、系统实施和系统评价四个过程。其评价指标包括经济性、适应性、维护性、安全性等方面。社会医疗保险信息管理系统与其他信息管理系统一样，功能体现在数据处理、预测、计划、决策优化和控制五个方面。具体而言，其功能涵盖了医疗保险管理的各个业务过程，包括基金动态监测与管理、费用结算与支付、服务质量监管等。社会医疗保险信息管理系统的应用有助于医保主管部门进行宏观决策，如医保筹资额度的调整、医疗费用的控制等。

　　社会医疗保险信息管理系统的使用和运行，为社会医疗保险的管理者提供高效的决策支持，为管理运营部门提供高效的管理手段，为定点医疗机构、定点药店和参保者提供便捷的信息维护和支付服务。

　　建立社会医疗保险信息管理系统的意义有以下几个方面。

　　1. 有利于提高社会医疗保险业务操作效率和工作质量　社会医疗保险业务政策性强、涉及面广、数据量大、信息管理工作繁重。每一笔医疗保险业务的办理，如参保者的审核登记、缴费、待遇、费用审核与支持等，都需要许多复杂的计算和重复性的劳动。依靠手工处理社会医疗保险业务，很难确保高效率和高质量。社会医疗保险信息管理系统的建立和使用，可以一次输入数据，自动处理，实现数据共享，避免重复性的劳动，保证了数据的正确性，也有利于医保服务的规范化管理，从而提高社会医疗保险工作的质量和效率。

　　2. 促进实现社会医疗保险的科学化管理　随着我国社会经济水平的持续提高，社会医疗保障能力也在逐步增强。特别是中国特色社会主义进入新时代以来，党和国家利民惠民措施不断推出。合理、有序、公平、高效地利用改革开放的成果，成为制订社会医疗保险筹资与补偿方案的主要出发点和立足点。可以充分利用社会医疗保险信息管理系统近些年运行收集的筹资水平、补偿方案、基金分布、基金结余、疾病谱变化、医疗费用变化等数据，运用统计学方法和管理学手段科学合理地制定社会医疗保险的有关政策和规定，使参保者从社会医疗保险中获得更多回报。

　　3. 有利于规范医疗服务供需双方的行为　社会医疗保险的广泛利用，一方面为卫生服务利用者分担了部分医疗费用，提高了卫生服务利用者的支付能力，激发了卫生服务利用者的积极性、提高了医疗服务的可得性；另一方面，因为医疗服务利用者的支付能力的提高，激发了医疗服务提供者为医疗服务利用者提供更多更好医疗服务的积极性，可能会导致一些不必要的医疗费用的增加。社会医疗保险信息管理系统的使用，能够从医疗服务提供者和医疗服务利用者的行为上控制不合理医疗活动的发生，规范医疗服务提供者和医疗服务利用者合理用药、适当诊治。利用社会医疗保险信息管理系统，能够准确、及时地发现医患双方的医疗保险费用的不合理利用行为，为控制医疗费用的过快增长起到一定的积极作用。

　　4. 推动社会医疗保险制度的发展完善　随着社会基本医疗服务覆盖范围和需求人群的不断变化，社会医疗保险也应随之变革，以适应新时代我国社会经济发展的需要。通过城乡社会医疗保险信息管理系统的互联互通，实现跨地区、跨城乡的社会医疗保险信息交换，加快新时期城乡一体化发展的进程，从而解决因城乡差异造成的患者就医补偿不便的问题。

二、社会医疗保险信息管理系统的组成

（一）社会医疗保险信息管理系统的结构

　　从信息管理系统的层面分析，构成社会医疗保险信息管理系统的要素有人、信息、数据、计算机及网络。

1. 社会医疗保险信息管理系统的逻辑结构 社会医疗保险信息管理系统从逻辑功能上分为用户层、信息层、软件层和物理层,体系结构如图 9-1 所示。

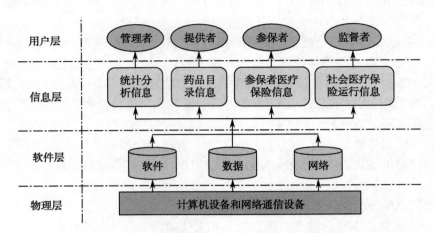

图 9-1 **社会医疗保险信息管理系统的逻辑构成**

(1)用户层:主要包括社会医疗保险信息管理系统的社会医疗保险管理者、医疗服务提供者、社会医疗参保者、社会医疗保险监管者等。

(2)信息层:主要包括用户层在利用社会医疗保险信息管理系统时分别使用的各类信息。社会医疗保险管理者使用较为宏观的社会医疗保险的统计分析信息,以对社会医疗保险做出宏观的决策;医疗服务提供者利用社会医疗保险信息管理系统提供的药品目录和医疗项目目录来规范医疗服务提供者和利用者的医疗行为;社会医疗保险监管者利用社会医疗保险信息管理系统提供的信息来监督管理与社会医疗保险相关的各方,监督社会医疗保险各参与方的行为,以保证社会医疗保险持续健康发展。

(3)软件层:指社会医疗保险各类政策在社会医疗保险信息管理系统中的技术实现,包括参保筹资额度、医疗保险水平、医疗项目保险范围、中药西药报销品种等政策层面的技术实现,还包括计算机软件技术、网络通信技术和数据库技术等在构建社会医疗保险信息管理系统过程中的应用和实现。

(4)物理层:指社会医疗保险信息管理系统使用的计算机硬件,包括社会医疗保险中心的中心服务器、交换机、路由器、网络通信设备等,还包括医疗机构的各类终端等。

2. 社会医疗保险信息管理系统的功能结构 根据社会医疗保险信息管理系统业务功能的不同,可以将其分为宏观决策系统、统计分析系统、业务运行系统、监督管理系统等功能模块,如图 9-2 所示。

(1)宏观决策系统:宏观决策系统是指根据社会医疗保险信息管理系统的运行和数据统计、分析、汇总,来决定下一阶段政策层面的一些运行参数,包括人群筹资水平、门诊统筹标准、慢性病补偿比例、住院补偿标准等。

(2)统计分析系统:统计分析系统通过对社会医疗保险运行的数据库进行分析,获得便于决策者使用的信息。

(3)业务运行系统:业务运行系统包括基金筹集管理子系统、医疗机构管理子系统、定点药店管理子系统、银行资金划拨子系统、社保中心监管子系统等。其中,医疗机构管理子系统包括门诊药物补偿管理、门诊慢性病补偿管理、住院补偿管理等模块。

(4)监督管理系统:监督管理系统是由统筹地区社保中心来监管各医疗机构基金使用情况、医生诊疗行为、患者就医行为、社保基金支付额度等工作的子系统。

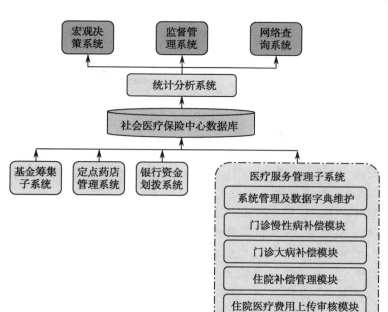

图 9-2 社会医疗保险信息管理系统的功能构成

（二）社会医疗保险信息管理系统的组成及其功能

1. 社会医疗保险中心信息管理子系统 社会医疗保险中心信息管理子系统是整个系统的核心部分，它除了本身的系统功能之外，还具有对其他系统的调节控制功能。该系统的功能包括系统管理、基础信息管理、信息审计、基金管理、网络通信管理、IC 卡管理、查询检索和统计报表等，如图 9-3 所示。

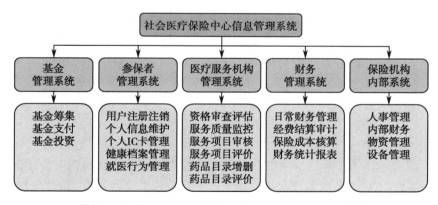

图 9-3 社会医疗保险中心信息管理子系统的系统构成

系统管理主要是对本系统的使用权限进行管理，设定用户名和密码，以及各个用户对本系统的使用权限和数据访问的深度级别，还包括社会医疗保险各类政策参数的设置、数据字典的建立和维护、联入社会医疗保险中心各个医疗机构和定点药店各类参数的建立和维护。

（1）医疗保险基金信息管理系统：其主要功能是为医疗保险管理决策者及基金管理人员提供有关医疗保险基金测算、筹集、分配、支付及投资过程中产生的信息，以便管理社会医疗保险基金的缴纳、筹集和使用等。该系统由以下几个模块组成。

1）基金筹集管理模块：根据实际情况和有关要求测算医疗保险总额，并计算出每个参保人、参保单位应缴纳的保险金额；及时反映不同筹资渠道保险金额的筹集情况以及收缴方式、方法和步骤中存在的问题；将保险费按照一定的分配原则，划分到个人及统筹基金账户中，并对整个保险费筹集和分配工作进行监管评价。

2）基金支付管理模块：按医疗保险有关规定和要求，对每项医疗经费进行采集核查，按一定类别将经费进行汇总，向医疗服务提供单位支付费用，并对整个支付过程进行监控管理。

3）基金投资管理模块：根据国家对社会医疗保险基金管理的有关规定，对沉淀的保险金投资取向进行预测并提出方案，以及对所投资项目进行管理，对投资效益进行综合评价。

（2）参保者信息管理系统：其主要功能是采录及提供参保人及参保单位的基本信息，对参保人的健康患病情况进行详细记录。其由以下几个模块组成。

1）注册管理模块：对投保人及单位的资格进行核查，对合格的投保人及单位给予注册，并将个人及单位的一般特征信息进行登记。

2）健康档案管理模块：收集参保人健康状况资料，特别是疾病发生及治疗情况；收集各地区、各类人群健康和患病情况，分析疾病发生的规律；收集各医疗服务机构医疗服务项目的费用情况及患者服务利用情况，为医疗服务机构调整医疗服务项目提供数据支持，也为调整参保者筹资水平提供科学参考。

3）就医行为管理模块：对参保者的就医行为、投保单位及个人就医过程中与医疗保险相关的各种活动进行监控和管理。例如，审核医疗服务提供者的诊疗是否符合诊治规定，参保者转诊是否符合政策规定等。

4）个人 IC 卡管理模块：完成参保人员 IC 卡的发行、挂失、冻结、刷新等处理。

（3）医疗服务机构信息管理系统：其主要功能是收集医疗服务机构的规模、服务水平及质量管理等方面的信息，并进行分析评价，为资格审查及定点医疗机构的确定提供依据；对医疗保险服务提供单位的服务质量进行评价；对服务机构各项服务项目及经费进行核查审计等。其主要由以下几个模块组成。

1）医疗服务机构资格审查模块：对申请提供医疗保险服务的医疗卫生服务机构进行资格审查，确定新的医疗保险服务特约机构；对原有的医疗卫生服务机构进行定期的检查审核。

2）医疗服务机构服务质量监控模块：收集医疗服务质量的各种信息资料，进行分析，发现问题；对照医疗保险服务质量的要求，对各项服务质量进行评价，发现服务质量问题产生的原因，提出控制质量的方法和措施，按照各项规定及法律要求，处理好各方面的问题。

3）药品和服务项目监控模块：根据各级卫生主管部门下达的药品和医疗项目的社会医疗保险目录，对患者产生医疗费用的药品和医疗服务项目进行核查，判断是否有医疗服务提供者违规使用了不在社会医疗保险范围的药品和检查项目，对违反规定的医疗从业者提出惩罚措施；对经核准后超出社会医疗保险药品和医疗服务项目目录的医疗费用不予补偿。

（4）财务信息管理系统：其主要功能是为医疗保险管理机构提供有关财务管理信息，准确了解医疗保险经费流动情况、个人账户及社会统筹基金账户资金变动情况、医疗保险成本及效益情况，以及医疗保险经费运行的审计和监督情况。其主要由以下几个模块组成。

1）日常财务管理模块：其主要包括以下几方面功能。①个人及单位保险费用缴纳、社会医疗保险基金分配和参保患者的医疗费用补偿支付等；②个人账户和统筹基金账户费用划入、支出、利息计算及查询；③投资经费及收支账目管理等。

2）财务经费分析模块：对医疗保险的运行成本进行计算，做出成本效益分析，为建立科学高效运行机制打下基础；分析各项保险服务及病种费用，为有效控制保险金使用提供依据；通过分析影响保险费用使用的各种因素，对保险费用的变化情况进行科学预测，更准确地实现社会医疗保险基金的筹集与补偿。

3）财务监督控制模块：对社会医疗保险管理活动中的各种经费收支及运营情况进行检查、评价，保证各项制度的正常运行，确保财务往来的准确性，保护参保人利益。

4）各项管理工作监管模块：对社会医疗保险各项具体工作和环节进行监控管理，一方面减少工作失误，避免基金运行的人为损失；另一方面也规范社会医疗保险管理从业人员的行为，从制度上避免社会医疗保险基金不合规定的支出和滥用。

2.医疗服务管理子系统　医疗服务管理子系统是指对定点医疗机构包括定点医院、定点药店进行管理的信息子系统，它是社会医疗保险基本信息的重要采集点，是社会医疗保险信息管理系统的终端应用者。

根据定点医疗机构的规模和承担的社会医疗保险服务水平，医疗服务管理子系统一般分为综合定点医疗机构、门诊定点医疗机构和定点药店。综合定点医疗机构可以向统筹地区内的参保职工提供门诊、住院、转诊和规定的可由统筹基金支付的门诊部分病种的医疗服务；门诊定点医疗机构只承担统筹区内参保者的门诊医疗服务；定点药店提供由定点医疗机构出具处方的药物配置服务。其主要由以下模块构成。

（1）系统管理模块：其主要功能包括操作员授权和系统配置。授权对象分为超级用户和一般用户。超级用户拥有对全员系统的管理权，具有分配、修改一般用户和组的权限；一般用户只能对自己的口令进行更改。在系统配置中，分为医院基础信息维护、门诊系统设置和住院运行参数设置等。其中，医院基础信息维护包括医院的基础信息的建立、修改、查询，医院科室设置、床位编制、病区划分，医师、护士姓名，特种处方使用权限等。

（2）数据字典维护模块：其是用于维护门诊收费及住院收费系统的标准编码库。该模块包括西药药品库、中药药品库、检查诊疗项目库、服务设施库、疾病分类库、手术编码库、病理编码库等。药品库的建立和维护要严格按照《国家基本医疗保险、工伤保险和生育保险药品目录》执行。检查诊疗项目库和服务设施库按照基本医疗保险诊疗项目及基本医疗保险服务设施和支付标准的规定来建立和维护。疾病分类库和手术、病理等编码库，按照世界卫生组织颁布的 ICD-10 各标准库编码进行维护。标准的数据库由社会医疗保险管理中心制定，医院不能修改。

（3）医疗服务机构日常业务管理模块：医疗服务机构日常管理模块主要由 HIS 来完成，涉及社会医疗保险的有关事项，通过建立相应的软件接口对日常业务活动进行处理。需要社会医疗保险信息管理系统与 HIS 进行网络互联，医疗机构根据实际情况，选择合适的数据通信方式建立两个系统之间的信息互联，以实现两者信息的实时交换。一方面，可以实现社会医疗保险机构与医疗服务机构之间账目的上传下载、审核结算、清单打印等功能；另一方面，可以实现统计分析功能，由医疗服务机构以一月、一季度、半年、一年等为单位对本机构进行数据的统计汇总，社会医疗保险管理中心定期对汇总的数据进行审核批复。

（4）门诊慢性病、大病补偿模块：参加社会医疗保险者有罹患重病或慢性特殊性疾病，不需要住院治疗，但需要经常定期在门诊就医购药的，承担着较重的经济负担。为解决这些患重病或慢性病的参保者的门诊医疗问题，社会医疗保险专门划拨出一部分基金来补偿门诊大病的医疗费用。在社会医疗保险医疗服务信息管理系统中可以直接实现这一补偿。

（5）住院补偿模块：参保者住院补偿是社会医疗保险在医疗服务信息管理子系统中的重点部分。患者在医疗服务机构住院时产生的医疗服务费和医药费用等，由医院的医院管理系统采集后实时上传到社会医疗保险管理中心子系统，社会医疗保险管理中心的管理人员对上传的数据进行审核，根据政策实施统筹基金支付、医疗救助支付等补偿方式，患者仅支付自付部分即可。表 9-1 是某市一家医院住院患者的城镇居民基本医疗保险统筹经费结算单。

3.社会医疗保险信息社会化服务子系统　随着互联网的高速发展，信息服务已经打破了单个系统的壁垒，能够实现跨时空的互联互通。社会医疗保险信息也以国际互联网为平台，实现了网上参保申报、信息查询等。

各级社会医疗保险管理部门都建立了服务网站，通过互联网开展网络式服务，实现社会医疗保险申报、缴费、支付、查询等服务。通过社会医疗保险网站不仅可以查询到社会医疗保险的政策法规和各类账户信息，还可以查询个人缴费情况、个人账户累积情况等。

表9-1　××市居民基本医疗保险统筹经费结算单

医院名称（印章）：××市人民医院

科室名称：××外科 　　　　　　　　　　　　　　　　　　　　　　　住院号：IP009××34-001

姓名	张××	医疗号码	37××861942××××2368		性别	女
待遇人员类别	老年居民		本次住院共结算1次			
医疗方式	住院	接诊方式	新发生		治疗效果	治愈
病种	××	住院日期	××××		出院日期	××××

结算项目	全额统筹	部分统筹费用			全额自费	合计
		合计	统筹部分	自付部分		
西药	559.20	4 422.77	4 068.91	353.86	0	4 981.97
中草药	0	0	0	0	0	0
中成药	0	0	0	0	0	0
复合制剂	0	170.94	157.26	13.68	0	170.94
检查检验	4 177.00	1 178.00	1 060.20	117.80	150.00	5 505.00
治疗	4 587.00	180.00	162.00	18.00	290.00	5 057.00
材料费	1 058.65	5 332.40	4 799.16	533.24	1 534.48	7 925.53
服务及设施	947.00	0	0	0	0	947.00
合计	11 328.85	11 284.11	10 247.53	1 036.58	1 974.48	24 587.44

个人先自付金额	基本统筹范围金额	起付标准	个人按比例自付额	基本统筹支付额
3 011.06	21 576.38	700.00	8 976.84	11 899.54

居民大病补偿	0	个人按比例自付	0	大病补偿金额	0
患者统筹总金额	11 899.54	暂缓支付	0	医院收患者总金额	12 687.90
医院垫付统筹金额	壹万壹仟捌佰玖拾玖元伍角肆分				11 899.54
医疗费总计	贰万肆仟伍佰捌拾柒元肆角肆分				24 587.44

审核情况：

1. 扣除不符合规定的收据　　　张，总金额　　　元。

　　　　　　　　　　　　　　　　　　　　　　　　　审核人：

　　　　　　　　　　　　　　　　　　　　　　　　　　年　　月　　日

资料来源：××市人民医院出院患者社会医疗保险信息系统打印出院费用结算单。

第三节　我国社会医疗保险信息管理系统

一、城镇职工医疗保险信息管理系统

（一）城镇职工医疗保险信息管理系统概述

城镇职工医疗保险信息管理系统是用于城镇职工基本医疗保险业务管理和服务的计算机信息系统，服务对象包括参保单位和参保个人，同时为社会保险经办机构及政府机构决策提供支持，为参保人员和社会公众提供查询服务。建立城镇职工医疗保险信息管理系统，实现了业务处理信息化。通过与定点医疗机构、定点零售药店以及医疗保险管理机构等相关部门建立网络连接，改善医疗保险全流程的服务效率，为合理控制医疗费用过快增长，减少稀有医疗资源浪费提供支持。建立统一的信息资源数据库，以便于对城镇职工医疗保险基金的收入、支出进行动态监控和分析预测，对政策执行情况进行评估，加快决策科学化进程，支持医疗保险基金长期安全运行。

（二）城镇职工医疗保险信息管理系统的组成

社会医疗保险系统一般由保险方、被保险方、医疗服务提供方和政府组成，如图 9-4 所示。城镇职工医疗保险信息管理系统由医疗保险结算管理中心、参保单位和个人、定点医疗机构与社会医疗保险行政部门组成。

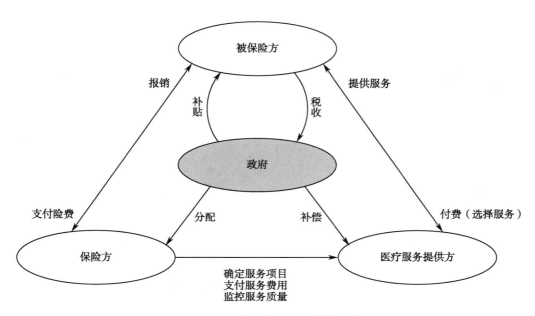

图9-4　**社会医疗保险的基本组成**

1.医疗保险结算管理中心　承担保险方功能，负责职工基本医疗保险、大病救助医疗保险的审核、支付工作；负责职工基本医疗保险个人账户的建立和管理工作；负责与定点医疗机构和定点零售药店签订服务协议，并对其执行协议情况进行管理、检查和考核；负责基本医疗保险用药范围、诊疗项目范围、医疗服务设施范围和支付标准的管理、监督及检查；负责医疗和相关财务、统计报表的编制、汇总、填报工作。

2.参保单位和个人　即被保险方。城镇职工基本医疗保险是政府强制性社会保险，城镇各类企业、个体经济组织、民办非企业单位、社会团体及其从业人员（含单位退休退职人员）以及灵活就业人员，应当参加城镇职工基本医疗保险。参保职工看病应到自己选定的定点医疗机构就诊取药或在定点零售药店购药，基本医疗保险基金将支付规定费用。

3.定点医疗机构　即医疗服务方。由医疗保障部门和卫生健康部门认定监督的定点医疗机构和定点零售药店，为参保人员提供基本医疗服务，承担相应责任，并从保险方收取各种医疗服务费用。

4.社会医疗保险行政部门　履行政府授予的职责，负责组织拟定基本医疗保险的各种方案、规划、政策、实施细则，如拟定基本医疗保险费率，拟定医疗保险及个人账户管理政策，拟定基本医疗保险的药品、诊疗项目和医疗服务设施的范围及支付标准；负责定点医疗机构、定点零售药店的资格认定工作，制定相关管理及费用结算等办法。

政府应保证医疗保险的资金征缴及分配，并通过法律、政策、行政、经济等手段来规范各方的行为，保障三方利益，推行和实施各项制度。由于城镇职工医疗保险具有社会公益性、福利性，所以政府干预作用十分重要，政府将通过提供资金、制定法律，不断改进完善城镇职工基本医疗保险工作。

二、城乡居民医疗保险信息管理系统

（一）城乡居民医疗保险信息管理系统概述

城乡居民医疗保险信息管理系统是指利用计算机、网络通信和数据库等技术，对城乡居民医疗保险运行中的信息进行采集、传输、存储、处理、发布，从而为城乡居民提供全面的、自动化的管理信息系统。建立城乡居民医疗保险信息管理系统，实现了城乡居民医疗保险业务管理的数字化、信息化和科学化，提高城乡居民医疗保险工作效率和服务水平，有利于城乡居民医疗保险健康可持续发展。

（二）城乡居民医疗保险信息管理系统的业务流程

城乡居民医疗保险信息管理系统以城乡居民医疗保险的组织结构和工作流程为基础，产生以下业务流程，如图9-5所示。

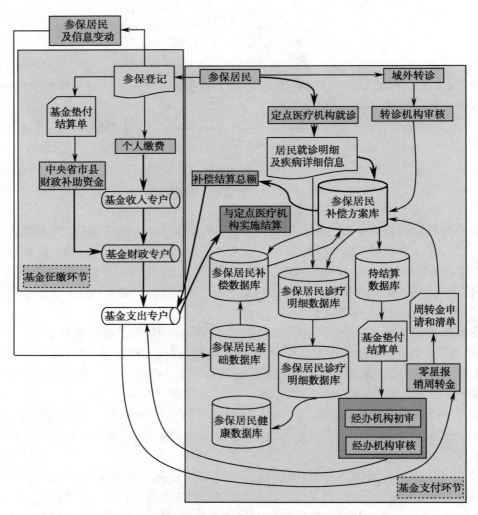

图9-5　城乡居民医疗保险信息管理系统业务流程图

（三）城乡居民医疗保险信息管理系统的功能构成

城乡居民医疗保险信息管理系统业务管理系统包括居民参保管理、补偿管理、基金管理、会计核算管理、城乡居民基线调查、基层单位管理等。

1. 数据交换平台　实现各级各类医疗机构、卫生行政部门以及相关部门之间的数据交换。

重点是城乡居民医疗保险管理部门与医疗机构的数据交换、业务管理子系统与门户网站子系统的数据交换、卫生部门与财政部门和民政部门等其他部门的数据交换、参保居民跨区域就诊的数据交换等。

2. 决策辅助系统 根据城乡居民管理分析的需要,针对社会经济基本情况、城乡居民医疗保险基金筹资情况、城乡居民医疗保险基金分配与使用情况、参保居民受益情况、城乡居民管理机构情况、医疗机构评价及疾病分类分析等,为各级管理部门提供方便、直观、形象的图形展现平台,为决策支持、辅助分析提供数据依据。

3. 统计报告系统 城乡居民常规统计报告主要包括卫生统计定期报告和城乡居民管理定期报告。卫生统计定期报告建立在综合卫生统计年报的基础上,主要用于了解本地区社会经济状况,各级卫生机构的人员、经费、各项工作开展状况等,以确定城乡居民对本地区卫生工作和卫生机构的影响;城乡居民管理定期报告主要用于了解本地区城乡居民各项工作的开展情况和总体进度、居民的参保情况、参保居民的实际受益情况以及城乡居民基金运行情况等信息。

4. 综合查询分析系统 以数据仓库为基础,以联机数据分析和数据挖掘为工具,对已有的大量数据进行分析处理,为决策者提供辅助决策信息,包括统计分析模块、政策模拟和决策模型。统计分析模块的功能是对各类统计信息以及采集的明细进行加工、提炼和分析,为城乡居民政策制定提供依据;政策模拟通过模拟不同政策的执行效果,为城乡居民政策制定和调整提供模拟效果;决策模型将城乡居民各主要环节、因素间的关系量化,可直接为重大问题的决策提供技术支持。

三、城乡居民医疗保险信息管理系统业务管理系统的功能

城乡居民医疗保险信息管理系统中的业务管理系统是该系统的核心部分。城乡居民医疗保险信息管理系统业务管理系统贯穿城乡居民经办机构、定点医疗机构、政府财政部门等。

(一)系统用户权限划分

1. 省级管理机构用户 在业务管理部分具有药品、诊疗目录维护,分配下级城乡居民管理权限,制定统一政策,监督和管理下级城乡居民医保运行情况,查询全省业务汇总或明细数据等权限。

2. 地市级管理机构用户 在业务管理部分具有分配下级城乡居民管理权限,制定本地政策,监督和管理下级城乡居民医保运行情况,查询本地业务汇总或明细数据等权限。

3. 县级管理机构用户 县级医保经办机构是具体的城乡居民管理机构,开展对乡镇基层经办机构及定点医疗机构的过程管理和监督工作,并进行数据交换,主要包括配置维护、权限管理、参保管理、补偿管理、基金管理、会计核算、数据管理、统计查询、年终结算等。各县通过系统自行维护当地城乡居民药品信息、诊疗项目信息、疾病信息及医疗机构信息,在系统中设置缴费标准、家庭账户比例、补偿比例等系统参数信息。监督所辖乡镇合作医疗基本数据的采集和汇总工作,以完成城乡居民参保人员基本信息、年度门诊补偿、住院补偿数据的采集,做好转诊、补偿、审核和基金运行管理等。

4. 定点医疗机构用户 通过城乡居民医疗保险信息管理系统提供的外部接口与医疗机构信息系统进行无缝连接,或通过系统定点医疗机构模块完成参保人员就诊费用的实时补偿。

(二)系统运行设置

1. 系统配置维护

(1)初始化参数:对系统的基本参数、基金参数和补偿参数等进行设置。

1)基本参数:根据县(城乡居民基本统筹地区)相关政策对县域基本信息及管理模式进行设置,包括药品、诊疗项目报销比例,限价管理,病种目录等基本参数设置。

2)基金参数:根据试点县基金的筹集和划分模式进行设置,包括个人缴费额度、家庭账户划账比例、中央及地方补助标准和划入风险基金等参数的设置。

3）补偿参数：根据试点县的补偿政策对门诊及住院的补偿参数进行设置，包括门诊补偿、慢性病补偿、住院补偿、医疗费用明细录入形式、住院转诊逐级审核控制及起付线和封顶线的设置等。其中行政区划信息包括省、市、县、乡、村、组六级设置，其中，省、市、县三级编码维护。医疗机构信息包括医疗机构级别、隶属属性、负责人、联系方式等，如图9-6所示。

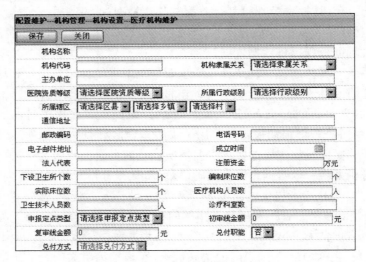

图9-6　**系统配置**

（2）补偿政策参数信息：包括各种补偿模式参数。

1）疾病信息：包括ICD编码和根据管理模式划定疾病的主要类别及补偿政策等。

2）医疗项目目录：包括药品目录和诊疗目录管理及其限价管理，其中诊疗目录和医疗机构相应设施相关。

城乡居民医疗保险信息管理系统中用到的数据代码完全按照国家统一规定进行设置，并可以进行添加和修改，确保系统数据的规范性，以便交换与共享。

2. 权限管理

（1）用户组及权限设置：根据管理业务流程所涉及的不同职能部门及岗位，设置不同的工作用户组，并赋予不同的操作权限。

（2）用户及权限设置：针对应用系统登录信息，以及某一特定用户的特殊权限进行设置。

（3）密码设置：修改登录用户的密码。

（三）城乡居民医疗保险信息管理系统业务功能

1. 参保管理

（1）居民基本信息：包括户主、家庭成员等基本信息。

（2）参保登记：根据居民基本信息，进行参保信息的登记。

（3）证卡管理：对参保居民的医疗证卡进行开户、挂失、解除挂失、冻结、解除冻结等管理。

（4）家庭账户管理：对设置家庭账户的试点县进行家庭账户划入及使用管理。

（5）参保转移：在特定时段对变动信息进行处理，包括家庭合并、分离、本地转移、外地转移等管理。

（6）预存款管理：按照不同的缴费模式，包括缴费标准、缴费方式等，系统地对居民的缴费信息进行存储，对资助的对象及资助金额等信息进行录入，并根据缴费的资金来源进行分配。

（7）参保居民健康档案：根据参保居民的就诊和补偿信息记录，以及基本信息和参保信息进行查询。

2. 基金管理

（1）基金收入：按照基金筹集方案，根据参保居民基金征缴情况，对各级基金补助到位情况进行录入登记，并进行相应财务业务处理。

（2）基金支出：按照基金补偿对应的支出账户，在基金拨付申请及审核过程中，生成资金支出信息，并通过相应财务业务处理流程，生成财务信息和基金支出信息。

（3）基金预拨管理：根据县乡基金使用计划和预拨申请，对基金进行预拨。

（4）基金支付申请：根据审核通过的补偿信息进行基金支付申请，根据体现基金拨付的金额，以及医疗费用发生所在地、人次、票据数量等信息，打印基金拨付申请单，下达相应部门。

（5）基金分配：根据参保居民情况和基金筹集方案，对各级基金补助金额和基金账户进行预算分配和实际分配。

（6）基金账户查询：对基金的组成账户进行实时动态查询。

3. 补偿管理

（1）门诊补偿信息采集：包括门诊补偿登记、门诊费用明细录入、门诊费用类别录入、门诊补偿结算并生成打印门诊补偿结算单据等。

（2）门诊补偿审核：医保经办审核人员完成门诊补偿信息的初审、复审，如图9-7所示。

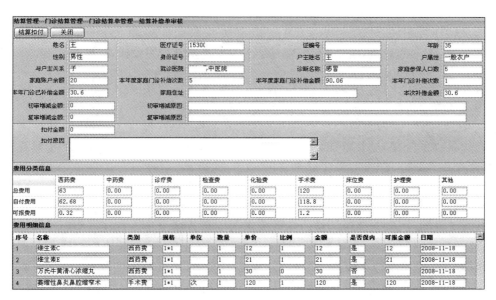

图 9-7　城乡居民医疗保险信息管理系统门诊补偿审核单

（3）住院补偿信息采集：包括住院补偿登记、住院费用明细录入、住院费用类别录入、住院补偿结算并生成打印住院补偿结算单据等，如图9-8所示。

（4）住院补偿审核：医保办审核人员完成住院补偿信息的初审、复审。

4. 转诊管理　包括转诊登记、审批、转诊接收、二次补偿登记、二次补偿支付等。同时，应完成参保登记地与就诊所在地的基础信息和就诊信息交换。

5. 体检补偿管理　根据试点县对体检补偿条件的政策，对需要进行体检的参保人员进行登记和补偿支付。

6. 补偿模式和方案管理　通常情况下，城乡居民医疗保险的补偿采用项目付费制、服务单元付费制、单病种付费制、总额预付制、按病种付费（diagnosis related groups，DRGs）和按病种分值付费（diagnosis-intervention packet，DIP）等的单一或混合付费办法。

（1）项目付费制：根据参保人员就诊实际发生的费用项目，按照补偿政策进行费用结算。

（2）服务单元付费制：根据参保人员就诊发生的服务单元及其单元付费标准，按照补偿政策进行费用结算。

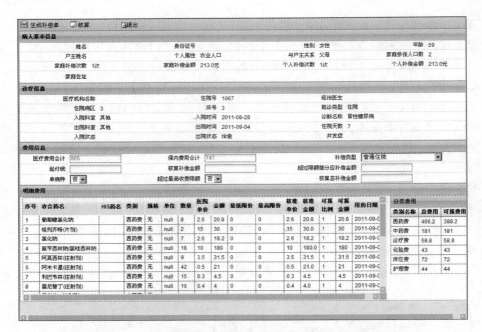

图9-8 城乡居民医疗保险信息管理系统住院补偿详单

（3）单病种付费制：根据参保人员所患疾病病种及其付费标准，按照补偿政策进行费用结算，主要用于住院费用补偿。

（4）总额预付制：根据定点医疗机构服务能力和服务半径，结合工作量、收费标准和基金支付能力，进行总额预付和定期结算的一种付费方式，通常需要一定周期和数量的信息存积以及科学的测算算法。

（5）按病种付费（DRGs）：根据患者的年龄、性别、住院天数、临床诊断、病症、手术、疾病严重程度、合并症与并发症及转归等因素把患者分入 500～600 个诊断相关组，之后决定应该给医院多少补偿。DRGs 是当今世界公认的比较先进的支付方式之一。DRGs 是通过统一的疾病诊断分类定额支付标准的制定，达到医疗资源利用标准化的目的，有助于激励医院加强医疗质量管理，迫使医院为获得利润主动降低成本，缩短住院天数，减少诱导性医疗费用支付，有利于费用控制。DRGs 能够有效降低医疗保险机构的管理难度和费用，有利于宏观预测和控制医疗费用，为医疗质量的评估提供了一个科学的、可相互比较的分类方法。DRGs 是医疗费用支付制度的基本出发点，医疗保险的给付方不是按照患者在院的实际花费（即按服务项目）付账，而是按照患者的疾病种类、严重程度、治疗手段等条件所分入的疾病相关分组付账。

（6）按病种分值付费（DIP）：是一种我国原创的支付方式。它以大数据为基础，在汇集大量真实世界病例的基础上，按照"诊断＋操作"的分组规则，对病例进行分组，并根据一定的结算规则进行医疗保险付费。利用真实、全量数据客观还原病种的疾病特征及医疗行为，通过对疾病共性特征及个性变化规律的发现，较为客观地拟合成本、计算分值、结算付费，形成医疗保险支付方式改革的重要技术支撑。目前我国的城乡居民医疗保险基金的付费方式以总额预付制、按病种付费制和按病种分值付费制为主。

7. 会计财务业务处理 满足各级医保经办机构财务人员对基金的收入和支出进行财务业务处理的需求，满足会计科目制定、基金收入及支付凭据制作，与专业财务系统建立数据接口等功能要求。

8. 数据管理 包括数据初始化、年度结转、用户登录日志、操作日志、数据备份与还原等。

9. 定点医疗机构前端补偿管理 包括定点医疗机构门诊、住院诊疗明细、费用管理和补偿结算管理等。

四、国家医保服务平台的信息查询与异地就医服务功能

国家医疗保障局自 2018 年 3 月成立后，加快形成自上而下全国医疗保险信息化"一盘棋"格局，提出建立全国统一的医疗保障信息平台的目标。2020 年 5 月，国家医疗保障信息平台中的跨省异地就医管理子系统正式上线，并为全国参保人进行住院费用跨省直接结算提供高效、稳定的服务。除住院服务外，跨省异地就医管理子系统还接入了京津冀异地就医门诊结算，支持身份证、医疗保险电子凭证等多种就医介质；提供小程序、医疗保险服务 App 等多种备案渠道；提供问题协同、信息共享等功能，实现系统内消息快速传递和问题实时跟踪。

为进一步便捷参保群众异地就医结算，医疗保障部门通过推进简化和优化备案流程、建立协同机制和提供公共服务等优化异地就医结算服务。全面取消跨省异地就医直接结算备案到医疗机构的要求，改为备案到就医地市或省份；全面取消手工报销需就医的定点医疗机构和医疗保险经办机构盖章，规范手工报销医疗费用所需材料清单和报销时间；国家医保局鼓励各省探索建立统一的省级备案渠道，提高备案工作效率；大力推行"承诺制"，推行异地就医备案"零跑腿""不见面"等线上服务；推进国家平台统一备案服务工作。

截至 2020 年 8 月底，已有 19 个省区市的 101 个统筹区陆续开通全国统一的线上备案服务。通过定期召开跨省异地就医运行分析会等方式，调度全国情况，建立跨省异地就医省级联络人即时联络机制。依托国家跨省异地就医系统开发问题协同模块，建立省间政策及问题协同机制，不断加强省间问题协同机制。2020 年 5 月，跨省异地就医结算查询服务作为第一个国家医保公共服务，在国家医保服务平台网站开通上线，提供全国医保经办机构咨询电话等信息查询服务。

（一）国家医保服务平台网页版

国家医保服务平台网页版是国家医保局为参保者、医保业务管理部门和医保相关的医疗机构进行信息报备、信息查询和软件下载等业务提供服务的在线平台。其功能模块包括我的医保、跨省异地就医结算服务查询、药品和医用耗材招采服务、单位服务、定点医疗机构查询、定点零售药店查询、医保机构查询、药品分类与代码查询、国家医保 App 下载等功能。点击首页下方的相关信息查询入口，即可对相应信息进行查询，如图 9-9 所示。

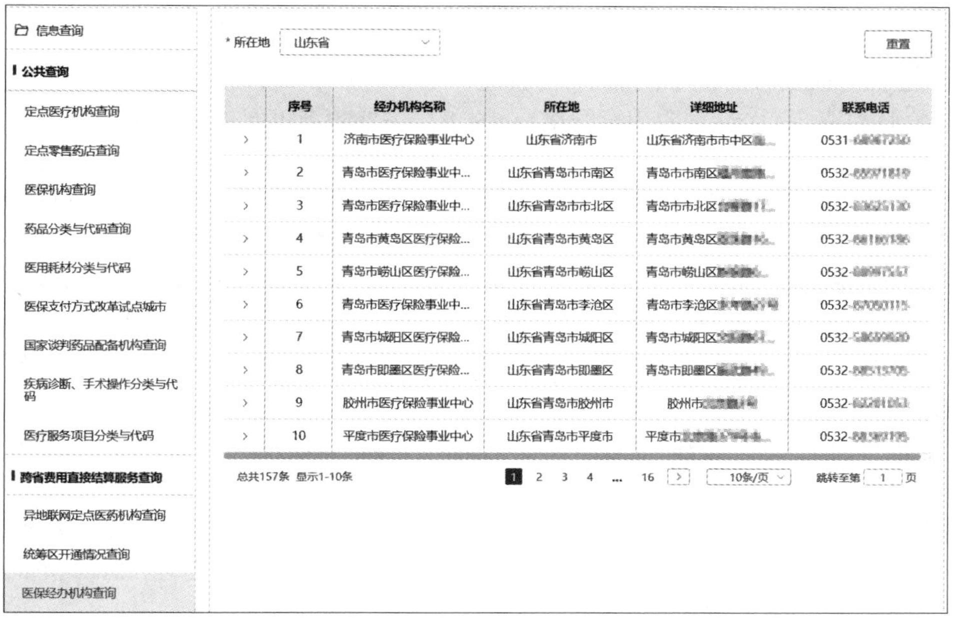

图 9-9　国家医保服务平台全国各省医保经办机构查询

跨省异地就医结算服务查询包括异地联网定点医药机构查询、统筹区开通情况查询、医保经办机构查询、异地就医备案记录查询、异地就医直接结算费用查询等功能。

从国家医保局 2021 年 12 月公布的《全国医疗保障跨省异地就医直接结算公共服务信息发布（第四十二期）》可以看到，截至 2021 年 11 月底，97.6% 的医保统筹地区实现普通门诊费用跨省直接结算，已联通定点医疗机构 4.32 万家，定点零售药店 8.02 万家。2021 年 1 月到 11 月，全国门诊费用跨省直接结算 810.51 万人次，涉及医疗费用 20.35 亿元，基金支付 11.18 亿元，基金支付比例为 54.9%。截至 2021 年底，全国所有省（自治区、直辖市）和生产建设兵团均已启动全国统一的线上备案服务，99.6% 的统筹地区依托国家异地就医备案小程序和国家医保服务平台 App 实现异地就医备案跨省通办。2021 年 1 月到 11 月，通过国家统一的线上备案渠道成功办理备案 58.58 万人次。国家医保服务平台统筹区开通情况查询如图 9-10 所示。

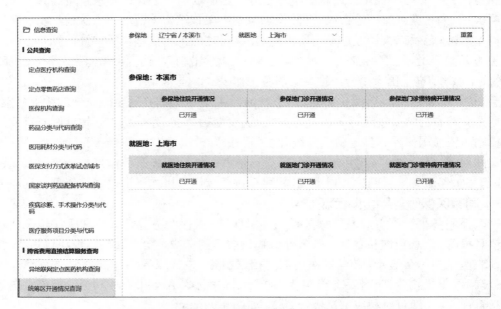

图 9-10　国家医保服务平台统筹区开通情况查询

（二）国家医保服务平台手机端 App 版

国家医保服务平台 App 是由国家医保局开发的，主要为城镇职工医疗保险和城镇居民医疗保险的参保用户提供参保缴费、信息查询、待遇申请、业务经办等多种实用功能服务；此外还提供医保电子凭证、移动就诊购药、医疗保障处方下载、异地就医和转移接续等多项服务功能，为医保参与各方提供全面、及时的医保政策信息和便捷贴心的健康服务。

1. 生成参保者本人的医保电子凭证　医保电子凭证由国家医保信息服务平台生成，是基于医保基础信息库为全体参保人员生成的医保身份识别电子介质。医保电子凭证可与身份证、二维码、生物特征等相关联，支持所有医保相关业务，全国通用，跨渠道通用。医保电子凭证已支持全国范围的各省（自治区、直辖市）激活，已经在大部分城市开通医保挂号、医保购药等业务功能。参保人前往当地已开通医保电子凭证功能的医院、药店，出示医保电子凭证，就可以享受线下就医、线下购药等服务。

2. 参保者个人缴费情况查询　现行的两大类型的社会医疗保险中，城镇职工基本医疗保险在职职工的缴费额度是一部分从每月工资中扣除，另一部分是由单位交付。医保缴费的项目包括职工基本医疗保险、大额医疗费用补助等。

3. 国家医保服务平台信息查询　查询服务包括全国定点医疗机构、定点零售药店的位置查询，药品分类与代码、医用耗材分类与代码、医疗服务项目分类与代码等的相关标准的信息查询，以及全国医保机构、国家医保谈判药品配备机构名单的查询等。

（马桂峰）

思考题

1. 简述建立社会医疗保险信息管理系统的意义。
2. 以城乡居民医保管理工作流程为依据，简述城乡居民医保信息管理系统的业务流程。
3. 联系实际说明我国城镇职工基本医疗保险职工缴费原则和统筹办法。
4. 走访乡镇卫生院或者社区卫生服务中心负责医疗保险管理的工作人员，探讨他们正在使用的信息管理系统的优缺点。

第十章　大数据概述

随着计算机技术全面融入人们的日常生活，数据已经实现了由量变到质变的飞跃，其累积速度也以指数级别增长，大数据概念应运而生。大数据几乎应用到了所有领域中，不管是云计算、物联网，还是社交网络、移动互联网等都与大数据有关联。大数据不再单指数据体量大，而是已经成为有特定含义的专用概念，数据采集、数据存储、数据挖掘、数据分析、数据治理等大数据技术与方法在越来越多的行业中得到应用。本章主要介绍：大数据的概念、特征及大数据处理的一般过程；数据采集、数据预处理、数据存储、数据分析等大数据技术；大数据治理的内涵、框架及大数据质量评价等内容。

第一节　大数据的内涵

一、信息与大数据

在大数据时代的背景下，新一代信息技术伴随着移动互联网、物联网、社交网络、数字家庭、电子商务等应用形态产生了海量、多样化的数据信息。通过数据分析和处理技术，能够快速挖掘有用信息，剔除无效数据，并将结果反馈到决策层，创造出巨大的经济价值和社会价值。

大数据推动了信息产业跨越式发展，信息产业的新技术、新产品、新服务和新业态等不断形成。在硬件与集成设备领域，随着数据来源的愈发多样化，结构化和非结构化数据量不断增长，以前的存储系统已经无法满足需要，储存芯片、大数据芯片应运而生。此外，大数据将催生内存计算、集数据和存储处理为一体的服务器等市场。在软件及大数据算法领域，还将推动数据挖掘及快速处理分析等技术的发展。

大数据利用将成为国家的核心竞争力，是推动社会进步的重要力量。各个行业的决策已经从"业务驱动"逐渐转向"数据驱动"。通过对个人行为活动产生的大数据进行分析，商家能够实时掌握消费市场动态并做出应对，能有针对性地为消费者制订个性化服务；医务工作者能够更好地进行诊疗活动及判断疾病预后；科学研究的方法和手段也更为准确和科学。

二、大数据的概念和特征

（一）大数据的概念

目前大数据的重要性已经得到公认，但由于企业、研究学者、数据分析师和技术从业者等关注的重点有所区别，所以对大数据的定义和理解也不尽相同。

Apache Hadoop 定义大数据为通过传统的计算机，在可接受的范围内不能捕获、管理和处理的数据集合；某一权威 IT 研究公司认为大数据是指无法在一定时间范围内用常规软件工具进行捕捉、管理和处理的数据集合，是需要新处理模式才能具有更强的决策力、洞察发现力和流程优化能力的海量、高增长率和多样化的信息资产；另一行业内领先的公司定义大数据是一种规模大到在获取、存储、管理、分析方面大大超出了传统数据库软件工具能力范围的数据集合，具有海量的数据规模、快速的数据流转、多样的数据类型和价值密度低四大特征；在《大数据时代》的描述中，大数据不用随机分析法（抽样调查）这样的捷径，而采用对所有数据进行分析处理的方法；IT行业术语认为，大数据是指所涉及的资料量规模巨大到无法通过主流软件工具，在合理时间内进行撷取、管理、处理，并整理成为达到帮助企业经营决策更积极目的的资讯。

综合各种观点，本书将大数据（big data）定义为：规模大小超出了传统数据库软件工具的抓取、存储、管理和分析能力的数据群。简单来说，所谓大数据就是现有的一般技术难以管理的大量数据的集合。

大数据处理分析的目标不在于掌握庞大的数据信息，而在于对这些有一定意义的数据进行专业化处理。换言之，如果把大数据比作一种产业，那么这种产业实现盈利的关键在于提高对数据的加工能力，通过"加工"实现数据的"增值"。大数据是为解决巨量复杂数据而生的，巨量复杂数据有两个核心点，一个是巨量，一个是复杂。"巨量"意味着数据量大，要实时处理的数据越来越多；"复杂"意味着数据是多元的，不再是过去的结构化数据了，必须针对多元数据重新构建一套有效的理论或分析模型，甚至分析行为所依托的软硬件都必须进行革新。

（二）大数据的特征

一般来讲，大数据主要具有五个方面的典型特征，这五个特征通常被称为大数据的"5V"特征，具体如下所述。

1. 数据体量大（volume）　大数据的特征首先就体现为数据体量大。如今存储的数据数量正在急剧增长，人们身边的所有数据，包括财务数据、医疗数据、监控数据等，都快将人类"淹没"在数据的"海洋"中。随着计算机深入到人类生活的各个领域，数据基数在不断增大，数据的存储单位已经从过去的GB级升级到TB级，再到PB级甚至EB级。

2. 数据类型多（variety）　广泛的数据来源，决定了大数据形式的多样性，以往的数据尽管数量庞大，但通常是事先定义好的结构化数据。结构化数据是将事物向方便于计算机存储、处理的方向抽象后的结果，结构化数据在抽象的过程中，忽略了一些在特定的应用下可以不考虑的细节。相对于以往的结构化数据，非结构化数据越来越多，包括网络日志、音频、视频、图片、地理位置信息等。这一类数据的大小、内容、格式、用途可能完全不一样，这对数据的处理能力提出了更高的要求。无论是企业还是人们日常生活中接触到的数据，大部分都是非结构化的。而半结构化数据，就是介于结构化数据和非结构化数据之间的数据。HTML文档就属于半结构化数据，它一般是自描述的，数据的结构和内容混在一起，没有明显的区分。

3. 数据价值高但价值密度低（value）　价值密度的高低与数据总量的大小成反比。大数据为了获取事物的全部细节，不对事物进行抽象、归纳等处理，直接采用原始的数据，保留了数据的原貌。因此，相对于特定的应用，大数据关注的非结构化数据的价值密度偏低。如何通过强大的算法更迅速地完成数据的价值"提纯"，成为目前大数据背景下亟待解决的难题。大数据最大的价值在于通过从大量不相关的各种类型的数据中，挖掘出对未来趋势与模式预测分析有价值的数据，发现新规律和新知识。

4. 数据处理速度快（velocity）　数据的增长速度和处理速度是大数据高速性的重要体现。在海量的数据面前，处理数据的效率显得格外重要。数据处理者需要了解如何快速获取数据，还必须知道如何快速处理、分析数据，并将结果返回给用户，以满足他们的实时需求。新数据不断涌现，快速增长的数据量要求数据处理的速度也要相应地提升，才能让大量的数据得到有效利用。此外，一些数据在互联网中不断流动，且随着时间推移而迅速衰减，如果数据未得到及时有效的处理，就失去了价值，大量的数据就没有了意义。对不断增长的海量数据进行实时处理，是大数据相比传统数据处理技术而言的优势之一。

5. 数据真实性高（veracity）　这里指的是大数据的质量，在大数据时代，只需利用搜索引擎进行关键字搜索，就能查询到衣、食、住、行、教育、医疗等各种信息。医生只需通过数据库就能了解到患者的病史；教师可以通过网络进行在线教学授课，让学生们足不出户就可以获取知识等。大数据正潜移默化地改变着人类的生活。关于大数据的一个普遍存在的观点是，数据自己可以说明一切，数据自身就是事实。但实际上如果不仔细甄别，人们可能会被数据欺骗，就像人们有时会被自己的眼睛欺骗一样。因此，要利用好大数据所带来的成果，就要保证数据来源的真实性和可靠性，大数据的质量控制不容忽视。

三、大数据处理的一般过程

大数据的基本处理流程可以概括为数据采集与预处理、数据集成与提取、数据分析与挖掘、数据展示与解读四个步骤。

（一）数据采集与预处理

数据采集是利用传感器网络、社交媒体等多种工具、系统或数据库，接收各种类型的结构化、半结构化及非结构化的数据，并进行简单的查询和处理工作。目前常用的数据采集手段有条形码技术、射频识别技术（radio frequency identification，RFID）、感知技术、智能识别等；使用的数据库可以是关系型数据库，如 MySQL 或 Oracle，也可以是非关系型数据库（又称 NoSQL 数据库），如 Redis 或 MongoDB。大数据采集过程中的主要挑战是并发用户数量高，例如，一些网络平台同时有上万个用户进行访问和操作，峰值时更高。因而，不仅需要在采集端平台配备大量的数据库资源、传输资源和物联网资源，而且要深入研究如何进行数据信息负载的均衡和分配。

数据预处理包括数据清洗、数据变换和数据存储等。数据清洗用来去掉噪声数据和异常数据，以保证数据的质量和可靠性。数据变换在于改进涉及距离度量的挖掘算法的精度和有效性，进行数据的归一化处理，进而提高数据分析的效率和速度。数据存储包括并行存储体系架构、高性能对象存储技术、并行输入输出（input/output，I/O）访问技术、数据保护与安全体系、绿色存储等。使用大规模并行处理（massively parallel processing，MPP）来存储和管理高质量的结构化数据，采用 MPP 并行数据库集群与 Hadoop 集群混合，实现对 PB、EB 级数据的存储和管理。

（二）数据集成与提取

数据集成就是将各个分散数据库的数据集成到一个大型分布式数据库或分布式存储集群中，以便于对数据进行集中的处理。大数据类型多样，在数据集成后，需要根据数据特征或者分析需要，利用聚类、关联分析等方法对数据进行抽取处理，将各种渠道的多种结构和类型的复杂数据转化为单一类型或易于处理的结构的数据。

（三）数据分析与挖掘

数据分析与挖掘是大数据处理中最为关键的一步，也是实现大数据利用价值的必备之选。数据分析主要是利用大数据分析工具对存储在分布式数据库或分布式计算集群内的海量数据进行并行计算和实时计算等，以满足常见的分析需求。

在大数据时代，以往的串行计算已经无法满足用户需求，在完善与提高 CPU 编程模型的基础上，指令或进程级别的并行计算能够发挥强大的处理大规模数据的能力。并行计算即同时使用多个计算资源完成运算，多个独立的处理器完成各自任务。例如，可以使用支持向量机、非负最小二乘法等策略对系列数据挖掘问题进行并行处理；将基于核函数的数据挖掘算法应用于海量数据集，可以节省时间和存储空间；也可将传统的数理统计方法与并行结构相结合，进行大数据分析。其他的大数据计算与分析模式包括大数据批处理模式（典型系统如 MapReduce、Spark）、流式计算（典型系统如 Scribe、Flume、Storm、S4）、迭代计算（典型系统如 HaLoop、iMapReduce、Twister）、图计算（典型系统如 Pregel、Giraph、PowerGraph、GraphX）、内存计算（典型系统如 Dremel、HANA、Spark）等。

　　数据挖掘是对已经做好统计的大数据进行基于各种数据挖掘算法的计算，提取隐含在其中的、具有潜在意义的信息，揭示其规律和结果。由于大数据环境下需要对结构化、半结构化和非结构化数据一起分析，并且当数据量增加时，要求只增加分布式服务节点，无须修改分析/挖掘算法，故传统的关系型、结构化的数据集和挖掘方法都不再适用。大数据挖掘一般没有预先设定好的主题，用于挖掘的算法都很复杂，只有精确合适的算法才能得出有价值的数据分析结果。比较典型的算法有用于聚类的 k 均值聚类（k-means）、用于统计学习的支持向量机（support vector machine，SVM）和用于分类的朴素贝叶斯模型（naive Bayesian model，NBM），主要使用的工具有 Hadoop 的 Mahout 等。

（四）数据展示与解读

　　数据展示是将大数据携带的信息以交互式视觉表现形式，即可视化展示给人们，有助于帮助用户进行信息筛选。数据可视化是将数据挖掘结果以简单、直观的图形化、智能化的形式通过数据访问接口呈现给用户，供用户进行选择和分析使用。可视化结果展现的架构一般分为客户 - 服务器（client/server，C/S）和浏览器 - 服务器（browser/server，B/S）两种，C/S 架构提供便于操作数据的客户端，可定制呈现界面，适合数据分析人员使用；B/S 架构基于 Web 应用展现结果，不看重交互，一般由决策者或企业管理人员使用。可视化结果展现方式包括基于数据挖掘得出的数据报表（如数据表格、矩阵、图形等）、宏观展现模型数据分布情况的图形（如曲线、饼图、堆积图、仪表盘、鱼骨分析图等）、关键绩效指标（key performance indicator，KPI）展现、查询展现等。

第二节　大数据技术

一、大数据采集技术

　　数据采集又称数据获取，通过 RFID、传感器、社交网络交互及移动互联网等方式获得各种类型的结构化、半结构化及非结构化的海量数据。

　　大数据采集是在确定目标用户的基础上，针对该范围内所有结构化、半结构化及非结构化的数据进行的采集活动。大数据采集的研究分为大数据智能感知层和基础支撑层。

　　智能感知层包括数据传感体系、网络通信体系、传感适配体系、智能识别体系及软硬件资源接入系统，实现对结构化、半结构化、非结构化的海量数据的智能化识别、定位、跟踪、接入、传输、信号转换、监控、初步处理和管理等。涉及针对大数据源的智能识别、感知、适配、传输、接入等技术。随着物联网技术、智能设备的发展，这种基于传感器的数据采集会越来越多，相应地，对于这类技术的研究和应用也会越来越重要。

　　基础支撑层提供大数据服务平台所需的虚拟服务器，结构化、半结构化及非结构化数据的数据库及物联网络资源等基础支撑环境。其重点要解决分布式虚拟存储技术，大数据获取、存储、组织、分析和决策操作的可视化接口技术，大数据的网络传输与压缩技术，大数据隐私保护技术等方面的问题。

　　大数据分析关注的重点从传统的数据的因果关系转变为相关关系，且为了后期分析的时候找到数据的价值，在数据采集阶段应该做到"全而细"地采集数据。"全"是指各类数据都要采集到，"细"则是指在采集阶段要尽可能地采集到每一个数据。根据采集数据的结构特点，可以将被采集数据划分为结构化数据和非结构化数据。其中结构化数据包括生产报表、经营报表等具有关系特征的数据；非结构化数据包括互联网网页、各种格式的文档、文本文件等文字性描述的资料。特别是非结构化数据，综合运用定点采集、元搜索和主题搜索等搜索技术，对互联网和企业内网等数据源中符合要求的信息资料进行搜集整理,并保证及时、有效地发现并提供有价值的信息。在数据采集模块中,针对不同的数据源,设计针对性的采集模块,分别进行采集工作,主要的采集模块有:网络信息采集模块、关系型数据库采集模块、文件系统资源采集模块、其他信息源数据采集模块。

针对不同的数据源,大数据采集方法有以下几大类。

(一)数据库采集

随着大数据时代的到来,Redis、MongoDB 和 HBase 等 NoSQL 数据库也常用于数据的采集。通过在采集端部署大量数据库,并在这些数据库之间进行负载均衡和分片,来完成大数据采集工作。

(二)系统日志采集

系统日志采集主要是收集特定业务平台日常产生的大量日志数据,供离线和在线的大数据分析系统使用。

高可用性、高可靠性、可扩展性是日志收集系统所具有的基本特征。系统日志采集工具均采用分布式架构,能够满足每秒数百兆字节的日志数据采集和传输需求。

(三)网络数据采集

网络数据采集是指通过网络爬虫或网站公开 API 等方式从网站上获取数据信息的过程。

网络爬虫会从一个或若干初始网页的 URL 开始,获得各个网页上的内容,并且在抓取网页的过程中,不断从当前页面上抽取新的 URL 放入队列,直到满足设置的停止条件为止。这样可以将非结构化数据、半结构化数据从网页中提取出来,存储在本地的存储系统中。

(四)感知设备数据采集

感知设备数据采集是指通过传感器、摄像头和其他智能终端自动采集信号、图片或录像来获取数据。

大数据智能感知系统需要实现对结构化、半结构化、非结构化的海量数据的智能化识别、定位、跟踪、接入、传输、信号转换、监控、初步处理和管理等。其关键技术包括针对大数据源的智能识别、感知、适配、传输、接入等。

二、大数据预处理技术

数据预处理是指对所收集的数据进行分类或分组前所做的审核、筛选、排序等必要的处理。现实世界中存在的数据是零散、不完整的,还有脏数据的存在,这些无关的数据无法被直接使用。为了提高数据使用的质量,需要对数据进行挖掘处理,在这个过程中就产生了数据预处理技术。这些技术用在数据挖掘之前,能够提高数据挖掘模式的质量,降低实际挖掘所需的时间。实际工作中,主要采用数据清洗、数据集成、数据转换、数据归约的方法来完成数据的预处理任务。

(一)数据清洗

数据清洗是发现并纠正数据文件中可识别的错误的最后一道程序,包括对数据一致性的检查、无效值和缺失值的处理。

数据清洗的原理是利用有关技术,如数据挖掘或预定义的清理规则,将有冗余信息的数据转化为满足数据质量要求的数据。

1.需要清洗的数据类型 在数据清洗过程中,针对数据的类型和特性的不同,大致将需要清洗的数据类型分为如下 3 类。

(1)残缺数据:这一类数据主要是部分信息缺失,如公司的名称、客户的区域信息、业务系统中主表与明细表不能匹配等。将这一类数据过滤出来,缺失的内容分别填入对应的文档信息,并提交给用户。残缺数据在规定时间内补全,才可写入数据仓库。

(2)错误数据:这一类错误产生的原因往往是业务系统不够健全,在接收输入信息后没有进行判断,而直接将数据写入后台数据库,比如数值数据输成全角数字字符、字符串数据后面有一个回车操作、日期格式不正确等。这类数据也需要分类,对于类似于全角字符、数据前后有不可见字符的问题,只能用写 SQL 语句的方式查找出来,然后要求相关人员在业务系统修正之后抽取;日期格式不正确的错误会导致抽取 - 转换 - 加载(extraction-transformation-loading,ETL)运行失败,这样的错误需要去业务系统数据库用 SQL 的方式找出,要求相关人员在一定时间范围内予以修正,修正之后再抽取。

(3)重复数据:这一类数据多出现在维护表中,需要将重复数据记录的所有字段导出来,让相关人员确认并整理。

数据清洗是一个反复执行的过程,需要一定的时间来执行操作,要在这个过程中不断地发现问题,解决问题。对于是否需要过滤、修正,一般要求用户确认。对于过滤掉的数据,写入 Excel 文件或者数据表,在 ETL 开发的初期可以每天向业务单位发送过滤数据的邮件,从而促使他们尽快地完成对错误的修正,同时也可以作为将来验证数据的依据。在整个数据清洗过程中需要用户不断进行确认。

2. 数据清洗的方法　数据清洗的方法是填写无效和缺失的值、光滑噪声的数据、识别或删除离群点并消除不一致性,主要是为了达到格式标准化、异常数据消除、错误纠正、重复数据的清除等目的。

一般来说,数据清洗是将数据库中所存数据精细化,去除重复无用的数据,并使剩余部分的数据转化成标准可接受格式的过程。数据清洗流程是将数据输入数据清洗处理设备中,通过一系列步骤对数据进行清洗,然后以期望的格式输出清洗过的数据。数据清洗从数据的准确性、完整性、一致性、唯一性、适时性、有效性等几个方面来处理数据的丢失值、越界值、不一致代码、重复数据等问题。

数据清洗一般针对具体应用来对数据做出科学的清理。下面介绍几种数据清洗的方法。

(1)填充缺失值:大部分情况下,缺失的值必须手工进行清洗。当然,某些缺失值可以从它本身的数据源或其他数据源中推导出来,可以用平均值、最大值或更为复杂的概率估计代替缺失的值,从而达到清洗的目的。

(2)修改错误值:可以用统计分析的方法识别错误值或异常值,用简单规则库检查数据值,或使用不同属性之间的约束来检测和清洗数据。

(3)消除重复记录:数据库中属性值相同的情况被认定为重复记录。通过判断记录间的属性值是否相同来检测记录是否相等,相等的记录合并为一条记录。

数据清洗工具使用领域特有的知识对数据作清洗,通常采用语法分析和模糊匹配技术完成对多数据源数据的清理。

(二)数据集成

数据集成是在原应用系统不作任何改变的条件下,将不同应用系统、不同数据形式的数据进行采集、转换、储存的过程。其主要目的是解决在多重数据储存或合并时所产生的数据不一致、数据重复或冗余的问题,以提高后续数据分析的精确度和速度。简单说数据集成就是将多个数据源中的数据结合起来并统一存储,建立数据仓库。

通常采用联邦数据库、基于中间件模型和数据仓库等方法来构造集成的系统,这些技术在不同方面为数据共享提供了决策支持。

1. 联邦数据库　联邦数据库是早期人们采用的一种模式集成方法,是最早采用的数据集成方法之一,它通过构建集成系统将各数据源的数据视图集成为全局模式,使用户能够按照全局模式访问各数据源的数据。用户可以直接在全局模式的基础上提交请求,由数据集成系统将这些请求处理后,转换成各个数据源在本地数据视图基础上能够执行的请求。模式集成方法的特点是能够直接为用户提供透明的数据访问方法。构建全局模式与数据源数据视图间的映射关系和处理用户在全局模式基础上的查询请求是模式集成要解决的两个基本问题。

在联邦数据库中，数据源之间共享自己的一部分数据模式，形成一个联邦模式。联邦数据库系统按集成度可分为两种：一种是紧密耦合联邦数据库系统；另一种是松散耦合联邦数据库系统。紧密耦合联邦数据库系统使用统一的全局模式，将各数据源的数据模式映射到全局数据模式上，解决了数据源间的异构性。这种方法集成度较高，用户参与少；缺点是构建一个全局数据模式的算法较为复杂，扩展性差。松散耦合联邦数据库系统比较特殊，没有全局模式，采用联邦模式。这种方法提供统一的查询语言，将很多异构性问题交给用户自己去解决。松散耦合方法对数据的集成度不高，但其数据源的自治性强、动态性能好，集成系统不需要维护一个全局模式。

联邦数据库系统是由半自治数据库系统构成，相互之间分享数据，联邦其他数据源之间相互提供访问接口，同时联邦数据库系统可以是集中数据库系统或分布式数据库系统及其他联邦式系统。无论采用什么样的模式，其核心都是必须解决所有数据源语义上的问题。

2. 基于中间件模型　基于中间件模型通过统一的全局数据模型来访问异构的数据库、遗留系统、Web资源等。中间件位于异构数据源系统和应用程序之间，向下协调各数据源系统，向上为访问集成数据的应用提供统一数据模式和数据访问的接口。各数据源的应用仍然独自完成它们的任务，中间件系统则主要集中为异构数据源提供一个高层次检索服务。

中间件模式是目前比较流行的数据集成方法，它通过在中间层提供一个统一的数据逻辑视图来隐藏底层的数据细节，使用户可以把集成数据源看成一个统一的整体。

与联邦数据库不同，中间件系统不仅能够集成结构化的数据源信息，还可以集成半结构化或非结构化数据源中的信息。中间件注重于全局查询的处理和优化，与联邦数据库系统相比，其优点是能够集成非数据库形式的数据源，有很好的查询性能，自治性强；缺点在于它通常是只读，而联邦数据库支持读写。

3. 数据仓库　数据仓库是一种典型的数据复制方法。该方法将各个数据源的数据复制到同一处，用来存放这些数据的地方即数据仓库。数据仓库方案建设的目的是将前端查询和分析作为基础。由于在查询和分析中会产生大量数据冗余，所以需要的存储容量也较大。数据仓库其实是一个环境，而不是一件产品。用户可以像访问普通数据库一样直接访问数据仓库。

简而言之，传统的操作型数据库是面向事务设计的，数据库中通常存在在线交易数据，设计时尽量合理规避冗余，一般采用符合范式的规则设计。而数据仓库是面向主题设计，存储的一般是历史数据，在设计时有意引入冗余，采用反范式的方式设计。

数据仓库是在管理和决策中面向主题的、集成的、与时间相关和不可修改的数据集合。其中，数据被归类为功能上独立的、没有重叠的主题。

（三）数据转换

数据转换是采用线性或非线性的数学变换方法将多维数据压缩成较少维的数据，消除它们在时间、空间、属性及精度等特征表现方面的差异。实际上就是将数据从一种表示形式变为另一种表现形式的过程。

进行数据转换的原因有很多，比如每一个软件对应的数据库的架构与数据的存储形式不同，若要对数据库进行升级，就需要进行数据转换；或由于数据量不断增加、原来数据构架不合理等问题，也会产生数据转换。

常见的数据转换方法有以下5种。

1. 中心化变换　变换之后均值为0，协方差阵不变，可以用来方便地计算样本协方差阵。

2. 标准差变换　变换之后每个变量差均值为0，标准差为1，变换后的数据与变量的量纲无关。

3. 极差标准化变换　变换后每个变量样本均值为0，极差为1，变换后数据绝对值数据在0～1之间，能减少分析计算中的误差，无量纲。

4. 极差正规化变换　变换后数据在0～1之间，极差为1，无量纲。

5.对数变换　将具有指数特征的数据结构变换为线性数据结构。

（四）数据归约

由于在数据挖掘时会产生巨大数量的信息,在大量数据中进行挖掘分析需要很长的时间,因此,需要用到数据归约技术对数据量进行精简。数据归约技术可以用数据集的归约表示,它很小,但并不影响原数据的完整性,结果与归约前结果相同或几乎相同。所以,数据归约是指在尽可能保持数据原貌的前提下,最大限度地精简数据量,保持数据的原始状态。

数据归约主要有两个途径:属性选择和数据采样。二者分别针对原始数据集中的属性和记录。

数据归约可以分为特征归约、样本归约、特征值归约 3 类。

1.特征归约　特征归约是将不重要的或不相关的特征从原有特征中删除,或者通过对特征进行重组和比较来减少特征的个数。其原则是在保留甚至提高原有判断能力的同时减少特征向量的维度。特征归约算法的输入是一组特征,输出是它的一个子集。特征归约包括以下 3 个步骤。

（1）搜索过程:在特征空间中搜索特征子集,每个子集称为一个状态,由选中的特征构成。

（2）评估过程:输入一个状态,通过评估函数或预先设定的阈值输出一个评估值,利用搜索算法使评估值达到最优。

（3）分类过程:使用最后的特征集完成最后的归约算法。

2.样本归约　样本归约就是从数据集中选出一个有代表性的子集作为样本。子集大小的确定要考虑计算成本、存储要求、估计量的精度以及其他一些与算法和数据特性有关的因素。

3.特征值归约　特征值归约是特征值离散化技术,它将连续型特征的值离散化,使之成为少量的区间,每个区间映射到一个离散符号。其优点在于简化了数据描述,并易于理解数据和最终的挖掘结果。

特征值归约分为有参和无参两种。有参方法是使用一个模型来评估数据,只需存放参数,而不需要存放实际数据,包含回归和对数线性模型 2 种。无参方法的特征值归约有 3 种,包括直方图、聚类和选样。

对于小型或中型数据集来说,一般的数据预处理步骤已经可以满足需求。但对大型数据集来讲,在应用数据挖掘技术以前,更可能采取一个中间的、额外的步骤,就是数据归约。步骤中简化数据的主题是维归约,主要问题是能否在不牺牲成果质量的前提下,丢弃这些已准备好的和预处理的数据,能否在适量的时间和空间中检查已准备的数据和已建立的子集。

对数据的分析以及特征的选择、归约或转换决定了数据挖掘方案的质量。在实践中,特征的数量可达到数百万计,在对数据进行分析的时候,只要有上百条样本,就需要进行维归约,以挖掘出可靠的模型;另外,高维度引起的数据超负,会使一些数据挖掘算法不实用,唯一的方法也是进行维归约。在进行数据挖掘准备时,进行标准数据归约操作,计算时间、预测／描述精度和对数据挖掘模型的描述可以让操作者清楚地知道这些操作中将得到和失去的信息。

数据归约的算法特征包括可测性、可识别性、单调性、一致性、收益增减、中断性、优先权这 7 条。

三、大数据存储技术

大数据存储是大数据的关键技术,利用分布式文件系统、数据仓库、关系型数据库、NoSQL数据库、云数据库等,实现对结构化、半结构化和非结构化海量数据的存储和管理。

（一）数据存储技术的发展阶段

数据存储技术的发展主要经历了关系型数据库、数据仓库、非关系型数据库和分布式文件系统三个阶段。

1.关系型数据库　传统的数据处理技术以关系型数据库作为基本的存储方式,在关系型数据库中,通常要把待分析的数据处理成一张表的形式,表的每一行称为一个实例、对象或样本,表的每一列称为属性、特征或变量。关系型数据库强调的是密集的数据更新处理性能和系统的可靠性，而不同系统产生的业务数据存放于分散、异构的环境中，不易统一查询访问，因而针对支持决策进行的数据分析处理难以满足多样化的需求。

2. 数据仓库 为了将大量的业务数据用于分析和统计，人们提出了数据仓库的概念。一个完整的数据仓库主要由四部分构成：数据源、数据仓库和数据集市、联机分析处理（online analytical processing，OLAP）服务器以及前台分析工具。其中，数据源包括联机事务处理系统、外部数据源、历史业务数据集等，前台分析工具主要包括各种报表工具、查询工具、数据分析工具、数据挖掘工具，以及各种基于数据仓库和数据集市的应用开发工具等。

3. 非关系型数据库和分布式文件系统 在第二代互联网（Web 2.0）时代，互联网更加注重用户交互，网站信息的提供者由传统网站管理员变成了普通用户。用户提供的信息是海量的，从航班预订、股票交易，到通信、购物、娱乐、社交，数据量从 TB 级升至 PB 级，并仍在持续爆炸式地增长。为了应对大数据时代海量互联网数据的存储和管理，非关系型数据库和分布式文件系统应运而生。非关系型数据库和分布式文件系统使得数据的存储可以扩展到数以千计的节点上，具有更高的可用性和可扩展性。

（二）主要的大数据存储技术

1. 传统的数据存储技术 传统的数据存储和管理技术主要有文件系统、数据库、数据仓库、并行数据库等。

（1）文件系统：文件系统是操作系统用于明确存储设备［常见的是磁盘，也有基于与非型闪存（NAND flash）的固态硬盘］或分区上的文件的方法和数据结构，即在存储设备上组织文件的方法。操作系统中负责管理和存储文件信息的软件机构称为文件管理系统，简称"文件系统"。

文件系统由三部分组成：文件系统的接口、对象操作和管理的软件集合、对象及属性。从系统角度来看，文件系统是对文件存储设备的空间进行组织和分配，负责文件存储并对存入的文件进行保护和检索的系统。具体地说，它负责为用户建立文件，存入、读出、修改、转储文件，当用户不再使用时撤销文件等。平时在计算机上使用的 Word 文件、PPT 文件、文本文件、音频文件、视频文件等，都是由操作系统中的文件系统进行统一管理的。

（2）数据库：除了文件系统之外，数据库是另外一种主流的数据存储和管理技术。数据库指的是以一定方式储存在一起、能为多个用户共享、具有尽可能小的冗余度、与应用程序彼此独立的数据集合。在数据库的发展历史上，先后出现过网状数据库、层次数据库、关系数据库等不同类型的数据库，这些数据库分别采用了不同的数据模型，目前比较主流的数据库是关系数据库，它采用了关系数据模型来组织和管理数据。

一个关系数据库可以看成是许多关系表的集合，每个关系表可以看成一张二维表格。目前市场上常见的关系数据库产品包括 Oracle、SQL Server、MySQL、DB2 等。

（3）数据仓库：数据仓库（data warehouse）是一个面向主题的、集成的、相对稳定的、反映历史变化的数据集合，用于支持管理决策。

（4）并行数据库：并行数据库是指那些在无共享的体系结构中进行数据操作的数据库系统。这些系统大部分采用了关系数据模型并且支持 SQL 语句查询，此外，为了能够并行执行 SQL 的查询操作，系统中采用了两个关键技术：关系表的水平划分和 SQL 查询的分区执行。

并行数据库系统的目标是高性能和高可用性，通过多个节点并行执行数据库任务，提高整个数据库系统的性能和可用性。

并行数据库具有弹性差，容错性差，转移成本高，集群处理差等缺点。

2. 常用的主要大数据存储技术 目前常用的主要大数据存储技术为分布式文件系统、NewSQL 数据库及 NoSQL 数据库。

（1）分布式文件系统：分布式文件系统（distributed file system）是一种通过网络实现文件在

多台主机上进行分布式存储的文件系统。分布式文件系统具有高可扩展性、高可靠性、高可用性和低成本等特点，是解决大数据存储问题的有力武器。

分布式文件系统主要有两种技术体系架构：一种是元数据服务器的中心体系结构，即元数据服务器负责管理文件系统的全局命名空间和文件系统的元数据信息；另一种是离中心架构，即所有服务器都是用户的接入点，每个服务器节点负责管理部分名称空间和元数据，用户可以通过任何服务器访问文件的内容。

分布式文件系统 GFS，通过网络实现文件在多台机器上的分布式存储，较好地满足了大规模数据存储的需求。

Hadoop 分布式文件系统（Hadoop distributed file system，HDFS）是针对 GFS 的开源实现，它是 Hadoop 两大核心组成部分之一，提供了在廉价服务器集群中进行大规模分布式文件存储的能力，是一种适合在商用硬件上运行的分布式文件系统。HDFS 是一种高度容错的系统，适合在廉价的机器上部署。HDFS 提供了高吞吐量的数据访问，非常适合大型数据集上的应用程序。

（2）NewSQL 数据库：NewSQL 是对各种新的可扩展、高性能数据库的简称，这类数据库不仅具有对海量数据的存储管理能力，还保持了传统数据库支持 ACID［atomicity（原子性）、consistency（一致性）、isolation（隔离性），durability（持久性）］和 SQL 的功能等。特性不同的 NewSQL 数据库有两个显著的共同特点：都支持关系数据模型、都使用 SQL 作为其主要的接口。

在众多 NewSQL 数据库中，Spanner 备受瞩目，它是一个可扩展、多版本、全球分布式并且支持同步复制的数据库，是一个可以全球扩展并且支持外部一致性的数据库。

（3）NoSQL 数据库：NoSQL 是一种不同于关系数据库的数据库管理系统设计方式，是对非关系型数据库的统称，它所采用的数据模型并非传统关系数据库的关系模型，而是类似键／值、列族、文档等非关系模型。

NoSQL 数据库没有固定的表结构，通常也不存在连接操作，也没有严格遵守 ACID 约束，因此，与关系数据库相比，NoSQL 数据库具有灵活的可扩展性、灵活的数据模型、与云计算紧密融合等优点，可以支持海量数据的存储和高并发读写。

四、大数据分析技术

数据分析是指收集、处理数据并获得数据中隐含的信息的过程。大数据分析是大数据理念与方法的核心，是指对增长快速、内容真实、类型多样的海量数据进行分析，从中找出可以帮助决策的隐藏模式、未知的相关关系以及其他有用信息的过程。

大数据分析方法在大数据领域显得尤为重要，决定了最终数据信息是否具有真正实用价值。通常将大数据分析方法分为面向数据视角的分析方法、面向流程视角的分析方法和面向信息技术视角的分析方法三种体系。

面向数据视角的分析方法主要是以大数据分析处理的对象"数据"为依据，从数据本身的类型、数据量、数据处理方式以及数据能够解决的具体问题等方面对大数据分析方法进行分类。面向流程视角的分析方法主要关注大数据分析的步骤和阶段。一般而言，大数据分析是一个多阶段的任务循环执行过程。一些专家学者按照数据搜集、分析到可视化的流程，梳理了一些适用于大数据分析的技术，包括神经网络、遗传算法、回归分析、聚类、分类、数据挖掘、关联规则、机器学习、数据融合、自然语言处理、网络分析、情感分析、可视化分析、时间序列分析、预测性分析、空间分析等，为大数据分析提供了丰富的技术手段和方法。面向信息技术视角的分析方法强调大数据本身涉及的新型信息技术，从大数据的处理架构、大数据系统和大数据计算模式等方面来探讨具体的大数据分析方法。现实中经常综合使用这三种大数据分析方法。综合来看，大数据分析方法正逐步从数据统计转向数据挖掘，并提升到数据发现和预测。

下面主要介绍数据挖掘、可视化分析、预测性分析三种大数据分析技术。

（一）数据挖掘

大数据挖掘是从大量的、不完全的、有噪声的、模糊的、随机的实际应用数据中，提取隐含在其中的，人们事先不知道的，但又是潜在有用的信息和知识的过程。大数据挖掘涉及的技术方法很多，有多种分类方法。根据挖掘对象可分为关系数据库、面向对象数据库、空间数据库、时态数据库、文本数据库、多媒体数据库、异质数据库、遗产数据库等；根据挖掘任务可分为分类或预测模型发现、数据总结、聚类、关联规则发现、序列模式发现、依赖关系或依赖模型发现、异常和趋势发现等。

在数据挖掘的发展过程中，由于数据挖掘不断地将诸多学科领域知识与技术融入当中，因此，目前数据挖掘方法与算法已呈现出极为丰富的多种形式。在具体的项目应用场景中通过使用特定算法，可以从大数据中挖掘出有价值的信息，经过针对性的数学或统计模型的进一步解释与分析，提取出隐含在这些大数据中的潜在的规律、规则、知识与模式。

在数据挖掘中，经常使用分类、聚类、回归分析和关联规则等大数据分析技术进行相关研究。

1. 分类 数据挖掘方法中的一种重要方法就是分类，即在给定数据基础上构建分类函数或分类模型，该函数或模型能够把数据归类为给定类别中的某一种类别。在分类过程中，通常通过构建分类器来实现具体分类，分类器是对样本进行分类的方法的统称。一般情况下，分类器构建需要经过以下四步：①选定包含正、负样本在内的初始样本集，所有初始样本分为训练与测试样本；②针对训练样本生成分类模型；③针对测试样本执行分类模型，并产生具体的分类结果；④依据分类结果，评估分类模型的性能。在评估分类模型的分类性能方面，有以下两种方法可用于对分类器的错误率进行评估：①保留评估方法，该方法通常采用所有样本集中的 2/3 部分样本作为训练集，其余部分样本作为测试样本，即使用所有样本集中的 2/3 样本的数据来构造分类器，并采用该分类器对测试样本进行分类，评估错误率就是该分类器的分类错误率。这种评估方法具备处理速度快的特点，然而仅用 2/3 样本构造分类器，并未充分利用所有样本进行训练。②交叉纠错评估方法，该方法将所有样本集分为 N 个没有交叉数据的子集，并训练与测试共计 N 次。在每一次训练与测试过程中，训练集为去除某一个子集的剩余样本，测试集为去除的子集，且需要在该子集上进行 N 次测试，评估错误率为所有分类错误率的平均值。一般情况下，保留评估方法用于最初试验性场景，交叉纠错评估方法用于建立最终分类器。

2. 聚类 随着科技的进步，数据收集变得相对容易，从而导致数据库规模越来越庞大，各类网络交易数据、图像与视频数据等数据的维度通常可以达到成百上千维。在自然社会中，存在大量的数据聚类问题，聚类也就是将抽象对象的集合分为相似对象组成的多个类的过程，聚类过程生成的簇称为一组数据对象的集合。聚类源于分类，聚类又称为群分析，是研究分类问题的另一种统计计算方法，但聚类又不完全等同于分类。聚类与分类的不同点在于，聚类要求归类的类通常是未知的，而分类则要求事先已知多个类。对于聚类问题，传统聚类方法已经较为成功地解决了低维数据的聚类，但由于大数据处理中数据的高维、多样与复杂性，现有的聚类算法经常面临失效的窘境。受维度的影响，在低维数据空间表现良好的聚类方法，运用在高维空间上却无法获得理想的聚类效果，主要面临两个问题：①相对低维空间中的数据，高维空间中数据分布稀疏，传统聚类方法通常基于数据间的距离进行聚类，因此，在高维空间中采用传统聚类方法难以基于数据间距离来有效构建簇；②高维数据中存在大量不相关的属性，使得在所有维中存在簇的可能性几乎为零。目前，高维聚类分析已成为聚类分析的一个重要研究方向，也是聚类技术的难点和具有挑战性的工作。

3. 回归分析 回归分析是确定两种或两种以上变量相互之间依赖性关系的一种统计分析方法，用以分析数据的内在规律，常用于数值预报、系统控制等问题。回归分析按照因变量和自变量之间的关系，可分为线性回归和非线性回归。按照涉及变量的数量可以分为一元回归和多元回归。在线性回归中，根据因变量的数量，可以分为简单回归分析和多重回归分析。回归分析是通过规定因变量和自变量来确定变量之间的因果关系，建立回归模型，并根据实测数据来求解模型的各个参数，然后评价回归模型是否能够很好地拟合实测数据，如果能够很好地拟合，则可以根据自变量作进一步预测。在大数据分析中，回归分析是一种预测性的建模技术，它研究的是因变量和自变量之间的关系，这种技术通常用于预测分析、时间序列模型以及发现变量之间的因果关系。

4. 关联规则　关联规则属于数据挖掘算法中的一类重要方法，关联是反映一个事件与其他事件间关联的知识。关联规则最初是针对购物篮分析问题提出的，销售分店经理想更多了解顾客的购物习惯，尤其想获知顾客在一次购物时会购买哪些商品。通过发现顾客放入购物篮中不同商品间的关联，从而分析顾客的购物习惯。关联规则的发现可以帮助销售商掌握顾客同时会频繁购买哪些商品，从而有效帮助销售商开发良好的营销手段。1993 年，R. Agrawal 首次提出挖掘顾客交易数据中的关联规则问题，核心思想是基于二阶段频繁集的递推算法。起初关联规则属于单维、单层及布尔关联规则，例如典型的 Apriori 算法。在工作机制上，关联规则包含两个主要阶段：第一阶段先从资料集合中找出所有的高频项目组，第二阶段由高频项目组中产生关联规则。随着关联规则的不断发展，目前关联规则中可以处理的数据分为单维和多维数据。针对单维数据的关联规则，只涉及数据的一个维，如客户购买的商品；针对多维数据的关联规则，处理的数据涉及多个维。总体而言，单维关联规则处理单个属性中的一些关系，而多维关联规则处理各属性之间的关系。

（二）可视化分析

大数据可视化分析是指在大数据自动分析挖掘方法的同时，利用支持信息可视化的用户界面以及支持分析过程的人机交互方式与技术，有效融合计算机的计算能力和人的认知能力，以获得对于大规模复杂数据集的洞察力。数据可视化无论对于普通用户还是数据分析专家，都是最基本的功能。数据图像化可以让数据自己说话，让用户直观地感受到分析结果。

1. 信息可视化　信息可视化是一门研究非空间数据的视觉呈现方法和技术的学科，它与计算机图形学、心理学、统计学、视觉设计、人机交互、数据挖掘、机器学习等内容有着密切联系。学者 Card 等人对信息可视化的定义为：对抽象数据使用计算机支持的、交互的、可视化的表示形式以增强认知能力。与传统计算机图形学以及科学可视化研究不同，信息可视化的研究重点更加侧重于通过可视化图形呈现数据中隐含的信息和规律，将抽象的数据转换为视觉符号。所研究的创新性可视化表征旨在建立符合人的认知规律的心理映像，帮助人们更好地理解信息和进行思考。经过几十年的发展，信息可视化已经成为人们分析复杂问题的强有力工具。

2. 人机交互　人机交互是可视化研究中的重要部分，它是人与系统之间通过某种对话语言，在一定的交互方式和技术支持下进行信息交换的过程。其中的系统可以是各类机器，也可以是计算机和软件。用户界面或人机界面指的是人机交互所依托的介质和对话接口，通常包含硬件和软件系统。信息可视化的概念最早是在美国计算机协会（Association for Computing Machinery，ACM）"用户界面软件与技术"会议中提出，其本质是一种交互式的图形用户界面范型。人机交互的发展，一方面强调研究智能化的用户界面，将计算机系统变成一个有思想、有个性、有观点的智能机器人；另一方面强调充分利用计算机系统和人各自的优势，弥补彼此的不足，共同协作来分析和解决问题。具体而言，主要研究方向包括符合认知科学的用户界面范型、交互方式以及相应的交互技术等，例如，多通道用户界面及自然交互技术、可触摸用户界面及手势交互技术、智能自适应用户界面及情境感知技术等。

3. 可视分析　可视分析是信息可视化、人机交互、认知科学、数据挖掘、信息论、决策理论等研究领域交叉融合所产生的新兴研究方向。可视分析允许人们从海量的、动态的、不确定的数据中检测预期信息和探索未知的内容，提供有效的评估手段进行快速的、经得起检验的和利于理解的评估。Thomas 和 Cook 认为可视分析是一种通过交互式可视化界面来辅助用户对大规模复杂数据集进行分析推理的科学与技术。可视分析的运行过程可看作是数据—知识—数据的循环过程,中间经过两条主线:可视化技术和自动化分析模型。从数据中洞悉知识的过程主要依赖两条主线的互动与协作。自 2006 年起,可视化领域国际顶级会议电气电子工程师学会(Institute of Electrical and Electronics Engineers,IEEE)VisWeek 每年举办"可视分析科学与技术"会议,可视分析成为一个独立的研究分支。可视分析概念提出时拟定的目标之一是面向大规模的、动态的、模糊的,或者常常不一致的数据集来进行分析,因此可视分析的研究重点与大数据分析的需求是一致的。

(三)预测性分析

预测性分析以统计学为基础,属于监督学习的子领域,是用户通过概率评估来尝试对数据元素进行建模并预测未来结果的工具。预测性分析可以让用户根据图像化分析和数据挖掘的结果做出前瞻性判断。

预测性分析使用一种概率模型,该模型基于与商品购买、价格变化等可能事件相关的历史数据及其他变量进行分析预测。当该模型收到信息时,会触发组织做出反应。触发因素可以是一个事件,比如一位客户将产品添加至网上购物车;可以是数据流中的一类数据,如新闻推送或使用传感器数据;也可以是忽然增加的服务请求。触发因素还可以是外部的,如关于公司的新闻报道可以作为股票价格变化的预测指标。预测股票走势应该进行新闻监测,以及判断公司的哪些新闻对股票价格产生有利或不利影响。

通常,事件的触发往往是大量的实时数据不断累积的结果,如突然增加的高频交易、服务请求、环境波动。监测一个数据事件流,主要包括在模型中不断增加数据输入,直至达到激活触发的阈值为止的整个过程。

预测模型在提出预测假设到预测事件之间的时间通常非常短(以秒计算或者更短的时间)。投资实时性的低延迟的技术解决方案,如内存数据库、高速网络,甚至物理上接近数据源,均可以优化组织对预测做出反应的能力。

时间序列预测是最为常见的预测性分析方法之一。通常将统计指标的数值按时间顺序排列所形成的数列,称为时间序列。时间序列预测法是一种历史引申预测法,即将时间数列所反映的事件发展过程进行引申外推,预测发展趋势的一种方法。时间序列分析是动态数据处理的统计方法,主要基于数理统计与随机过程方法,用于研究随机数列所服从的统计学规律,常用于企业经营、气象预报、市场预测、污染源监控、地震预测、农林病虫灾害预报、天文学等方面。时间序列预测及其分析是将系统观测所得的实时数据,通过参数估计与曲线拟合来建立合理的数学模型的方法,包含谱分析与自相关分析在内的一系列统计分析理论,涉及时间序列模型的建立、推断、最优预测、非线性控制等原理。时间序列预测法可用于短期、中期和长期预测,依据所采用的分析方法,又可以分为简单时序平均数法、移动平均法、季节性预测法、趋势预测法、指数平滑法等方法。

第三节 大数据治理

一、大数据治理的内涵及意义

大数据时代的到来为各行各业带来的不仅是技术和设施的需求,更重要的是带来了基于数据资产进行业务创新、管理创新和服务创新的契机。在大数据环境与传统 IT 环境相互融合的大趋势下,数据治理的体系方法和标准都将发生深刻的变化,大数据治理已经成为数据治理未来发展的新趋势、新方向和新阶段。"数据即服务"的理念在大数据治理的研究和实践过程中将得到进一步强化和深化,数据将作为一种服务而存在。

大数据治理是指充分运用大数据、云计算、人工智能等先进技术,实现治理手段的智能化。大数据治理通过协调多个职能部门的目标来制定与大数据优化、隐私和货币化相关的政策。其中,货币化是将数据资产(如大数据)出售给第三方或通过使用数据资产来开发新服务从而产生经济效益的过程。除非从外部购买,否则传统的会计准则不允许企业将数据作为一种金融资产列入资产负债表。然而,目前越来越多的企业正摒弃这种保守的会计处理方式,把大数据视为有财务价值的宝贵资产,把大数据治理视为推动大数据服务创新和价值创造的新动力。

数据治理是大数据治理基础,大数据治理是数据治理发展的一个新阶段。大数据本质上也是数据,是数据存在和发展的一个新阶段,所以大数据治理本质上也是数据治理。但是,数据治理和大数据治理的关注点不同。前者提供数据管理和应用框架、策略及方法,目的是保证数据的准确性、一致性和可访问性;后者强调发挥数据的应用价值,通过优化数据的架构、提升数据质量、保障数据安全等方式,推动数据的服务创新和价值创造。

大数据治理已经引起业界的广泛关注。有效的大数据治理能够促进大数据服务创新和价值创造。大数据的核心价值在于能够持续不断地开发出创新的大数据服务,进而创造商业及社会价值。大数据治理能够通过优化和提升大数据的架构、质量、标准、安全等技术指标,显著推动大数据的服务创新,从而创造出更多更广泛的价值。因此,促进大数据的服务创新和价值创造是大数据治理最重要的作用,是大数据治理与数据治理最显著的区别,也是大数据治理的最终目标。

有效的大数据治理能够产生高质量的数据,增强数据可信度。大数据治理要求建立大数据相关的规则、标准和过程以满足组织的业务职能,大数据治理活动必须在遵循相应规则、标准和过程的基础上加以严格执行。

有效的大数据治理有助于提高合规监管和安全控制,并降低风险。合规监管和安全控制是大数据治理的核心领域,关系到隐私保护、存取管理、安全控制,以及规范、标准或内部规定的遵守和执行。如今组织为了开展业务,通常会在一些关键领域搜集、分析和使用各种有关用户、产品、业务环境等方面的信息,但是许多组织由于缺乏正确的大数据治理策略,不能正确使用数据,而导致在使用过程中丢失隐私数据或违反法律规范。因此,大数据治理必须坚持以下三个原则:第一,大数据治理必须在业务的法律框架内进行;第二,大数据治理政策和规则的制定应与政府和行业相关标准相一致;第三,在主要业务和跨业务职能间应用一致的数据标准,为合规监管创造一个统一的处理和分析环境。大数据治理工作需要整个组织的合作,通过有效的治理可以显著降低因不遵守法规、规范和标准所带来的安全风险。

多年来,国家相关部门经过不懈努力,逐步明确了大数据治理的发展方向、重点领域、推进思路、组织体系、工作机制和保障措施,为大数据治理健康发展提供了强有力的制度保障,使我国大数据治理发展环境和领域生态得到持续改善。随着国家治理体系和治理能力现代化的推进,依法依规进行大数据治理备受关注。2015 年《国务院关于积极推进"互联网 +"行动的指导意见》把大数据治理与行业发展深度融合;2015 年《促进大数据发展行动纲要》提出大数据治理模式、机制、体系和生态;2017 年《"十三五"国家政务信息化工程建设规划》在大数据治理框架下提出数据共享、社会开放等新命题;2021 年《中华人民共和国数据安全法》《中华人民共和国个人信息保护法》的施行,以及各省市发布的大数据发展促进条例等均为大数据治理提供了强有力的法律保障。

二、大数据治理的框架

科学的大数据治理框架有助于提升组织的大数据管理和决策水平。大数据治理的策略、过程、组织结构、职责分工等组件构建起大数据治理框架。它可以帮助组织在大数据治理业务规范内更有效地管理大数据。例如,为分散于各业务部门的数据提供一致的定义、建立大数据管理制度,以及监管大数据质量等。它也有助于协调不同业务部门的目标和利益,并跨越产品和业务部门,提供更为广泛,深入和可信的数据,从而产生与业务目标相一致,更有洞察力、前瞻性和更为高效的决策。

(一)大数据治理框架概述

大数据治理框架从全局视角描述大数据治理的主要内容,从原则、范围、实施与评估三个维度展现大数据治理的全貌。

原则维度给出大数据治理工作所遵循的、首要的、基本的指导性法则,即战略一致、风险可控、运营合规和绩效提升。

范围维度描述大数据治理的关键领域,即大数据治理决策层应该在哪些关键领域内做出决策。此维度共包含七个关键域:战略、组织、大数据质量、大数据安全隐私与合规、大数据服务创新、大数据生命周期和大数据架构。这七个关键域是大数据治理的主要决策领域。

实施与评估维度描述大数据治理实施和评估过程中需要重点关注的关键内容。此维度共包含四个部分:促成因素、实施过程、成熟度评估和审计。

组织可根据原则维度中的四个指导原则,对范围维度中的七个关键域,按照实施与评估维度中的方法论,持续稳步推进大数据治理工作。

(二)大数据治理的原则

大数据治理原则是指大数据治理所遵循的、首要的、基本的指导性法则。大数据治理原则对大数据治理实践起指导作用,只有将原则融入实践过程中,才能实现大数据治理的战略和目标。

1. 战略一致　在大数据治理的过程中,大数据战略应与组织的整体战略保持一致,满足组织持续发展的需要。大数据治理可以使组织深刻理解大数据的重要价值,并根据业务需求持续改进大数据质量,提高大数据利用率,为业务创新和战略决策提供有力的支持,最终实现服务创新和价值创造。为了保证大数据治理的战略一致性,组织领导者应做到以下几点。

(1)制定大数据治理的目标、策略和方针,使大数据治理不仅能把握大数据所面临的机会并应对挑战,也能满足组织的战略目标。

(2)了解大数据治理的整个过程,确保大数据治理达到预期的目标。

(3)评估大数据治理过程,确保大数据治理目标在不断变化的环境下与组织的战略目标保持一致。

2. 风险可控　大数据既是组织的价值来源,也是风险来源。有效的大数据治理有助于避免决策失败和经济损失,有助于降低合规风险。在大数据治理过程中,组织应该有计划地开展风险评估工作,重点关注安全和隐私问题,防止未授权或不恰当地使用数据。

为实现风险可控,在大数据治理过程中组织应做到以下几点。

(1)制定风险相关的策略和政策,将风险控制在可承受范围内。

(2)监控和管理关键风险,降低其对组织的影响。

(3)通过风险管理制度和政策来审查应用大数据所产生的风险。

3. 运营合规　在大数据治理过程中,组织应符合国内外法律法规和行业相关规范。通过运营合规,组织可有效提升自身信誉,增强在不同监管环境下的生存能力和竞争力。为满足运营合规要求,在大数据治理过程中组织应做到以下几点。

(1)建立长效机制来了解大数据相关的监管要求,并制定沟通政策,将合规性要求传达到所有相关人员。

(2)通过评估、审计等方式,对大数据生命周期进行环境、隐私等内容的合规性监控。

(3)将合规性评估融入大数据治理过程中,以保证符合法律法规的要求。

4. 绩效提升　大数据治理需要有相应的资源来支持创建规则、解决冲突、进行大数据保护,从而为战略和业务提供高质量的大数据服务。组织要考虑合理运用有限的资源,满足当前和未来组织对大数据应用的要求。

为实现绩效提升，在大数据治理过程中组织应做到以下几点。

（1）按照业务优先级分配资源，以保证大数据满足组织战略的需要。

（2）实时了解大数据对业务的支持程度，并根据组织发展的要求及时调整资源分配，使大数据应用满足业务的需要。

（3）评估大数据治理的过程和结果，保证大数据治理活动实现组织的绩效目标。

（三）大数据治理的范围

大数据治理范围描述大数据治理的重点关注领域（关键域或范围），即大数据治理决策层应该在哪些关键领域内做出决策。大数据治理范围共包括七个关键域：战略、组织、大数据质量、大数据生命周期、大数据安全隐私与合规、大数据架构和大数据服务创新。

大数据治理范围中的七个关键域既是大数据管理活动的实施领域，也是大数据治理的重点关注领域。大数据治理对这七个关键域内的管理活动进行评估、指导和监督，确保管理活动满足治理的要求。因此，大数据治理与大数据管理拥有相同的范围。

从活动的角度看，大数据治理是对大数据管理进行评估、指导和监督的活动，大数据管理是按照大数据治理设定的方向和目标对大数据资源进行计划、建设、运营和监控的活动。大数据治理指导如何正确履行大数据管理职能，它在更高层次上执行大数据管理政策。大数据治理通过对大数据管理的评估、指导和监督实现两者的协同一致。

大数据治理是评估大数据利益相关者的需求，以达成一致的大数据资源管理目标，通过优先级排序和决策机制来设定大数据管理职能的发展方向，如根据组织的战略需求评估大数据战略；大数据治理通过指导大数据管理的具体计划，按照所分配的职责、资源、合规要求、标准等来推动大数据管理活动，如大数据治理领导层指导和审核大数据架构、标准和安全等；大数据治理根据治理的方向和目标监督大数据资源管理的绩效与合规，如监督大数据的资产变现能力和使用效率，监督其是否符合法律法规要求。

1．战略 在大数据时代，大数据战略在组织战略规划中的比重和重要程度日益增加，大数据为组织战略转型带来机遇的同时也带来很多挑战。在制定大数据战略时，组织必须以大数据的服务创新和价值创造为最终目标，根据业务模式、组织架构、文化、信息化程度等因素进行战略规划。

大数据战略的定义和规划与传统的数据战略存在着一定的差异。大数据战略的治理活动主要包括以下几个方面。

（1）培养大数据的战略思维和价值驱动文化。

（2）评估大数据治理能力，包括业务战略是否考虑了大数据当前和未来的能力要求，从资源技术支持等方面评估是否能够支撑组织成功实现大数据战略转型；评估大数据专家和团队的能力和价值。

（3）指导组织制定大数据战略，确保与组织的整体战略和总体目标相一致。

（4）监督大数据资源管理层和执行层落实大数据战略。大数据治理管理层应监督大数据战略的执行情况，确保配置合适的资源来完成既定的目标和计划，同时监督业务战略中是否考虑了当前和未来大数据发展的趋势和方向，监督大数据战略实施计划是否能满足业务需求。

2．组织 在大数据环境下，战略通过授权、决策权和控制影响组织架构，其中控制是通过组织架构设计来督促员工去完成组织的战略和目标，而授权和决策权则直接影响组织架构的形式。组织应建立明确大数据治理的组织架构，明确相关职责，以落实大数据战略，提高组织的协同性。

大数据治理组织的设立应该因组织情况的不同而不同，主要包括如下治理活动。

（1）根据组织的业务情况，建立大数据组织的职责分配模型，即谁负责、谁批准、咨询谁和通知谁，明确大数据的组织架构、相关职责及角色。

（2）扩展传统数据治理章程的范围，明确大数据治理的相关职责和角色。

（3）扩展传统数据治理委员会的成员角色和职责，将大数据利益相关者和大数据专家纳入进来。

（4）扩展 IT 治理及传统数据治理的角色，增加大数据治理的职责和角色。

3．大数据质量 大数据质量管理是组织变革管理中的一项关键支撑流程。大数据时代，在业务重点发生变化、整体战略进行调整的同时，也对大数据质量的治理能力提出了更高要求。

大数据质量管理是一个持续的动态过程，它为满足业务需求的大数据质量标准制定规格参数，并确保大数据质量能够遵守这些标准。大数据质量管理与传统数据质量管理不同，传统的数据质量管理重在风险控制，主要是根据已定义的数据质量标准进行数据标准化、数据清洗和数据整合；由于数据来源、处理频率、数据多样性、置信度、分析位置、数据清洗时间上存在着诸多差异，所以大数据质量管理更加注重数据清洗后的整合、分析和价值利用。

大数据质量管理包括大数据质量分析、问题跟踪和合规性监控。大数据质量问题跟踪主要是通过自动化与人工相结合的手段，通过业务需求和业务规则识别数据异常，排除无效数据。而大数据质量合规性监控，主要针对已定义的大数据质量规则进行合规性检查和监控，如针对大数据质量服务水平协议的合规性检查和监控。

大数据环境下，组织的大数据质量治理活动主要包括以下几个方面。

（1）指导和评估大数据质量管理的策略，明确大数据质量管理的范围和所需资源，确定大数据质量分析的维度、规则和关键绩效度量指标，为大数据质量分析提供标准和依据。

（2）评估大数据质量服务等级和水平，将大数据质量管理服务纳入业务流程管理中。

（3）评估大数据质量测量指标，包括大数据质量测量分析维度和规则等，对选定的数据进行检查。

（4）监控大数据质量，根据监控结果进行差距分析，找出存在的问题和发生问题的主要原因，提出大数据质量改进方案。

（5）监控大数据质量管理操作流程的合规性和绩效情况。

4．大数据生命周期 大数据生命周期是指大数据从产生、获取、使用到销毁的全过程。大数据生命周期管理是指组织在明确大数据战略的基础上，定义大数据范围，确定大数据采集、存储、整合、呈现与使用、分析与应用、归档与销毁的流程，并根据数据和应用的状况，对该流程进行持续优化。

传统数据的生命周期管理以节省存储成本为出发点，注重的是数据的存储、备份、归档和销毁，重点放在节省成本和保存管理上。在大数据时代，云计算技术的发展显著降低了数据的存储成本，使数据生命周期管理的目标发生了变化。大数据生命周期管理重点关注在成本可控的情况下，如何有效管理并使用大数据，从而创造更多的价值。

大数据生命周期的治理活动主要有以下几个方面。

（1）指导和评估大数据范围的定义，即根据业务需求、使用规则、类型特征等对大数据范围进行明确定义。

（2）指导和评估大数据生命周期管理，包括大数据生命周期管理的定义、范围、组织架构、职责、权限和角色等。

（3）指导和评估大数据采集的范围、规范和要求，如大数据采集的策略、规范、时效，以及采集过程中的信息安全、隐私与合规要求。

（4）指导和评估大数据的存储、备份、归档和销毁策略，以及大数据聚合与处理的方法。

（5）指导和评估大数据建模、分析、挖掘的策略和规范。

（6）指导和评估大数据的可视化规范，明确可视化的权限、数据展示与发布流程管理，以及数据资产的展示与发布。

（7）监督大数据生命周期管理的合规性和绩效情况。

5．大数据安全隐私与合规　大数据具有的大规模、高速性和多样性特征,将传统数据的安全隐私与合规问题显著放大,导致前所未有的安全隐私与合规性挑战。大数据安全隐私与合规管理是指通过规划、制定和执行大数据安全规范和策略,确保大数据资产在使用过程中具有适当的认证、授权、访问和审计等控制措施。

建立有效的大数据安全策略和流程,确保合适的人员以合适的方式使用和更新数据,限制所有不合规的访问和更新,以满足大数据利益相关者的隐私与合规要求。大数据是否被安全可靠地使用,将直接影响客户、供应商、监管机构等相关各方对组织的信任程度。

大数据时代,数据量不断增长的同时,组织正面临着数据被窃取、滥用的严峻挑战。因此,组织需要采取控制措施,防止客户的个人信息在未经授权的情况下被随意使用,同时还要满足相关合规要求。

6．大数据架构　数据架构是系统和软件架构层面的描述,主要是从系统设计和实现的视角来看数据资源和信息流。数据架构定义了信息系统架构中所涉及的实体对象的数据表示和描述、数据存储、数据分析的方式及过程,以及数据交换机制、数据接口等内容。

大数据架构是组织视角下,大数据相关的基础设施、存储、计算、管理、应用等分层和组件化描述,为业务需求分析、系统功能设计、技术框架研发、服务模式创新及价值实现的过程提供指导。

7．大数据服务创新　大数据的核心价值就在于能够持续不断地开发出以"决策预测"为代表的各种不断创新的大数据服务,进而为企业、机构、政府和国家创造商业和社会价值。现有的大数据服务通常可分为以下几类:大数据技术服务、大数据信息服务、大数据方案服务、大数据集成服务、大数据安全服务、大数据培训服务和大数据咨询服务。

大数据治理能够通过优化大数据的架构、提升质量和安全,显著推动大数据的服务创新和价值创造。因此,促进大数据服务创新是大数据治理的最重要作用,是大数据治理与数据治理的最显著区别,也是大数据治理的最终目标。

三、大数据质量评价

（一）评价模型

成熟度模型帮助组织了解大数据治理的现状和水平,识别大数据治理的改进路径。组织沿着指定的改进路径可以促进大数据治理向高成熟度转变,改进路径包括五个阶段。

1．初始阶段　为大数据质量和大数据整合定义了部分规则和策略,但仍存在大量冗余和劣质数据,容易造成决策错误,进而丧失市场机会。

2．提升阶段　组织开始进行大数据治理,但治理过程中存在很多不一致的、错误的、不可信的数据,而且大数据治理的实践经验只在部门内得到积累。

3．优化阶段　从第二阶段向第三阶段转换是个转折点,组织开始认识和理解大数据治理的价值,从全局角度推进大数据治理的进程,并建立起自己的大数据治理文化。

4．成熟阶段　组织建立了明确的大数据治理战略和架构,制定了统一的大数据标准。大数据治理意识得到显著提升,员工开始接受"大数据是组织重要资产"的观点。在这个阶段,识别和理解当前的运营状态是重要的开始,组织开始系统地推进大数据治理相关工作,并运用大数据治理成熟度模型来帮助提高大数据治理的成熟度。

5．改进阶段　通过推行统一的大数据标准,将组织内的流程、职责、技术和文化逐步融合在一起,建立起自适应的改进过程,利用大数据治理的驱动因素,改进大数据治理的运行机制,并与组织的战略目标保持一致。

（二）评价内容

大数据质量评价内容主要集中在以下几个方面。

1. 大数据隐私　大数据包含了各种类型的隐私信息，它为组织带来机遇的同时，造成隐私泄露事件时有发生，所以必须对组织的大数据隐私保护状况进行评估，并提出全面系统的改进方案。

2. 大数据的准确性　大数据是由不同系统生成或整合而来的，所以必须制定并遵守标准。因某一特殊目的而采集的大数据很可能与其他大数据集不兼容，这可能会导致误差及一系列的错误结论。

3. 大数据的可获取性　组织需要建立获取大数据的技术手段和管理流程，从而最大限度地获取有价值的数据，为组织的战略决策提供依据。

4. 大数据的归档和保存　组织需要为大数据建立归档流程，提供物理存储空间，并制定相关的管理制度来约束访问权限。

5. 大数据监管　未经授权披露数据会为组织带来极大的影响，所以组织需要监管大数据的整个生命周期。

6. 可持续的大数据战略　大数据质量评价不是一蹴而就的，需要经过长期的实践积累。因此，组织需要建立长期、可持续的战略，从组织和战略层面上保障连贯性。

（三）评价方法

1. 定义评价范围　在评价启动前，需要定义评价的范围。组织可从某一特定部门来启动大数据质量评价。

2. 定义时间范围　制订合理的时间表是大数据质量评价的重要任务，时间太短不能达成预期的目标，太长又会因为没有具体的成果而失去目标。

3. 定义评估类别　根据组织的大数据治理偏好，可以从大数据治理成熟度模型分类的子集开始分类，这样可降低评价的难度。

4. 定义指标　建立关键绩效指标，在建立指标的过程中需要考虑组织的人员、流程和大数据等相关内容。在监控过程中要定期对监控结果进行测量，然后向管理层汇报。

5. 与利益相关者沟通评价结果　在完成大数据质量评价后，需要将结果向利益相关者汇报，这样可以在组织内对关键问题建立共识，进而与管理者讨论后期计划。

6. 总结大数据质量评价成果　完成评价后，应该对每个评价类别进行状态分析，形成最终的评价总结。

大数据作为一种资源，将成为重要的国家资源和组织的核心生产要素，在政府、组织和机构中发挥着越来越重要的作用。随着数据源不断增多，数据量在不断加大，新需求推动的新技术也不断诞生，大数据应用将不断推进，与数据资源的价值提炼、保值和增值密切相关的大数据治理越来越引起人们的重视，这些都给大数据治理带来了困难和挑战。大数据治理是一项复杂的工程，关乎组织的所有部门和全部流程，贯穿数据的整个生命周期，它需要在国家、行业、企业等多个层面上开展体系化的建设，在数据资产确权、数据管理、数据开放共享、数据隐私保护等诸多方面形成被广泛认可的系统化的解决治理方案。

（袁永旭）

思考题

1. 什么是大数据？如何理解大数据的"5V"特征？
2. 结合所学知识，试述大数据存储技术的发展及趋势。
3. 试述大数据治理的意义及法理依据。
4. 如何理解大数据治理是一项复杂工程？

第十一章　健康医疗大数据概述

随着信息技术的快速进步,大数据已经渗透到人们生活的方方面面,健康医疗大数据也不例外。《"健康中国2030"规划纲要》要求加强健康医疗大数据应用体系建设,推进基于区域人口健康信息平台的健康医疗大数据开放共享、深度挖掘和广泛应用。健康医疗大数据已成为我国重要的基础性战略资源,其应用和发展将推动健康医疗模式的革命性变化,有利于深化医疗卫生体制改革,将对我国经济、社会、科技和人民生活生产等产生重大而深远的影响。本章主要介绍健康医疗大数据的概念、特点、产生和意义,健康医疗服务数据、公共卫生数据等健康医疗大数据资源以及健康医疗大数据的采集、存储、挖掘和可视化等技术。

第一节　健康医疗大数据的内涵

一、健康医疗大数据的概念

对于健康医疗大数据,不同学者从多种角度提出"健康医疗大数据""医疗健康大数据""医疗卫生大数据""医疗大数据"等多种不同表述方式。本书采用2016年国务院办公厅印发的《关于促进和规范健康医疗大数据应用发展的指导意见》中的"健康医疗大数据"来统一指代相近概念。

《"健康中国2030"规划纲要》中提出,要努力实现从"以治病为中心"向"以健康为中心"的转变,从疾病管理向健康管理的转变。因此,有学者指出,健康医疗大数据是指所有与医疗和生命健康相关的,以及患者在受到医疗照护的所有路径产生的数据的集合。与之类似,健康医疗大数据也被认为是随着健康医疗信息化的广泛应用,在医疗服务、健康保健和卫生管理过程中产生的海量数据集。这一类定义是"前大数据"时代资源观视角下的产物。

随着云计算、物联网、移动智能等信息技术在健康医疗活动中的广泛应用,海量来自个体和机构的数据被用于预防、诊断、治疗、康复等医疗卫生服务,大大提升了数据采集、存储、分析和应用等环节的效能,促进了个体和群体健康结果的改善。先进的信息技术将诊疗活动扩展到医疗机构之外,使得预防保健、健康管理与疾病治疗结合得更加紧密,推动了互联网医疗服务模式的形成与发展。在此背景下,医疗健康服务和管理体系有待重构,而信息和数据在其中扮演着极为重要的角色。发挥健康医疗大数据在卫生健康事业发展中的积极作用,为健康医疗服务和管理引入更多更好的信息技术和应用,是完善医疗健康服务和优化管理体系的重中之重。

基于上述分析,本书认为健康医疗大数据(big data in health care)可以从广义和狭义两方面来定义。从广义的数据价值角度来说,健康医疗大数据是以促进人群健康为目标,以服务健康决策为核心,内容上包括与人群健康医疗活动、卫生决策管理、日常环境相关的,和从出生到死亡的个体全生命周期所产生的数据集,并对这些多元、异构、巨量的数据进行采集、存储和深入挖掘,从中发现新知识、创造新价值、提升新能力的健康新产业、服务新模式、发展新业态的总称;从狭义的数据资源角度来说,健康医疗大数据包括所有与健康和生命相关的,如生理、行为、分子、临床、环境暴露、医学影像、疾病管理、药物处方、营养或运动等多方面的数据集合。

二、健康医疗大数据的特点

健康医疗大数据既有大数据典型的"5V"特征,还具有区别于其他行业大数据的医疗领域自身固有特征。

(一)健康医疗大数据的典型特征

1. 数据体量巨大 由于行业特性,健康医疗大数据相对于其他行业大数据而言体量可能更大。例如,一张 CT 图像约 150MB,一个标准病理图片约 5GB;精准医学、全基因组测序技术的兴起,使得个体的基因序列数据量可以达到几十甚至上百 GB;一个基层医疗机构累积的数据量可达 TB 级别;一家三甲医院每年几百万人次的门诊量,如果在未来几年都要管理起来,数据量就要达到 PB 级,这个量级较传统的医疗数据量而言可谓"跨越式增加"。

2. 数据类型多 健康医疗大数据,特别是临床医疗过程中产生的数据,大多是从医学成像、临床检验设备以及医患沟通中采集的,具有多种不同的形式和结构类型。

(1)形式多样性:健康医疗大数据的形式丰富多样。其中,图像数据包括医院中各种影像学检查如 B 超、X 射线、CT、MRI、正电子发射体层成像(positron emission tomography,PET)等影像资料;数值型数据包括生理数据、生化数据、生命体征数据、基因测序结果等;信号数据包括心电图仪、肌电图仪、脑电图仪等产生的信号数据;文本数据包括电子病历、人口学信息、医嘱、药物使用、手术记录、随访记录等数据;音像数据包括心跳声、哭声、咳嗽声、动画、视频等数据。

(2)结构多样性:健康医疗大数据的多态性具体体现在数据结构多样,数据标准化程度低。健康医疗大数据的结构类型较多,包括二维表、文本、可扩展标记语言(XML)、图像数据等多种结构。其中,既包含适合计算机分析的结构化数据,也包括大量自然文本、影像等半结构化或非结构化数据。同一类型数据表达格式差异较大,例如医学影像数据,除目前使用最广泛的医学数字成像和通信标准(DICOM)数据外,还包括了原先的 JPG、BMP 格式数据。在文本型数据中,数据的表达很难标准化,对病例状态的描述存在一定的主观性与随意性,缺乏统一的标准和要求,甚至对临床数据的解释都是使用非结构化的语言。多态性是医疗数据区别于其他领域数据最根本和最显著的特性,由于个体差异大、疾病种类繁多、复合疾病常见、关系复杂,而且随着新的疾病与诊疗手段的出现与变化,医疗数据很难标准化、自动化。这种特性也在一定程度上加大了医疗数据分析的难度,降低了分析的速度。

3. 数据价值高但价值密度低 大数据可发挥其全样本、深入关联、注重相关性等优势,为健康医疗服务人员、科研人员、卫生决策者和社会公众等信息利用者解决以往存在的"信息碎片化""盲人摸象"等问题,提升其洞察和统筹规划的能力。健康医疗大数据将为临床诊疗、药物研发、卫生监测、公众健康、政策制定执行等带来革命性变化,全面提升行业治理能力和水平,创造极大价值。但是,由于大数据价值密度的高低与总量的大小成反比,健康医疗大数据也具有价值密度低的特征,因此,人们不得不从海量的健康医疗大数据中挖掘出潜在有用的比例很小的信息。

4. 数据处理速度快 随着各类数字化检验检查手段、生理参数实时监测方法、高质量成像设备以及 HIS 的应用,临床诊疗过程形成的数据呈爆炸式增长。同时,基于物联网技术的个体生理参数检测设备的大量使用,使得个人健康数据的自动连续监测与采集成为可能。随着记录时间与记录点数的增加,个人的健康数据总量将很快超过其医疗数据总量。因此,要想有效利用快速增长的健康医疗大数据,必须有快速提升的数据处理速度加以支撑,否则,海量数据就会失去其应有的价值。

5. 数据真实性高 和其他行业的大数据一样,健康医疗大数据存在不确定性,这是其真实性的表现。虽然不确定性依靠后期的数据清理是无法修正的,但是数据包含宝贵的信息真实性,并且存在于这些不确定性中。因此,要开发利用好健康医疗大数据,就要保证其数据来源的真实性和可靠性。

（二）健康医疗大数据的自身固有特征

1. 隐私性　在医疗数据挖掘过程中，不可避免地会涉及患者隐私信息的处理，一旦出现隐私信息的泄露，可能对患者造成严重的不良影响。因此，需要特别关注数据安全与隐私保护，必须尊重和保护患者隐私权。健康大数据分析中涉及的隐私内容主要包括：个人基本信息、地址和联系方式、疾病和健康等敏感信息以及经分析后所得的私人信息。在医疗服务和移动健康体系中，将医疗数据和移动健康监测甚至一些网络行为、社交信息整合到一起的时候，医疗数据的隐私泄露带来的危害将更加严重。因此，在开展健康医疗大数据科研工作之前需要进行必要的"脱敏脱密"和"去标识化"处理。

2. 不完整性　由于认知、数据采集和处理等原因，导致很多健康医疗数据往往是不完整的。首先，受到人类对很多疾病发生机制、发展规律认识的局限性的影响，所采集的数据一般无法保证准确完整地反映出一种疾病的全貌。其次，影响个体的健康医疗数据涉及的医疗数据搜集和处理过程存在脱节，医疗数据库对疾病信息的反映有限；同时，在临床实践中，由医务人员人工记录的数据（医生诊疗记录、患者症状描述等）会存在一定的偏差与残缺，数据的表达、记录也有主观不确定性。此外，在未实现相关数据互联互通的情况下，治疗中断、转诊转院等也可能导致数据的不完整。随着治疗手段和技术手段的发展，新型的医疗数据被创造出来，数据挖掘对象的维度在不停地增加与更新，特别是随着新兴医疗技术的应用，将不断产生新的数据集合，使得健康医疗大数据一直存在不完整性。

3. 时效性　大多数健康医疗数据具有鲜明的时间性和持续性。首先，医疗卫生行业需要从时间维度管理从出生到死亡整个生命周期的健康医疗大数据，大数据需要覆盖各个时间点上产生的健康评估结果与医疗记录。患者发病、就诊过程在时间上有一个进度，完整的医疗过程往往包括疾病预防、发生、治疗、治愈等，所形成的数据通过时间标签形成关联，而这个时间标签是健康医疗大数据鲜明的特征属性。其次，医学检测的波形信号（如心电图、脑电图、四维胎动图等）和图像信号（如 MRI、CT 等）都有其特有的时间关联性，体现为数据的时效性。例如，在心电信号检测中，短时的心电图无法检出某些阵发性信号，只能通过长期监测的方式监测心脏状态。

4. 集成性　医学诊疗是综合各类临床数据与知识经验分析判断的过程，需要查看健康医疗数据，并对数据进行整合式的展现、管理以及融合式的分析。因此，医疗信息系统建设已经从"以医院管理为中心"向"以患者为中心"转变，越来越多的医疗数据通过统一的集成技术整合到一个平台，通过标准的数据交换和集成，实现医院各个科室之间信息的互联互通，消除信息孤岛，使信息数据实现充分的共享。

三、健康医疗大数据的产生

健康医疗大数据的产生不是简单的数据积累，而是一个在技术进步中应用不断丰富、组织与个人数据能力不断提高、数据治理环境不断优化的过程。这一过程是自然发生，而非刻意追求的结果。健康医疗大数据的产生需要一定的基础，主要来自两个重要方面：一是多年来卫生信息化建设带来的基础数据能力的提升，包括网络和硬件等基础设施建设、不同机构的信息系统应用等；二是新型数字健康技术飞速发展产生的创新应用，带来了更多的场景、数据以及价值挖掘。

（一）健康医疗信息化建设的促进作用

1. 健康医疗机构信息化建设的巨大成效　医院信息化是我国健康医疗机构信息化的关键。我国的医院信息化经历了以财务核算、收费为核心的管理信息化、医疗业务应用、数据挖掘利用等过程，部分有条件的医院已开始智慧医院建设。从 2011 年卫生部推广"以电子病历为核心的医院信息系统建设"开始，医院信息系统的 IT 技术架构和应用模式变得日趋复杂，诊疗活动的各环节产生大量数据，并被记录和规范化处理。尤其是临床数据中心的出现，让以往分散在各个子系统的数据得到集成，为质控、科研、管理甚至院外的延伸服务提供数据支撑。《国务院办公厅关于推动公立医院高质量发展的意见》在引领公立医院高质量发展新趋势中指出："强化信息化支撑作用。推动云计算、大数据、物联网、区块链、第五代移动通信技术（5G）等新一代信息技术与医疗服务深度融合。推进电子病历、智慧服务、智慧管理'三位一体'的智慧医院建设和医院信息标准化建设。"

我国基层医疗卫生机构的信息化能力普遍落后于医院，大部分地区多采取政府购买服务、统一部署基层医疗卫生信息系统的做法。截至 2017 年底，全国 83% 的市县建立了基层卫生数据中心和机房，79% 的社区卫生服务中心（站）及乡镇卫生院、44% 的村卫生室安装了基层医疗卫生信息系统，支撑基本医疗、基本公共卫生服务、电子健康档案建立与管理等日常业务，特别是一些偏远贫困地区实现了从无到有的跨越式发展。2019 年，国家卫生健康委、国家中医药管理局联合制定了《全国基层医疗卫生机构信息化建设标准与规范（试行）》，明确了基层医疗卫生机构信息化建设的基本内容和要求。

2. 公共卫生信息化实现全覆盖　我国公共卫生信息化建设主要是在 2003 年严重急性呼吸综合征（SARS）疫情之后，目前已建成"纵向到底、横向到边"的五级网络和三级平台，网络连接国家、省、市、县、乡的五级卫生行政部门和健康医疗机构，平台覆盖国家、省和市三级；完成了国家公共卫生信息系统基础网络、传染病与突发公共卫生事件网络直报系统建设，覆盖全国 100% 县级以上疾病预防控制机构、98% 县级以上医疗机构、94% 基层医疗卫生机构。这些公共卫生信息网络和平台在新冠疫情防控中发挥了非常关键的作用。

2009 年，卫生部卫生监督中心启动实施国家级卫生监督信息系统建设项目，以卫生健康执法监督信息报告系统为核心，以卫生健康执法监督业务系统全面应用为目标，建成了公共卫生领域除传染病报告系统外的第二大信息系统。

2009 年以来，在新医改背景下，我国卫生信息化整体规划核心发生改变，逐渐由疾病预防控制转向以信息化为重点的全民健康保障，信息服务对象得到进一步拓展和整合，初步形成基础、应用和保障一体的公共卫生疾病预防控制信息化综合服务体系，包括 1 个国家级疾病预防控制数据中心、2 个应用平台、3 个信息门户和 4 个业务系统。电子病历和电子健康档案的推广应用使公共卫生信息化规划进一步"落地生根"。

3. 多个政务信息平台应用日趋成熟　自 2009 年国家基本药物制度实施以来，各地积极建设基本药物集中招标采购平台，面向基层医疗卫生机构、药品生产和经营企业，提供药品采购、配送、结算服务。目前，国家和省级药品招标采购信息平台已全部联通运行，编制了 17 万条药品编码和 30 万余条耗材编码，便于开展业务监管和统计分析。

因统筹层次低、政策分散、管理不统一等因素，我国长期没有统一的医保管理平台。2015 年国家开始推广医保异地结算工作，推进医保政策和标准的互认，各地陆续进入到国家异地就医结算系统中，实现联网运行，系统覆盖所有参保人员。2018 年国家医保局成立后，开始建立统一的全国医保系统，有望逐步统一全国医保电子凭证，并提供第三方支付平台接口。

2016 年，国家食品药品监督管理总局完善了国家药品不良事件聚集性信号预警平台，通过定期对国家药品不良反应监测数据库进行扫描，自动预警药品不良事件聚集性信号，实现了预警信号共享和联动处置，确保及时识别和控制风险，切实维护公众用药安全。

4. 区域卫生健康信息平台逐步实现互联互通　区域卫生信息平台是政府促进健康医疗数据共享利用的重要工具，可以汇集各级各类卫生信息系统和政务平台的数据。平台数据采集包括医疗、公共卫生、中医和计划生育等方面的数据，并与民政、公安、社保、工商等部门实现跨部门数据共享。我国正在开展的全民健康保障信息化工程，其目标是建设国家 - 省 - 市 - 县四级平台。到 2018 年已建成 30 个省（自治区、直辖市）级区域卫生信息平台，市级和县级卫生信息平台建设率分别为 66.2% 和 48.2%。根据国家卫生健康委员会统计信息中心的数据，在 2020 年新冠疫情防控期间,基于这一工程建设,快速上线确诊疑似、核酸抗体等 6 个数据接口服务,每日调用量超过 2 亿次,授权各地调用量达 570 亿次,在全国疫情分区分级精准防控和复工复产中发挥了重要作用。

(二)新型信息数字技术的飞速发展

1. 互联网 + 医疗健康提供更多的需求和场景　互联网医疗在我国经历了飞速发展的过程:2013 到 2016 年期间,比较有代表性的是侧重于挂号、轻问诊等的移动医疗和医药电商;之后,互联网医疗开始介入到对健康医疗领域的全面赋能当中。2018 年,国务院出台了《关于促进"互联网 + 医疗健康"发展的意见》,国家卫生健康委员会、国家中医药管理局组织制定了《互联网诊疗管理办法(试行)》《互联网医院管理办法(试行)》《远程医疗服务管理规范(试行)》,促进互联网 + 健康医疗规范有序发展。目前,互联网医疗的应用生态已经非常广泛,从看病就医、健康管理、网上购药、医保支付到公共卫生管理、疫情防控,"互联网 +"的技术支持已全方位介入到健康医疗活动中,极大拓展了以往线下诊疗触及不到的环节,带来更多应用场景,产生大量活动数据。健康医疗的需求、场景、应用与数据,构成了正反馈循环。

2. 物联网、5G 技术的应用产生更多健康医疗数据　万物互联是网络技术发展的主要方向之一。相比于人对数据的主动测量,设备、机器、传感器可以做到不间断地客观记录,极大扩展了数据采集的范围、维度,细化了数据粒度,提高了数据质量,而这在健康医疗领域尤其重要。物联网技术为健康医疗数据测量提供了更多的可能性,如人的运动轨迹、行为数据、体征信息,设备、药品、耗材的流向等。5G 技术高速传输、大规模设备接入、低网络延迟等相关优势,实现了更好的网络传输能力。上述尖端技术从源头上革新了健康医疗大数据的采集和处理方式,也为健康医疗智能化的发展赋予了更多可能性。

3. 医学人工智能的进步实现更多数据价值的挖掘　当前世界主要发达国家,均已把发展人工智能作为提升国家竞争力、维护国家安全的重大战略。近年来,我国政府也高度重视人工智能的技术进步与产业发展。国务院发布的《新一代人工智能发展规划》提出:到 2030 年,使中国成为世界主要人工智能创新中心。在这一规划中,健康医疗领域是重要的技术应用领域之一。得益于算法、算力的进步和数据的累积,新一代人工智能正不断拓宽其可应用的细分领域范围。人工智能在辅助诊断、药物研发、健康管理、个性化治疗、临床决策支持方面应用广泛,满足更加高效、精准的健康医疗需求。同时,我国医学人工智能的有效应用还需要产业上游提供高质量、规范化的数据集。一方面,医学人工智能需要大数据支持;另一方面,它又能深挖数据价值提供更好的健康医疗服务。

四、健康医疗大数据的意义

健康医疗大数据是国家重要的基础性战略资源之一,其应用发展将推动健康医疗模式的革命性变化,有利于激发深化医药卫生体制改革的动力和活动,有利于扩大医疗资源供给、降低医疗成本、提升医疗服务效率和质量,有利于培育新的业态和经济增长点,将对我国经济、社会、科技和人民生活生产等产生重大而深远的影响,具有巨大发展潜力、商业机会和创业空间。运用大数据加强医疗卫生领域"供给侧"改革,与医疗技术、产品、服务和群众健康需求更好地对接,将大大促进健康产业发展,释放健康消费潜力,不断满足群众多层次多样化的健康需求新趋势。

(一)健康医疗大数据对科研的意义

健康医疗大数据为科学研究的进步带来了重大机遇。随着可利用数据的激增,之前在小数据基础上无法完成的事情即将或已经成为可能。继实验科学、理论科学、计算科学之后出现了第四种研究范式,即数据密集型科学,这成为健康医疗大数据时代下崭新的科研模式。目前,许多国内高校均成立了健康医疗大数据国家研究院,旨在加强健康医疗大数据相关法规和标准体系建设，加强信息安全、互联网健康服务监管及服务等政策研究，开展健康大数据领域应用基础研究和核心技术攻关。

健康医疗大数据在科研方面体现出了巨大的应用价值，尤其是在药物研发、临床试验设计和分析等方面。在药物研发方面，基于大数据进行预测建模，能够降低药企的研发成本，暂缓或停止研究次优的药物；能够将药物更快推向市场，生产更有针对性的、有更高潜在市场回报和治疗成功率的药物。在临床试验设计和分析方面，基于大数据技术，可以提高临床试验设计水平和患者招募效率；可以对临床试验数据和患者记录进行深入分析，实现对药物的重新定位，并实时或者近乎实时地收集药物不良反应报告。

（二）健康医疗大数据对临床诊疗的意义

临床决策关系到医疗服务质量，但是医务人员的病例知识和临床经验的局限性很大程度上制约了临床决策的准确性。在健康医疗大数据分析支持下，系统能够提供更多的临床病例分析和治疗路径，能够深入挖掘用药情况、药品不良反应、疾病并发症、治疗疗效之间的关系，并将其与医疗费用和治疗结果等因素进行综合考虑，进而实现临床路径优化，有利于为医务人员进行临床决策提供可靠依据；同时，在一定程度上实现了临床智能决策，减轻了医生的工作强度，临床决策的时间被大大节省。过去，医生诊断主要靠知识和经验，现在医生可将电子病历、电子处方、新兴的健康应用以及公共卫生报告整合成可供使用的数据，以精准查找致病因素，提出科学治疗方案，促进个性化精准化治疗。

此外，对整个医疗服务过程的数据化，有利于创造可视化的流程图和仪表盘。医疗服务管理人员可通过对不同环节的大数据分析，精确了解各环节的进行情况，便于发现问题和进行流程改进。例如，通过不同科室的门诊挂号数据，可以发现病种和患者群体的变化；通过医生处方数据，可以发现医生的用药习惯及用药失误，从而及时推送提醒通知及改进办法。

（三）健康医疗大数据对居民的意义

健康医疗大数据对于居民主要有两方面的重要意义。首先，有利于开展院外病情跟踪，使主动健康管理和预防性治疗更具可行性。通过对机器和传感器数据（如呼叫记录、智能仪表、可穿戴设备传感器数据等）、社交数据（患者出院后的生活习惯、活动范围、行为记录反馈数据等）的监测和分析，可以对患有慢性病的人群进行长期、实时监控，从而有利于预防疾病复发，方便未来选择药物和确立日常治疗方案。其次，可以让居民享有便捷高效的优质服务。一方面，通过对居民就医行为和习惯的大数据分析，优化诊疗服务流程，使居民看病更方便；另一方面，借助大数据手段，可以对居民健康危险因素进行分析，开展居民健康管理服务，提供个性化健康保健指导。

（四）健康医疗大数据对公共卫生和医疗改革的意义

从公共卫生的角度来看，首先，健康大数据可以帮助人们更好地预测、预防疾病，减少重大疾病发生，减轻医疗经济负担。例如，利用大数据技术，对药品销售情况、患者咨询电话数量和内容、网络关键词的点击量或搜索次数等数据进行分析，使人群疾病的预测成为可能。其次，健康医疗大数据技术的广泛应用，使政府和相关部门在快速应急反应和控制传染病流行方面的应对和处置能力大幅提升。我国的传染病和突发公共卫生事件网络直报系统已经覆盖所有县级及以上机构，能够基于相关的医疗大数据进行全面的疫情监测，并能预测疾病的传播途径、时间等，便于及时采取有力措施控制疫情，降低传染病感染风险。这在新冠疫情防控中表现得尤为突出。

从医疗改革的角度来看，首先，解决医改相关问题的方法和路径深深埋藏在分散于各个地区、部门的纷繁复杂的健康医疗大数据之中，通过大数据分析能为政府政策的制定、完善提供科学依据。其次，健康医疗大数据的应用促进了分级诊疗、异地结算、远程医疗，有助于健全公共卫生、医疗、药品、耗材等方面的构成及变化趋势的监测机制，促进医疗、医保、医药联动，增强全面深化医改的系统性、整体性和联动性。

第二节　健康医疗大数据资源

一、健康医疗服务数据

健康医疗服务数据是指在各级各类医疗卫生机构的诊断、治疗活动中产生的，以电子病历、医学影像、检验检查等为主的医疗服务数据集合，以及电子健康档案等与个人健康相关的数据集合。这类数据来源于各级各类医疗卫生机构，是健康医疗大数据的核心组成部分。

（一）电子病历

电子病历是指医务人员在医疗活动过程中，使用信息系统生成的文字、符号、图表、图形、数字、影像等数字化信息，以及能实现存储、管理、传输和重现的医疗记录，包括门（急）诊病历和住院病历，是临床诊疗过程的全要素记录。电子病历数据主要来源于医疗机构的电子病历系统。

电子病历的互联互通，可以打通医疗信息屏障，有效地进行跨医院、跨地区的数据共享，减少重复检查、诊疗等，为患者节省看病支出，并为跨医院、跨地区治疗提供便利服务，提高医疗机构的诊治效率。

目前电子病历系统共享程度尚不理想，各地电子病历系统不统一、信息标准不一致，无法实现互联互通。要实现全国电子病历互联互通，需要解决标准化、大数据技术、网络安全等诸多方面的问题。2022年2月，国家卫生健康委员会在答复十三届全国人大四次会议《关于推进电子病历数据共享的建议》时表示，正在研究建立全国统一的电子健康档案、电子病历等信息标准体系，并逐步实现互联互通、信息共享和业务协同。

（二）电子健康档案

电子健康档案记录了符合特定标准和规范的居民基本健康信息，包括居民从生到死的生命体征变化以及健康相关的行为与事件。其主要内容包括个人在基层医疗卫生机构的诊疗信息，电子病历的摘要部分以及疾病预防控制、妇幼保健、卫生监督等公共卫生服务记录。其数据主要来源于各类电子健康档案系统。

电子健康档案以居民个人健康为核心，贯穿整个生命过程，涵盖各种健康相关因素。居民利用电子健康档案信息，可以获得个性化、精准化的健康服务。健康档案可以为各基层医疗机构的诊断提供参考依据，为区域卫生规划、卫生决策以及突发公共卫生事件应急管理提供支撑。

健康档案的普及仍然面临一些困难，主要是在区域卫生信息平台尚未有效运行的情况下，不能及时、准确、完整地获取电子健康档案数据。随着云计算、物联网、大数据等技术的发展，部分电子健康档案系统打破了物理空间的限制，实现健康信息共享。截至2021年3月，国家全民健康信息平台基本建成，7 000多家二级以上公立医院接入省统筹区域平台，2 200多家三级医院初步实现院内信息互通共享。

（三）医学影像数据

医学影像数据是通过影像成像设备（如CT、MRI、X射线、超声、医学内镜等）和影像信息化系统产生并存储于PACS内的大规模、高增速、多结构、高精度、高价值的影像数据集合，数据主要来源于PACS。

医学影像数据的存储与共享，一方面为患者跨医院、跨地区就医提供了医学影像数据，实现诊疗过程的协同。另一方面，医学影像数据的共享，为深度学习等人工智能技术提供更为广泛的数据信息，从而不断提高辅助诊断的精确度，更好地为医生临床诊断提供辅助信息。

医学影像数据存储规模较大，占医疗数据规模的90%以上，靠普通的服务器、磁盘阵列是难以支撑其存储规模要求的，需基于云平台实现其大规模数据的存储与共享。2020年12月，国家卫生健康委、国家发展改革委、财政部、人力资源和社会保障部、市场监管总局、国家医保局、国家中医药管理局、中央军委后勤保障部卫生局联合印发《关于进一步规范医疗行为促进合理医疗检查的指导意见》，要求医疗机构通过建立检查资料数据库或"云胶片"等形式，推动检查资料共享。

（四）临床检验数据

临床检验数据主要是运用物理学、化学和生物学等实验方法，对各种标本（血液和其他体液标本、分泌物标本、排泄物标本以及组织标本等）进行定性或定量分析，以获得反映集体功能状态、病理或病因等的数据。其数据主要来源于医疗机构的 LIS，还有部分数据来源于第三方医学检验中心等机构的大量检查检验结果。

与医学影像数据的存储与共享相似，临床检验数据的存储与共享，一方面实现患者跨地区的诊疗过程协同。另一方面，借助于数据挖掘技术，挖掘各疾病病症之间的关联性和因果性，为疾病预防控制和临床诊断提供更多的支持信息。

临床检验数据以结构化数据为主，标准化程度高，实现互联互通的难度并不高。《关于进一步规范医疗行为促进合理医疗检查的指导意见》要求推进检查检验结果互认共享，提高医疗资源利用效率，改善人民群众就医体验。

二、公共卫生数据

公共卫生数据是指在重大疾病尤其是传染病的预防、监控中，对食品、药品、环境卫生的监督管理以及相关的卫生宣传、健康教育、免疫接种等过程中形成的数据集合，主要包括传染病监测数据、突发公共卫生事件监测预警数据以及妇幼健康管理数据。

（一）传染病监测数据

传染病监测是对传染病在人群中的发生、发展、分布规律和变动趋势及有关因素进行连续、系统、准确的收集、整理和分析，通过分析疾病的动态分布和变动趋势，预测未来疾病发生的水平和规模。该数据主要来源于传染病报告系统和传染病实验室监测数据等。

传染病监测及时收集各系统、各实验室监测数据，在此基础上，主要发挥以下几方面作用：①以决策者特定需求为依托，通过整理和分析，形成新的增值信息；②通过数据分析，发现疾病变化的趋势和影响疾病分布的因素，确定疾病流行的薄弱环节；③描述不同疾病的发病水平和人群图像以及城乡居民的死亡谱；④反映重点人群计划免疫状况和血清抗体水平，并对主要预防措施的经济效益和社会效益进行评价。传染病监测数据的及时收集、整理和分析，为控制和消灭传染病的流行、制定防治对策提供了重要依据。

我国传染病自动预警系统主要将传染病报告数据作为预警数据源，但从大数据的监测预警来看，还需结合临床症状、实验室病原数据、互联网疫情关键词、社会和自然疫情数据等多元数据，综合利用大数据才有效。我国现有的传染病监测预警体系在不同层级之间、不同部门之间、不同机构之间、基层一线人员与高层决策者之间不能真正形成信息共享机制，在疫情区域间不能有效联合预警和处置，致使在疫情早期中央机构还未介入之前，很难利用现有资源及时控制疫情的蔓延。需在原有大数据预警和网络直报的基础上，整合现有分散的疾控资源（医院、疾病预防控制中心、药店、卫生院、实验室等），打破原有信息屏障，形成基层实时联动防控与顶层统筹调度防控相结合的传染病双层监测、响应模型。

（二）突发公共卫生事件监测预警数据

突发公共卫生事件监测预警数据是对突发公共事件进行监测、预警以及处置过程中形成的数据集合。事前，通过对突发公共卫生事件数据的监测，及时给出预警，提高处置响应速度，将损失控制在最小；事中，通过对突发公共卫生事件的出处、原因、性质、特征、处置措施、处置效果等数据的收集和分析,利用大数据分析技术实现精细化管控;事后,系统收集与突发公共卫生事件有关的各种数据,对人员伤亡情况、经济损失情况、处置效果等做出总结。

我国突发公共卫生事件监测需要进一步完善相关监测和预警措施,切实做到早发现、早报告、早预警、早处置。提升重大疫情应急响应能力,要建立一套包含组织网络、运行机制、技术手段等内容的应急响应机制,坚持问题导向的多主体、多学科、多系统协同治理架构。

（三）妇幼健康管理数据

妇幼健康管理数据是指涉及孕产妇及儿童健康和疾病状况、保健管理等项目的数据集合。数据主要来源于各级妇幼保健信息系统。

利用大数据技术,提供全程生命体征采集、健康监测、疾病预警和个性化健康干预措施,从而显著提升妇幼健康管理水平。

我国妇幼保健系统存在着系统分立、数据不通等突出问题,需要探索建立跨区域、跨机构、跨系统的妇幼全程健康服务平台,在共享电子病历、电子健康档案、检查检验等系统中针对妇女儿童的数据,形成妇幼保健全程跨域健康医疗大数据中心。

三、生物医药研发数据

生物医药研发数据是指在生物医药研发与管理活动中产生的数据集合。

（一）生物医学研究数据

生物医学研究数据来源于高通量的基因组测序和转录组测序。

生物医学研究数据与电子病历、医学影像、临床检验等数据有效整合,为预测和诊断多种疾病提供了可能性,如针对单一诊断方式难以全面评估肿瘤完整信息的问题,可构建影像、病理、临床信息和基因信息融合分析平台,辅助临床肿瘤诊断,实现精准治疗。

大数据在为医学研究和诊疗带来便利的同时,也为生物医学发展带来了风险和隐患,如患者隐私泄露风险等,这对生物医学研究和诊疗的社会公信产生了冲击。生物医学信息安全和隐私保护应从管理、技术等多方面加以解决,我国于 2021 年 4 月 15 日实施了《中华人民共和国生物安全法》,为维护国家安全,防范和应对生物安全风险,保障人民生命健康,保护生物资源和生态环境,促进生物技术健康发展,推动构建人类命运共同体,实现人与自然和谐共生提供有效的法律保证。

（二）药品研发和管理数据

药品研发与管理数据是指在药品研发企业新药研发、临床试验以及在相关部门药物筛查、基本药物招标采购、药品与疫苗电子监管等医药研发与管理活动中产生的数据集合。该数据主要来源于药品研发企业、药品生产或经营企业、医疗机构和药品监管部门的信息系统。

一款新药从开始研发到临床试验再到投入市场,通常需要 10～15 年,但如果利用大数据、人工智能等技术,将大大缩短药物研发时间。在药物研发的临床试验中,通过大数据可以对患者进行实时观察和跟踪,大大提高患者的依从性。

评价药物有效性和安全性一直是学术界的研究热点。2020 年,国家药品监督管理局发布《真实世界证据支持药物研发与审评的指导原则（试行）》的通告,为工业界和监管部门利用真实世界证据支持药品研发和管理提供了决策支持。

四、互联网和移动终端数据

（一）互联网健康医疗数据

互联网健康医疗数据是指在互联网上存有的大量健康医疗数据,以及大量的存储于专业医疗文献站点的临床诊疗学术资料。其来源主要是以医师评价和挂号为主的在线服务网站和以提供生物医学领域文献信息服务为主的数据库网站等。

利用爬虫技术可从互联网获取健康医疗数据，该方法具有方便快捷、成本低、数据来源广、内容丰富的特点，但存在可靠性低、真实性弱、专业性不强等问题。

（二）移动终端健康医疗数据

移动终端健康医疗数据是指以移动终端为来源和载体的，关于身体特征和医疗健康行为的健康医疗相关数据，如通过智能健康终端获取的健康医疗数据。

可穿戴设备作为移动终端数据采集的主要设备，其在疾病防控、慢性病健康管理、康复治疗以及重点人群监护等方面都发挥着重要作用，数据依靠传感器进行实时传输，可方便用户随身携带，但对数据流处理技术要求较高。

五、医疗相关业务系统数据

医疗相关业务系统数据指来源于政府部门相关业务系统中与健康医疗相关的数据集合。

（一）医疗保险数据

医疗保险数据指在参保登记、保费征缴、待遇给付等医疗保险业务过程中产生的数据集合，主要来源于各级医疗保险信息系统。

利用大数据技术，对医疗保险数据进行分析，可以筛选异常诊疗行为，避免出现骗保等行为；可以对医疗保险数据进行预测，发出预警信息，避免不必要的损失；可以缩短考核间隔时间，实现更为精细化的管控。

（二）全员人口数据

全员人口数据是指与医疗、健康、卫生经济等相关的人口学数据，主要来源于全员人口管理信息系统。

建设全民健康信息平台，实现全员人口数据库与居民电子健康档案、电子病历等数据库互联互通，实现人口出生信息、诊疗信息、健康管理信息等的人口健康信息资源的整合和共享，进而促进业务融合和流程优化，支撑国家人口健康战略决策和精细化管理。

第三节　健康医疗大数据处理技术

一、健康医疗大数据采集技术

采集技术是健康医疗大数据整合、共享与利用的首要条件，利用该技术可快速、准确地获得各种类型的结构化、半结构化以及非结构化的数据资源。健康医疗大数据的种类很多，且不同的数据资源产生方式不同。在健康医疗领域，数据的采集渠道除了信息系统及平台外，还可以是大型医疗设备、健康监测设备、基因测序仪等多种方式。针对不同的数据采集渠道，需采用不同的数据采集方法。

（一）日志采集法

医院中拥有大量的大型医疗设备，如数字 X 光机、MRI、CT、PET、B 超等。这些设备在使用过程中会产生大量的日志数据，其中蕴含了许多有用的信息，在没有制造厂商支持的情况下，搭建和使用一个第三方的日志数据采集系统很有必要。

另外，随着医院大型设备的增多，其维护成本逐年增加，而且设备一旦发生故障，就会给医院的正常运作带来一定的影响，如磁共振成像仪的水冷机组故障会导致氦气压缩机停机，轻则液氦挥发，重则失超，医院损失巨大。利用设备基于日志的智能化实时监测系统，一方面可以降低医院的维护成本，另一方面则帮助医院及时发现设备问题，避免出现宕机等重大故障。

大型医疗设备上通常携带文件传输协议（file transfer protocol，FTP）或安全文件传输协议（SSH file transfer protocol，SFTP）服务，可以以这两种方式访问日志文件，再利用大数据日志采集工具进行采集存储，如 Flume 可方便快速地将日志文件采集到 Hadoop 分布式文件系统（Hadoop distributed file system，HDFS）或分布式非关系型数据库（如 MongoDB）中。

（二）网络数据采集法

网络数据采集技术目前较为主流的方法主要包括网络爬虫技术和应用程序接口（application program interface，API）技术。

在健康医疗的研究领域，经常要在互联网上的海量政策文件中寻找与研究相关的文件，但目前尚没有开放的、规范的卫生政策数据库可以进行检索，这就需要利用网络爬虫技术从互联网上收集相关信息，获得授权服务网站的数据，并进行整理，构建健康医疗政策文本库。如利用 Beautiful Soup 爬虫工具，可方便地获取网页各标签信息，再判断各标签中是否包含主题词，如果包含则对其内容进行整理入库，否则舍弃。

为了建立人群健康风险评估模型，需要快速、准确地获取公共卫生服务系统的医疗数据，并对这些数据进行整理和处理，为研究提供依据。传统的基于 Excel 的数据导入导出方式，因其记录数有上限要求且数据格式要求多等问题，使得数据采集的效率大打折扣，而应用程序接口（API）导入方式采用 JSON 等可扩展格式，突破文件格式对数据量的限制，避免因字符编码方式或数据类型等因素引起的意外错误，降低审计复杂性并提高了数据的安全性。因此，各省市健康信息平台的数据采集，均需利用应用程序接口（API）技术，把患者在各医疗机构产生的医疗数据、体检数据等资源进行集成汇总，形成统一的健康医疗信息互通共享的管理平台。

（三）数据库采集法

医院对部门、医生的考核，在没有数据库采集方法出现之前，多采用手工采集的方式进行，这样的采集方式容易造成考核时间间隔偏长、考核对象偏大的问题，只能以月为单位，对部门进行考核，不能细化到个人等。利用数据库自动采集技术，可以根据不同的管理主题，方便快捷地实现自动化抽取数据，并进行转换和加载的功能。如对医生或部门的考核，往往需要从医院系统中的财务系统、HIS、住院管理系统等抽取相关数据，形成针对人或部门的指标；对设备的考核，需要从医院的财务系统、HIS、PACS 等抽取设备相关数据，形成对于设备的指标。利用自动化的数据库采集技术，可以将考核的时间间隔变短，如以天为单位，可以实现个人、部门各个层级的数据考核，帮助医院实现更加精细化的管理。

对于底层的医疗信息系统（如 HIS、PACS、LIS 等），它们均拥有自己的业务数据库，当需要从多个数据库抽取数据，经加工、处理、转换为有用信息时，就需要利用数据库采集技术工具。Apache Sqoop 是一款开源的数据库采集工具，主要用于在分布式文件系统与传统关系型数据库（MySQL、Oracle、PostgreSQL 等）之间进行数据的传递，可以将一个关系型数据库中的数据导入分布式文件系统中，也可以将分布式文件系统的数据导进到关系型数据库中。

（四）物联网采集法

人口老龄化、医疗资源短缺等问题，对传统医疗造成了巨大的压力。基于物联网的智能化医疗产品在未来会更加针对不同年龄层次和不同身体状况的用户进行个性化需求分析设计，将无创连续监测技术等智能医疗高新技术运用到个人健康设备中，通过传感器收集身体数据，实时监测各项指标，将结果通过设备上传发送到医疗服务中心，让医生能够进行专业的分析治疗。另外物联网技术在用药环节、体内治疗方面也将提供便利，吞下一颗胶囊大小的胃镜机器人，即可无痛、无创、无麻醉地完成胃镜检查，受检者无须插管，也不必担心交叉感染，更没有心理恐惧，给患者提供方便舒适的服务和诊疗。

物联网采集法主要包括病患使用的可穿戴设备、组网并传输数据的节点设备和后端数据处理的终端设备。可穿戴设备上集成传感器模块、蓝牙收发模块，将采集的病患的生理信息通过蓝牙传送到网络节点，网络节点自组网将信息传送至总节点，通过串行外设接口（serial peripheral interface，SPI）传送给终端设备进行处理。

二、健康医疗大数据存储技术

在健康医疗领域每天都产生大量的数据，如影像数据、病理数据、实验检查结果数据、诊疗过程数据等，它们具有数据体量大、数据类型多、数据真实性高、数据处理速度快等显著特征，具有典型的大数据的特征，对这些数据的存储需采用大数据存储技术。

（一）分布式非结构化数据存储系统

健康医疗领域非结构化的文件数量巨大、格式众多，如病历文件、医学影像文件、诊疗视频文件以及基因测序数据等。这些数据由于数量比较庞大，传统的磁盘阵列存储方式很难对以上文件进行历史数据的存储，而这些文件信息对于诊疗和科研均具有重要意义。

医疗影像（如 CT、MRI）多以 DICOM 格式来进行存储，一位患者一次检查将会产生上百兆字节的图像资料，每天医院都要接待近万名患者，可想这样的存储要求，普通的磁盘、硬盘的存储方式是不能承受的。分布式文件系统 HDFS 的设计思想就是解决海量数据存储问题的，它具有高吞吐量，具有一次写入，多次读取的特点，同时还具有极强的分布计算性能，可以结合数据挖掘技术实现图像分析，传统的存储区域网络（storage area network，SAN）结构只能完成对医学影像数据的存取和传送，没有计算能力。2020 年，在新冠疫情暴发期间，将几十万个疑似患者的 CT 影像数据存储在云平台上，利用大数据存储方式方便科学工作者进行科学研究，帮助医院实现了仅用 20s 就可根据 CT 影像进行诊断的功能，大大提高了医疗智能化水平。

电子健康档案是区域内所有居民贯穿整个生命过程、涵盖各种健康因素的健康信息资源，具有数据量大、信息生命周期长的特点。电子健康档案数据还有半结构化特征，既包含病理等结构化数据，也包含影像等非结构化数据，传统的关系型数据库不能完全适应存储健康档案数据的需求，且以往采用的 XML 文件存储方式，又存在不一致、不能检索等问题。MongoDB 作为 NoSQL 数据库的代表，是采用键值对的方式进行存储的，适用于无严格事务性要求的各种数据存储，可进行实时的数据插入、更新、查找等工作，解决了电子健康档案半结构化、数据量庞大的存储问题。

（二）分布式结构化数据存储系统

在健康医疗领域，除了直接以文件形式保存的数据外，还有大量结构化数据。如诊疗过程中产生的挂号、缴费、库存等数据。传统模式是用户通过排队到服务台进行挂号、缴费等操作，由于医院服务台数量有限，在高峰期容易出现"三长一短"的现象，如果采用手机移动端操作，则可以大大缓解排队给用户带来的焦虑，但手机移动端的操作又带来了新的高并发问题。由于每天来医院进行诊疗的人数众多，而挂号、缴费等业务需要实时对相关数据进行删除、插入、更新等操作，这对医院的高并发处理能力提出了较高要求。

Redis 作为重要的缓存数据库在高并发的解决方案中起着重要作用。Redis 将高频访问数据保存在内存中，全程使用 Hash 数据结构，大大提升了数据读取速度。但 Redis 适用于缓存，数据并不能永久保留，可以将 HBase 与 Redis 结合起来，实现数据仓库加缓存数据库的模式，速度和扩展性都得到了兼顾。

（三）分布式其他大数据存储

在健康医疗领域还有其他形态的数据需要进行存储。最常见的就是智能健康监测设备监测到的患者生命体征数据，这类数据是基于时间的时序数据，其最大的特征就是一定带有时间特征维度和与该时间对应的测量数值,并且数据量非常庞大,对于这类数据可以采用 InfluxDB 等分布式时序数据库进行存储。另外,随着医疗领域知识的日益增长,知识图谱能够将零碎的数据连接起来,利用已有的数据去挖掘有价值的潜在关系,从而实现医学知识的整合。知识图谱采用图的数据结构来表达现实世界,这正好符合图数据库的思想,因为图数据库存储的数据格式是节点和边,图数据库比关系型数据库在知识图谱的管理方面更有优势。常用的大数据图数据库有 Neo4j 等。

三、健康医疗大数据挖掘技术

在健康医疗领域,已经积累了大量的医疗服务数据、公共卫生数据、生物医药研发数据等数据资源,这些数据资源蕴含着极高的应用价值。数据挖掘技术则能够帮助健康医疗服务机构从中提取出有价值的信息,来满足健康医疗服务各个环节的需求。

(一)关联规则

在健康医疗服务领域,利用关联规则可以发现疾病之间的关联关系,如利用关联规则可以更好地发现基础性疾病的并发症,帮助医生更好地进行诊疗活动。利用关联规则还可以发现患者与疾病之间的关系,如中医诊断中,利用关联规则发现患者体质与疾病之间的关系,帮助医生更好地进行诊断。在公共卫生领域,利用关联规则可以挖掘传染病与各自然因素、人为因素的关系,为预测传染病流行趋势和制订有效的防治措施提供理论依据。在生物医药研发领域,利用关联规则可以挖掘中药方剂中药之间存在的相互药性作用,从而帮助寻求最优的方剂配伍方案。

(二)聚类分析

在健康医疗服务领域,利用聚类分析可以对疾病的症状群进行分析,如利用聚类分析可以得到胃癌术后化疗患者症状群的分类等,从而帮助医生和护士进行更有针对性的治疗和护理。在公共卫生领域,利用聚类分析,对传染病的发病及流行特点进行分析,探讨不同地区、不同时间、不同气候的流行规律,为各地区制订防控措施提供参考信息和科学依据。在生物医药研发领域,利用聚类分析从生物学途径将功能相似的基因聚类到一组,为实验生物学提供参考信息。

(三)分类分析

在健康医疗服务领域,分类分析主要应用在基于图像的疾病诊断上,利用卷积神经网络的分类方法对图像进行分析,为疾病诊断提供辅助信息;分类分析还可以应用于基于信号的疾病诊断上,如心跳信号等,利用循环神经网络可以对信号的模式进行分类,识别出不同的疾病。在公共卫生领域,利用卷积神经网络的分类方法对新冠肺炎的影像图像进行分类识别,为传染病的诊断提供决策信息。在生物医药研发领域,利用分类分析,可以进行药物的智能筛选,如对新型冠状病毒的多个靶标蛋白进行超大规模药物筛选工作,大大加快了药物研发进程。

(四)时序分析

在健康医疗服务领域,时序分析主要应用在患者生命体征数据的异常监测上,如使用时序分析算法对历史心跳数据进行拟合,生成预测值,将预测值与真实值进行比较,生成残差,当残差抖动较大时,则认为发生了异常并及时报警。在公共卫生领域,利用时序分析对传染病的发展趋势进行分析和预警。在生物医药研发领域,利用时序分析可以进行基因表达的趋势分析,将相同变化特征的基因集中在一种变化趋势中,从而找到实验变化过程中最具有代表性的基因群,揭示生物样本在变化过程中所特有的规律。

四、健康医疗大数据可视化技术

在健康医疗领域,可视化技术可以借助于图形化手段,清晰有效地传达与沟通信息,使用户能够快速地识别模式,让决策者对细节有更深层的了解。

（一）医学影像三维可视化技术

医学影像三维可视化是将各种医疗成像设备获取的二维图像序列，构建成三维几何模型，并在计算机屏幕上"真实"地绘制与显示出来的过程。基于 DICOM 图像的三维重建方法主要有两种：面绘制和体绘制。面绘制主要通过等值面的计算生成等值面曲面，再根据不同的器官采用不同的光照模型，计算生成等值面图像。体绘制将三维空间的离散数据直接转换为最后的立体图像，其中心思想是为每一个体素指定一个不透明度，并考虑每一个体素对光线的透射、发射和反射作用，能够更好地展示三维模型的空间体细节。从图像显示质量来看，体绘制优于面绘制，但从性能和效率上讲，在移动平台上，面绘制更优于体绘制。面绘制具有资源占用少，显示、交互速度快等的优点。

视觉化工具函式库（visualization toolkit，VTK）为开源的、跨平台的三维重建软件库，以开放式图形库（open graphics library，OpenGL）为基础，使用面向对象的方法进行设计，经过多年的不断发展，现在被应用于三维图像处理和计算机图形可视化领域，并不局限于医学影像处理。利用 VTK 的行进立方体（marching cubes，MC）算法可以实现面绘制功能，利用 vtkVolume 模块可以实现体绘制功能。

（二）医学时序数据可视化技术

对患者生命体征的监测数据属于时序数据，该数据除了属性值之外，还要含有时间维度。单纯用数据表的方式去观察数据，很难发现数据的变化趋势、模式特征以及异常情况等，需利用可视化的方式进行展示，但实时性要求较高。

InfluxDB 是开源的、分布式的、高性能的时序型数据库，使用 Go 语言编写，无须外部依赖，适用于时序数据的存储，并在数据库引擎排名（DB-engines ranking）的时序数据库排名中位居第一。该数据库自带 HTTP API 接口，便于通过互联网方式获取各监测设备的数据。

Grafana 是开源的监控仪表系统，可接受 InfluxDB 的时序数据，并将之实时展示出来。Grafana 还支持预警功能，在监视过程中数据若出现异常，可发送警报及时通知用户。另外，Grafana 提供内置的用户控制和身份验证机制，有较好的安全性。

（孙晓杰　张培培）

思考题

1. 健康医疗大数据的广义和狭义的定义分别是什么？
2. 健康医疗大数据的典型特征和独特属性分别是什么？
3. 健康医疗服务数据的来源有哪些？它们共享的意义是什么？目前面临哪些问题？
4. 数据采集技术有哪些？它们各自的适用情形是什么？
5. 为什么健康医疗大数据的发展将对我国经济、社会、科技和人民生活生产等产生重大而深远的影响？

第十二章 健康医疗大数据管理

《"健康中国 2030"规划纲要》明确指出，健康医疗大数据是国家重要的基础性战略资源，国家将积极促进大数据技术与健康医疗服务的深度融合与应用。面向国家战略、经济社会发展和人民生命健康等重大需求，结合物联网、人工智能、区块链、5G 等新一代信息技术，推动大数据与医疗卫生事业融合发展，将对医学发展起到巨大的推动作用，但随之而来的健康医疗大数据的安全问题日益突出。健康医疗大数据的安全关系到国家战略安全、国家生物安全、人民生命安全和公民个人隐私安全，国家卫生健康委员会 2018 年 7 月发布了《国家健康医疗大数据标准、安全和服务管理办法（试行）》，以加强健康医疗大数据管理。本章主要就健康医疗大数据的安全管理、质量控制及使用管理等进行介绍。

第一节 健康医疗大数据的安全管理

一、健康医疗大数据采集的安全管理

（一）采集技术与设备安全

健康医疗大数据采集技术安全主要涉及数据加密技术、数据融合技术和数据溯源技术。采用加密处理技术对用户的敏感数据等隐私信息进行保护，通过将入侵检测、漏洞检测、审计跟踪与大数据技术相结合实现实时安全检测，及时发现健康医疗大数据的隐私安全威胁，避免隐私遭到侵犯。采取安全的数据融合技术去除冗余信息，减少数据传输量，提高数据的采集效率和准确度，确保采集数据的完整性。运用恰当的数据溯源技术，提高健康医疗大数据采集的准确性和完整性。数据采集网络层可以针对数据应用的网络架构与系统入口进行安全防护，例如防火墙和入侵监测等手段。设备层可采用设备安置及物理保护、设备处置与重用安全、存储设备安全要求、服务器安全要求、终端安全管理、接入设备安全要求等防护措施。

（二）采集监管方法与制度

1. 强化采集监管手段 加强与大数据公司等机构合作。一些大数据公司已经拥有成熟的大数据技术，充分利用其先天优势条件，重视大数据、云计算等新一代信息技术在监管方面的开发和运用，积极探索符合健康医疗大数据采集模式的监管方式，由以往的机构监管转变为行为监管、定期监管转变为实时监管，对包括采集行为在内的业务进行动态、全程、全面的监管，保证健康医疗大数据采集行为的合法性。

2. 健全采集监管制度 健康医疗大数据采集安全管理需要有安全、高效、可控的基础网络和各种业务数据库作为保障，各级政府要加大信息化基础设施建设力度，鼓励各类医疗卫生机构构建健康医疗大数据集。根据《国家健康医疗大数据标准、安全和服务管理办法（试行）》的规定，医疗卫生机构应当根据本单位健康医疗大数据管理的需求，明确相应的管理部门和岗位，按照国家授权，实行"统一分级授权、分类应用管理、权责一致"的管理制度，建设相应的健康医疗大数据信息系统作为技术和管理支撑。严格执行国家和行业相关标准和规定，符合业务应用技术标准和管理规范，做到标准统一、术语规范、内容准确，保证服务和管理对象在本单位信息系统中

身份标识唯一、基本数据项一致，所采集的信息应当严格实行信息复核终审程序，做好数据质量管理。

二、健康医疗大数据存储的安全管理

健康医疗大数据具有大数据的基本特征，其存储同样需要具备大数据存储所具有的基本技术架构。

（一）健康医疗大数据存储系统的特点

医院信息主要存储在电子病历（electronic medical record，EMR）、LIS、PACS、RIS、临床决策支持系统（clinical decision support system，CDSS）等系统中，这些医疗信息来源广，并且数据分散存储于不同的服务器中，随着医疗行业与互联网的联系越来越紧密，与医疗相关的数据的增长速度也越来越快，大量的数据给存储带来了挑战。医疗健康大数据除了具有传统大数据的大量性、多样性、快速性，还具有海量性、复杂性、精确性及安全性等特性，但由于医疗信息化建设的历史，也导致了异构性和封闭性。传统存储数据的健康医疗信息系统不能满足对海量数据的存储和分析的需求。因此，健康医疗大数据的存储系统就需具备高容量、高性能、高可靠性、可扩展性、低成本等特点。

1. 高容量性　指健康医疗大数据存储系统能够支持大容量数据存取管理和实现高效低耗的数据资源管理。

2. 高性能　指大数据的应用层能够以最快的响应速度、最高的传输带宽从存储介质中获得相关的海量数据。

3. 高可靠性　指存储平台具备足够的安全防范技术能力对数据进行保护，确保数据的安全，以及当医疗数据的某个节点出现问题时，可以从其他备份节点完全地恢复数据。

4. 可扩展性　指系统具备较好的可扩展性，可增加整体性能和负载能力，以适应应用系统数据量扩大与数据集增加带来的需求。

5. 低成本　指降低存储成本，提高数据管理效率，尽可能减少数据存储和分析上的硬件的消耗。

（二）健康医疗大数据存储数据库的类型

1. 关系型数据库　关系型数据库是指建立在关系模型基础上的数据库。如电子病历系统、临床信息系统、用药管理系统、重症监护治疗病房（intensive care unit，ICU）监护系统等传统信息系统数据库，通过异构数据交换平台，从各业务系统中获取数据并存储。当前的关系型数据库主要有 Oracle、DB2、MySQL、SQL Server、Access 等。

2. 非关系型数据库　NoSQL 数据库是面向非结构化数据的数据库技术，CAP 理论[一致性（consistency）、可用性（availability）和分区容错性（partition tolerance）]是 NoSQL 数据库的基石。NoSQL 数据库按照数据模型分为 3 种。①键值（key-value）存储系统：Dynamo、Redis、MemcacheDB 等；②列族（column-family）存储系统：Big Table、HBAse、HvperTable 等；③文档（document-oriented）存储系统：MongoDB、Cassandra 等。

3. 实时数据库　主要对秒级别以上的实时数据进行处理分析，并提供给业务系统使用。例如为医生在线提供用药重复警示、用药安全警示等智能提醒业务。实时数据存储最好的实施者是内存库，通过将内存作为数据的存储媒介，从而获得优异的缓存度、高速的 CPU 交换效率，解决了传统数据库的外存速度和读取时间无法控制等问题。

4. 列式数据库　是以列相关存储架构进行数据存储的数据库，用于批量数据处理和即时查询。面向列的数据存储架构更适用于联机分析处理海量列式数据库。

（三）健康医疗大数据的存储及安全管理

面对数据爆炸式增长，传统的关系型数据库难以满足海量数据的存储和管理要求，一些新的大数据存储与管理技术应运而生。

1. 健康医疗大数据的存储

（1）直连式存储（direct-attached storage，DAS）：DAS 是指将存储设备通过小型计算机系统接口（small computer system interface，SCSI）或光纤通道直接连接到服务器上，即每一台服务器都带有自己的磁盘磁带机或磁带库。DAS 支持的数据量有限，运行效率不高，但结构简单，对传统系统与设备的兼容性强，存储成本低。DAS 适用于部分医疗卫生机构内的数据资源存储。

（2）存储区域网（storage area network，SAN）：存储区域网是通过专用高速网络将一个或多个网络存储设备和服务器连接起来的专用存储系统。SAN 是一个单独的高速存储系统，独立于内部局域网，不会占用内网带宽，因而不会影响前台应用程序运行速度。和网络接入存储（network-attached storage，NAS）相比，SAN 网络有很好的扩展性、更高的连接速度和处理能力，适用于大规模健康医疗数据资源库的建设、结构化数据以及提取分析频次较高的数据的存储。未来的信息储存将以 SAN 为主。

（3）网络接入存储（network-attached storage，NAS）：网络接入存储是直接通过网络接口与网络相连，主要用于实现不同操作系统平台下的文件共享应用。NAS 系统适用于数据量大但对数据传输效率要求不高的信息网络，可满足单个单位或者多个中心共建的局域网、专用网中的数据存储需求，如区域性健康医疗数据中心、医院院区间数据中心、公共卫生机构数据中心等。有的采用 NAS 和 SAN 相结合的方式，充分发挥两者的优势，从而提升整体的效率并满足综合性的数据需求。

（4）独立磁盘冗余阵列（redundant arrays of independent disks，RAID）：主要包括 RAID 0～RAID 50，最常用的是 RAID 0～RAID 6。RAID 通过在多个磁盘上同时存储和读写数据来大幅提高存储系统的数据吞吐量（throughput）。RAID 技术通过数据校验提高容错功能，这是普通磁盘驱动器所不具备的，并且具有更高的安全性，系统的稳定冗余性。

（5）IP 存储（storage over IP，SoIP）：在 IP 网络中传输块级数据，使得服务器可以通过 IP 网络连接 SCSI 设备，并且像使用本地设备一样，无须关心设备的地址或位置。IP 存储技术，使企业制定和实现"安全数据存储"策略和方案时，有了更多的选择空间，同时也消除了传统 SAN 方案面对的产品兼容性和连接性方面的问题。基于 IP 存储技术的新型 SAN，具有传统 SAN 的高性能和数据共享优势。IP 存储技术主要有存储隧道（storage tunneling）和本地 IP 存储（native storage over IP）两种。①存储隧道：将 IP 协议作为连接两个异地光纤 SAN 的隧道，来解决两个 SAN 环境的互联问题，也被称为黑光纤连接（dark fiber optic links）。最大的优势是可以利用现有的城域网和广域网，但是实现这种技术的成本较高。这种技术与光纤隧道 SAN 相比，只能提供很少的数据传输带宽。②本地 IP 存储：将现有的存储协议直接集成在 IP 协议中，以使存储和网络可以无缝地融合。也可以看成是在传统 SAN 结构上，将 IP 协议替代光纤通道协议，构建结构上与 LAN 隔离，技术上与 LAN 一致的新型 SAN 系统互联网 SCSI［又称基于 IP 的存储区域网（IP-SAN）］。与存储隧道技术相比，本地 IP 存储优势在于成本低，IP-SAN 可以和 IP 网络完全整合，易操作，选择空间广泛。

（6）云存储模式：云存储模式由云计算的概念延伸和发展而来，是指通过集群应用、网格技术或分布式文件系统等功能，将网络中大量的各种不同类型的存储设备通过应用软件集合起来协同工作，共同对外提供数据存储和业务访问功能的模式。云存储的主要优势有：硬件冗余、节能环保、系统升级不会影响存储服务、海量并行扩容、强大的负载均衡功能、统一管理、统一向外提供服务、管理效率高等。

（7）FCSAN＋IP-SAN＋NAS 存储：指光纤存储局域网（fiber channel storage area network，

FCSAN）与 IP-SAN 和 NAS 构成统一存储架构，该存储架构设计可满足医疗大数据存储需求，并且保证数据的安全性、可用性及业务连续性。

（8）分布式数据库系统：包含分布式数据库（distributed database，DDB）和分布式数据库管理系统（distributed database management system，DDBMS）。常见的分布式数据库有 Elasticsearch 数据库、HBase 数据库、Redis 数据库、MongoDB 数据库、MySQL 分布式集群等。

（9）分布式文件系统（distributed file system，DFS）：分布式文件系统是一种通过网络实现文件在多台主机上进行分布式存储的文件系统。分布式文件系统与分布式数据库系统的本质区别在于所存储数据的结构化程度。分布式数据库系统主要存储和管理结构化数据，分布式文件系统主要存储和管理非结构化文件。常见的分布式文件系统有 MooseFS、HDFS（即 Hadoop 分布式文件系统）、Lustre、MogileFS、TFS、FastDFS 等，其中，MooseFS、HDFS、Lustre 适合做通用文件系统，MogileFS、TFS、FastDFS 适合存储小文件和图片。

（10）图数据库：图数据库是以图论为数据基础的数据库，图是由一组顶点和连接顶点的边构成的一种抽象数据模型，图中顶点代表实体或实例，边代表顶点之间的关系，也是图数据库独有的数据抽象概念。图数据库使用图作为数据模型来存储数据，完全不同于键值对簇和文档数据模型，可以高效地存储不同顶点之间的关系。典型的图数据库有 Neo4j、OrientDB、InfoGrid、Infinite Graph、GraphDB 等。其优点是灵活性高，支持复杂的图算法，可用于构建复杂的关系图谱，可以高效地处理实体之间的关系，比较适合于知识图谱、社交网络模式识别、依赖分析、推荐系统以及路径寻找等问题；缺点是复杂性高，只能支持一定的数据规模。

（11）区块链技术：对健康医疗大数据来说，区块链存储技术具有保证数据准确性、保证数据完整性、权限保管更灵活等优点。

2. 健康医疗大数据存储的安全管理

（1）存储技术安全

1）分布式存储技术：数据存储阶段的安全管理是指健康医疗大数据在存储时，这些数据不会被非法访问、窃取等。标准化后的数据采用 Hadoop 分布式架构进行存储，利用分布式存储技术解决健康医疗大数据多态性数据的存储、查询、备份等。在健康医疗大数据存储系统中，并非所有数据都是具有敏感性的，可以根据数据敏感性，对数据进行有选择的加密。仅对敏感数据进行按需加密存储，而免除对不敏感数据的加密，可以减少加密存储对系统造成的损失，对维持系统的高能性有积极的意义。云环境下健康医疗大数据通过采取数据加密技术，能够防止健康医疗数据被窃取、伪造与篡改，最重要的是能够防止隐私被窥探。

2）区块链技术：区块链多私钥权限保管模式可以解决当下通过互联网调取和使用涉及健康医疗相关敏感数据可能出现数据泄露的问题，通过智能合约可以设置对单项信息数据分配多把私钥，并有对应规则来确保对数据的每一次访问，必须获得私钥授权才能进行。区块链确保了个人敏感数据在全网络使用中的规范化和合法化。对健康医疗大数据来说，区块链存储技术具有如下优点：①保证数据准确性。涉及人与人的操作，健康医疗数据都有被篡改、造假及泄露的可能，存储在区块链上的数据有着无法篡改、无法撤销、每一次动作都会被记录的特性，让健康医疗大数据的正确性与唯一性得到保证。②确保数据完整性。在区块链中每个节点都有备份，这使得单点故障不会损害数据完整性。③权限保管更灵活。区块链技术能够做到多私钥的复杂权限保管。私钥的控制权在更多场景下可以分享或者转交他人进行权限保管。

3）统一存储架构设计：在医疗信息化的发展进程中，医院信息系统积累了大量数据，这些数据存储在不同信息系统中，例如医院信息系统、电子病历系统、影像存储与传输系统、实验室信息系统等。这些系统中的医疗数据增长给存储、检索和利用健康医疗大数据带来了挑战。由于存储在不同信息系统中的数据特征不一，结合不同信息系统的数据量和访问特点，对结构化数据、半结构化数据和非结构化数据，设计不同存储方案，并整合到统一的架构中。用统一的存储架构来存储健康医疗大数据,利用分级存储解决方案和虚拟化技术可以提高健康医疗大数据的安全性、可用性以及业务连续性,使健康医疗大数据能满足使用者的需要。

(2)管理机构安全:健康医疗卫生机构应当具备符合国家有关规定要求的数据存储、容灾备份和安全管理条件,加强对健康医疗大数据存储、分析、安全隐私保护等关键技术攻关。按照国家网络安全等级保护制度,依据《中华人民共和国计算机信息系统安全保护条例》《计算机信息网络国际联网安全保护管理办法》等有关规定要求,构建可信的网络安全环境,加强健康医疗大数据相关系统安全保障体系建设,提升关键信息基础设施和重要信息系统的安全防护能力,确保健康医疗大数据关键信息基础设施和核心系统安全可控。健康医疗大数据应当存储在境内安全可信的服务器上,因业务需要确需向境外提供,应当按照相关法律法规及有关要求进行安全评估审核。选择健康医疗大数据服务提供商时,应当确保其符合国家和行业规定及要求,具备履行相关法规制度、落实相关标准、确保数据安全的能力,建立数据安全管理、个人隐私保护、应急响应管理等方面的管理制度。委托有关机构存储健康医疗大数据,委托单位与受托单位共同承担健康医疗大数据的管理和安全责任。受托单位应当严格按照相关法律法规和委托协议做好健康医疗大数据的存储管理工作。医疗卫生机构发生变更时,应当将所管理的健康医疗大数据完整、安全地移交给承接延续其职能的机构或本行政区域内的卫生健康行政部门,不得造成健康医疗大数据的损毁、丢失和泄露。

针对存在潜在安全风险的存储环境,例如 Hadoop 中的数据库、磁盘阵列等,应对大数据中的敏感信息加密存储,确保其保密性,保障数据完整性,做好数据容灾备份。建立从设备到操作系统、从平台应用到数据库、从业务到数据等多角度的容灾备份方案,大数据安全管理员从应急预案、风险监测、实时预警、风险遏制、问题根除、系统恢复、跟踪总结各环节建立落实大数据安全事件应急响应方案,定期开展演练。

三、健康医疗大数据处理的安全管理

健康医疗大数据的来源多样、结构各异、成分不一,因此,健康医疗数据的处理是一个综合而复杂的过程。健康医疗大数据处理遵循 3 个原则:①针对的是全体数据,而非随机数据;②关注的是相关关系,而非因果关系;③处理的是混杂性,而非精确性。

(一)健康医疗大数据的处理流程

健康医疗大数据处理的主要流程包括确定健康医疗大数据来源,开展数据采集、数据清洗与整合、数据分析与挖掘,同步开展数据质量控制和治理,通过健康医疗大数据平台实现互联互通,支撑健康医疗管理决策、医疗科研和公共卫生服务与应用等,如图 12-1 所示。

(二)健康医疗大数据的处理技术

随着医疗信息化的快速发展,医学科研活动的不断推进,医学数据积累丰富,急需展开健康医疗大数据的处理、挖掘与应用工作。根据数据的结构、获取方式、响应性能等特征的不同,医学大数据处理技术可以相应地划分成不同的类别,如表 12-1 所示。

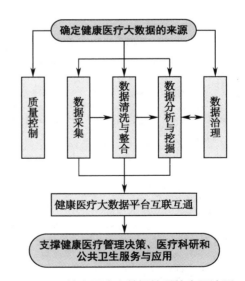

图 12-1　**健康医疗大数据处理的主要流程**

1. 基于并行计算的分布式数据处理技术　大数据处理的核心是分布式存储和并行计算技术。随着人们对计算系统的计算能力和数据处理能力的要求日益提高,不断增长的计算问题规

表 12-1　医学大数据处理技术划分类别

类别	内容
按数据结构划分	根据数据结构特征,大数据处理技术可以分为结构化/半结构化数据处理与非结构化数据处理
按数据获取方式划分	按照数据获取方式,大数据可以分为批处理与流式处理方式
按实时、响应性能划分	从数据处理响应性能角度看,大数据处理可分为实时/准实时处理与离线处理。流式处理通常属于实时计算,批处理和复杂数据挖掘通常属于非实时或线下计算

模和数据量使得传统的串行计算方式"力不从心",并行计算由此应运而生。并行计算(parallel computing)是指同时对多条指令、多个任务或多个数据进行处理的一种计算技术。其主要目的是以并行化的计算方法实现计算速度和计算能力的大幅提升,从而解决传统串行计算难以完成的计算任务。目前,MapReduce 是最具代表性的大数据分布式并行处理框架,其凭借非结构化处理、大规模并行处理和简单易用等优势,在互联网搜索和其他大数据处理分析技术领域取得重大进展,成为当前最主流的技术之一。

2. 分布式流处理技术　一般来讲,我们将大数据的批处理模式和流处理模式看成两种不同的模式。虽然处理对象都是海量数据,但是两者之间仍然有很多不同点。传统的批处理模式更重视数据处理的吞吐量,因此会在处理的时效性上略显不足。在批处理模式中,静态数据的中间结果数据被持久化到外部存储介质上,等待节点处理完毕之后才会发送到下一个节点,这种方法显然会浪费大量的 I/O 时间,从而成为数据处理实时性的瓶颈。流式处理就是指当源源不断的数据流过系统时,系统能够不停地连续计算。在流处理模式中,处理的中间结果在写入缓存后直接发送给下一个节点,使得系统不仅拥有更低的处理延迟,还可以应对更新的动态数据。在不断进行数据输入的同时,持续进行数据处理并且很快产生结果。因此,流处理模式在很多需要实时处理的系统中得以使用。流式计算的主要特点如表 12-2 所示。

表 12-2　流式计算的特点

特点	描述
高实时性	流式数据所产生的实时计算结果反馈往往也需要保证及时性。流式大数据价值的有效时间往往较短
高可扩展性	随着业务不断增大、数据不断增多,需要方便地进行横向扩展
无数据丢失	为了保证无数据丢失,系统需要在数据处理失败后选择另外的路径进行作业的重复提交,即新的调度策略,否则系统可能永远在相同节点中出错
自动容错	用户不关心容错机制,系统自动处理容错,调度并管理资源
数据持久性	为了保证高可用性和无数据丢失,数据的持久性问题是无法回避的,但要保持数据的持久性会影响性能,增加延时,系统必须权衡

3. 内存计算处理技术　内存计算主要是将数据存放在服务器的内存中,以此作为数据处理加速的一个手段,主要适用于数据访问密集型的应用。它不仅仅是简单地把数据驻留内存,还需要对软件体系、计算模型等进行专门的设计。因此,内存计算主要有以下特性:①在硬件方面,拥有大容量内存,可将待处理数据尽量全部存放于内存中,内存可以是单机内存或者分布式内存,且单机内存要足够大;②具有良好的编程模型和编程接口;③主要面向数据密集型应用,数据规模大,处理实时性要求高;④大多支持并行数据处理。

（三）健康医疗大数据的管理安全

1. 构建数据安全云防御体系　数据安全管理体系架构设计理念是一个管理中心支撑下的三重防御。一个管理中心主要对云平台进行管理，包括云中心安全监控、云中心安全审计、虚拟存储安全管理、虚拟节点安全管理等。三重防护分别是安全计算环境防护、安全区域边界防护和安全通信网络防护。

安全计算环境防护主要对虚拟化可信基础设施进行防护，对于计算资源进行节点防护功能聚合，从远程可信验证、可信连接、可信迁移、可信测评 4 个方面聚合。安全区域边界防护即对云边界防护，包括入侵检测、安全审计、内容过滤、恶意代码防范、访问控制、身份认证。安全通信网络防护即对网络防护，包括 VPN、网络加速、流量控制管理、核心设备冗余。安全网络防护包括访问控制和数据加密防护，访问控制是对用户访问网络资源的权限进行严格的认证和控制。如进行用户身份认证，对口令加密、更新和鉴别，设置用户访问目录和文件的权限，控制网络设备配置的权限等。数据加密防护是防护数据安全的重要手段，加密的作用是保障信息被人截获后其含义不能被读懂。

2. 加强数据威胁检测　数据威胁检测技术是云防御主动防御理念中主要的方法。传统防御理念是等到病毒发起攻击时，发现病毒后再进行防御；而主动防御的理念是实时对数据质量进行自动化检测，可以将病毒、木马等攻击程序利用大数据威胁检测技术检测出来，然后解除潜在的威胁。

3. 重视数据本身的安全　数据安全不仅包括数据的静态安全，还包括数据的动态安全。应当建立起对数据全生命周期使用情况的监控、审计、评估机制。根据数据的类型、重要性、敏感度、面临的风险程度等因素的不同，进行数据分级分类，以采取适宜的安全保障措施，建立起完善的安全事件应急响应机制来及时有效地应对数据安全事件。

四、健康医疗大数据分析的安全管理

健康医疗大数据主要来源于临床诊疗数据、公共卫生数据、生物样本数据、基因数据、医学知识库、可穿戴设备数据、互联网和社交媒体等，具有大数据的"5V"特征。大数据算法能随着新数据的进入而不断更新迭代以适应患者新增信息的变化，实现预测和评估发病风险、病情转归、治疗效果以及哪些患者可从特定疗法中受益最大等，从而促进精准医疗的深入应用与发展。

（一）健康医疗大数据的分析技术

利用决策树、随机森林、人工神经网络等机器学习算法对健康医疗大数据进行分析与利用，可更加精确、有效地探索疾病发生发展过程、识别暴露因素的致病靶点和人体敏感性反应指标、预测患病风险、辅助临床诊断和精准靶向治疗，从而提高疾病诊疗效率和服务质量。

1. 机器学习　机器学习是一种通用的人工智能方法，可以从数据中学习关系，而无须事先定义。机器学习方法可以大致分为两大类：有监督学习和无监督学习。机器学习算法主要的优势是能够获得预测模型的能力，无须对潜在机制进行假设，这些假设通常是未知或定义不充分的。典型的机器学习工作流程包括 4 个步骤：数据协调、特征学习、模型拟合和评估。

机器学习使计算机系统具有解决实际问题的能力。这些系统通过具有代表性的数据予以训练，在接收到新的输入信息时，便可利用计算机算法来识别其中的规律并作出结果决策或预测。近年来，朴素贝叶斯、遗传算法、模糊逻辑、聚类、支持向量机、决策树和随机森林等机器学习算法已广泛应用于疾病的精准检测、诊断、治疗和风险评估。

2. 深度学习　深度学习与传统的机器学习方法具有许多相同的功能。机器学习虽然能有效地提取某些目标的特征，但是，依然面临如何确定特定特征以构建反馈算法模型进行准确诊断的挑战。深度学习有以下几个方面的优势：①无须依赖专家定义的特征，这些特征可能会代表经过分类的信号的信息内容；②分析程序类似于人类专家的分析过程，因为整个信号段都具有一个连续的、临床规模的输出；③可以使神经网络适应单个患者；④随着越来越多可用数据的积累，基于深度学习可产生更好的结果，这对疾病的精准防治至关重要。深度学习适合处理多源异构的健康医疗数据，并在疾病精准诊断、风险评估、个体化治疗和用药等精准医疗方面得到较多的应用，主要方法有卷积神经网络（convolutional neural networks，CNN）、循环神经网络（recurrent neural networks，RNN）、受限玻尔兹曼机（restricted Boltzmann machines，RBM）和自动编码器（autoencoders，AE）等。

3．其他技术

（1）文本分析法：文本分析法或文本分析是从文本中（通常是从大量的文本中）获取信息或者观点的过程。它可以发现一些未知的知识，更重要的是它还提供了一种新的分析方法。典型的文本分析法包括：文本归类、文本收集概念提取、情感分析、文件归纳。

（2）言语分析法：应用言语分析法可以发现视频或者通话录音中的重点词语或者词组。和文本分析法一样，言语分析法不仅可以从对话内容中提取有价值的信息，也能从说话方式以及说话背后的情感来获取相关的信息。通过分析一个人的声音可以知道他们什么时候有压力，什么时候害怕，什么时候伤心或者开心，甚至是他们什么时候在躺着，什么时候说话的内涵超过说话内容表面的意思。这也使得言语分析法在心理和精神健康评估、潜在犯罪和预防骗局的分析识别中均具有很大的发挥空间。

（3）影像分析技术：医学影像大数据是由数字 X 射线摄影（digital radiography，DR）、CT、MRI 等医学影像设备产生并存储在 PACS 内的大规模、高增速、多结构、高价值和真实准确的影像数据集合。其与医院信息系统（HIS）数据、实验室信息系统（LIS）数据和电子病历（EMR）等同属于医疗大数据的范畴。医学影像数据的分析挖掘属于非结构化数据分析挖掘的一种，它具有以下几个主要特点：①影像数据一般具有相对的含义，而结构化数据则通常具有绝对的含义；②影像内容的理解具有主观性的特点，对影像信息可以有多种不同的理解，并且依赖于影像表示方法和应用领域专业知识；③影像信息中包含影像数据对象的空间关系信息。

（4）联合分析技术：联合分析（conjoint analysis，CA）是一种多元分析方法，是在数学心理学中发展起来的进行资料收集和分析的一种调查方法，具有坚实的理论基础。20 世纪 70 年代，联合分析方法在市场营销的研究中产生，到了 20 世纪 90 年代，它已经在市场研究交通经济学和环境经济学中得到成功的运用。近年来，联合分析方法在医学领域的应用主要包括研究患者和社区居民对卫生服务的偏好，研究健康咨询者的偏好，研制结果标准，给患者确定优化的治疗方案，在随机对照试验中对可供选择的方法进行评价，研究医患关系中患者的偏好等。

（5）可视化分析：大数据查询和分析的适用性和实效性对于人们能否及时获得决策信息十分重要，可视化分析将数据分析结果用形象直观的方式展示出来，从而能够快速发现数据蕴含的规律特征，并从系统中挖掘出有用的信息。其优点是方便用户理解，可使 IT 人员实现自主的大数据分析与应用。因此，可视化技术既是数据分析的关键技术，也是数据分析结果呈现的关键技术。可视化分析通常以人工分析为主，也可根据系统的具体情况借助 Tableau、DataWrangler 等分析软件进行分析。可视化分析能直观地显示出数据本身具备的特点。其中，交互方式的展示和超大图的动态化展示值得关注。

（二）健康医疗大数据分析技术的应用

1．推动精准医疗的临床实践　利用深度学习新型神经网络工具从专病种人群队列的健康医疗信息中提取特征，可有效推动精准医疗的临床实践，进行个性化治疗、智能药物研发、高危人群筛查和电子健康记录挖掘等。

2．定制个性需求的医疗保健　健康医疗大数据可以通过监测患者对治疗方案反应的异质性以及根据个人的特定需求量身定制医疗保健。

3．辅助早期诊断和个性化疗法 通过将多维度的健康医疗数据结合起来，采用机器学习、神经网络等大数据算法对这些现实世界的信息进行挖掘，以关联和连接多个变量之间的关系，可有效完善疾病的早期诊断和个性化疗法。

4．降低医疗成本和减少过度检查 除了在个人和社会层面改善健康状况外，由大数据驱动的精准医疗还可降低医疗成本和减少过度检查。不必要的检查、用药和治疗造成约 20%～33% 的医疗保健费用支出。通过提供明确的证据来确定哪些干预措施在临床上更具成本效益，精准医疗将帮助患者和医疗服务提供者避免不必要的治疗及其相关费用。

5．优化完善医疗卫生政策 健康医疗大数据的分析对政府部门医疗卫生政策的制定和调整、保险公司的业务开展、个体化医学研究等均具有重要的支撑与促进作用。

（三）健康医疗大数据分析的安全管理

健康医疗大数据的安全分析除了合理运用大数据分析的方法与技术之外，还应考虑到安全数据自身的特点和安全分析的结果。对数据分析结果的风险进行合规性评估，避免分析结果输出中包含可恢复的敏感数据。网络攻击者会对多个网络对象使用不同的工具进行多层次的攻击，攻击的路径存在多条，网络安全防护设备对同一攻击者的攻击行为会产生很多条不同的数据，人工很难对这些数据进行关联分析，并准确定位攻击行为及攻击目标。使用大数据对网络安全设备的防护信息进行关联分析，将多条攻击信息归并成一条，降低人工分析的困难，提升防护准确性。同时，利用大数据对发现的系统漏洞进行主动关联分析，探测同类型设备是否存在相同漏洞，以便及时通知管理人员进行修复。

第二节　健康医疗大数据的质量控制

一、健康医疗大数据质量评价与维度

目前我国健康医疗大数据的主要来源包括临床诊疗数据、公共卫生数据、生物样本数据、基因数据、医学知识库、可穿戴设备数据、互联网和社交媒体等。数据的多源以及数据类型的多样性导致数据分类十分复杂，同时由于各级卫生信息平台的建立，数据采集方式越来越多，医疗大数据的采集不再受到地点、时间等因素的限制，医疗数据的收集范围扩大，数据收集效益得到明显提高，数据量急剧增加，为数据采集的质量控制工作带来了巨大的挑战。

为了更好地评估数据质量，需将评估内容细化为不同数据质量维度，即一组表达数据质量构成或某一方面数据质量特征的属性。目前常见的几大维度主要有完整性、准确性、一致性、时效性、真实性、规范性、可获取性等。

（一）完整性

完整性是指数据记录和信息的完整程度以及存在缺失的情况。其主要指数据采集的完整性，要求数据准确、数据类型丰富、数据无缺失、可用性强。完整性不仅要求管理数据避免出现核心字段和重要字段的缺失，同时应在管理频次和规律上符合业务管理规则。

（二）准确性

准确性也称精确性、正确性，指各类数据所代表的信息准确可靠，包括原始数据的准确性以及数据处理与分析结果的准确性。准确性用来评价数据的正确性和精确度，要求数据的字段格式、长度、取值、编码等不仅应符合区域信息平台校验标准，也应符合业务管理要求的统一标准。通过确定管理数据的值域标准和逻辑关系规则，全量提取字段评估数据值域可疑问题，综合评价管理个案准确性。

（三）一致性

一致性的定义比较广泛，包括多源数据值间和格式间的一致程度等内容。由于缺乏统一的表述标准，数据一致性的表述也因为各研究的分类标准或数据的使用目的不同而存在差异，因此一致性的具体评估方式也需要根据分类依据来选择。

（四）时效性

时效性也称即时性，一般是指数据的记录或提交时间是在该数据产生后的一定时间窗内。比如医院患者的出院小结必须在患者出院以后 24h 之内进行采集，队列研究中的随访数据必须在随访完成后一定时间内完成提交。

二、健康医疗大数据的数据采集质量控制

高质量是健康医疗大数据能有效应用的前提。为了更好地发挥健康医疗大数据的潜能，推动医学研究更高质量的发展，就要做好健康医疗大数据的质量控制工作。我国在 2016 年颁布了《临床试验数据管理工作技术指南》，对临床试验中的数据采集提出方法和要求。根据指南中的内容以及实际研究中遇到的质量问题，数据采集过程中质量控制需要注意如下环节。

（一）合理的人员分配以及人员培训

《临床试验数据管理工作技术指南》中指出，研究中与数据管理工作相关的工作人员应该包括申办者、研究者、检查员、数据管理员等角色。

申办者是保证临床数据质量的最终责任人。申办者应制定质量管理评价程序、质量管理计划与操作指南，并且应设立稽查部门，必要时申办者可自行进行稽查，由不直接涉及试验的人员定期对质量体系的依从性进行系统性检查。此外，申办者还应保证数据的完整性，并对数据管理过程的合规性负有监督之责，包括外包时对合同研究组织（contract research organization，CRO）相应工作的合规性和数据质量进行监督。

研究者应确保以病例报告表（case report form，CRF）或其他形式，将数据准确、完整与及时地报告给申办者，而且应保证 CRF 上的数据来自受试者病历上的源数据，并必须对其中的任何不同给出解释。

检查员应根据源文档核查 CRF 上的数据，一旦发现其中有错误或差异，应通知研究者，并根据所发现的错误或差异，记录相应的质疑，以确保所有数据的记录和报告正确和完整。

数据管理员应按照研究方案的要求，参与设计 CRF，建立数据库，对数据标准进行管理，并建立和测试逻辑检验程序。在 CRF 接收后，录入人员要对 CRF 做录入前的检查；在 CRF 数据被录入数据库后，利用逻辑检验程序检查数据的有效性、一致性、缺失和正常值范围等。数据管理员对发现的问题应及时处理，可通过向研究者发放数据质疑（query）解决。数据管理员应参加临床研究者会议，为研究团队及时提出改善与提高数据质量的有效措施。负责临床试验数据管理的人员必须经过药品临床试验管理规范（good clinical practice，GCP）、相关法律法规、标准操作规程（standard operating procedure，SOP），以及数据管理的专业培训，以确保其具备工作要求的适当的资质，以保障数据管理工作的高质量完成。

（二）合理的数据采集表单设计

使用 CRF 或电子病例报告表（electronic case report form，eCRF）进行临床数据采集是临床队列研究采集数据的主要方式之一，数据采集表单的内容和形式对采集数据的质量有一定影响。合理设计的 CRF 或 eCRF 不仅可以保证研究者填写更加方便和准确，更能减少数据核查以及疑问管理的时间和研究费用。合理的 CRF 或 eCRF 可参考如下意见：① CRF 或 eCRF 应该与研究方案保持一致，尽可能简单明了，不应该收集与研究项目无关的数据。②需要清楚地定义每个变量所收集的内容，文字叙述精确。有特殊要求的数据在表单中增加填写说明。③尽量采用闭合

式应答方式设计表单，避免开放性文本。闭合式应答包括单选框、多选框，eCRF 表单还可使用下拉菜单选择框等。④ eCRF 的设计应该做到交互界面人性化。界面的配色应协调统一；常用的功能按钮如保存、翻页等应当放在页面较为显著的位置；日期的填写可以采用日历的选择方式；用户在进行相应的操作后应该给予适当的提示或跳转等。

（三）双人数据录入

双人数据录入是指让两个数据录入人员对同一份数据进行两次录入。

（四）源数据核查

源数据核查是指在完成数据录入后，将所收集的数据与原始数据再进行对比，从而找出录入数据与源数据之间的不一致。

（五）系统逻辑审核

在使用电子表单进行数据采集时，无论是基于计算机还是手机等移动设备进行数据收集，电子表单的设计都必须具有保证数据准确性的系统验证。

（六）电子数据采集

电子数据采集就是通过计算机技术，从医院的各种信息系统或已经建立好的其他数据库中进行数据集成或数据抽取，从而实现快速的数据采集。相比人工录入采集，电子数据采集可以避免很多数据录入工作中的随机错误，同时借助计算机手段还可以对采集的数据进行一定的数据审核，并且录入效率也高于人工录入。

（七）主索引匹配

不同来源医疗数据中的个体索引不一致，导致数据很难整合利用。患者主索引匹配技术是指通过患者的姓名、年龄、性别、出生日期等身份背景信息及对不同的身份背景信息赋予权重，通过计算得出两例病例是否属于同一患者，从而对不同数据集中的同一患者进行识别，进而对患者数据进行整合。

（八）术语自动映射

在多机构数据采集情形下，还有可能出现另一种数据质量问题，即临床术语标准的问题。不同来源医疗数据中的医学术语（疾病名称、药品名称等）往往采用不同的编码，为数据整合利用带来了阻碍。因此需要结合国家相关标准，建立标准化的医学术语编码规范，并应用机器学习和语言处理等技术，研究实现异构中文术语的概念标注及其与标准术语集之间的自动映射方法。

（九）采用统计学方法进行数据质量监控

除了采用一些计算机手段进行数据质量审核和控制外，还可以采用统计学方法，实时地对已采集的数据进行统计分析，并将结果生成对应的报表，反馈给数据管理人员或研究管理员，达到实时监控数据采集的目的。

（十）数据缺失填补

由于与医疗健康相关的指标众多，病患的数据往往存在一定的数据缺失。通常的数据缺失填补方法包括：采用无监督机器学习、深度学习、主成分分析等降维算法利用稀疏性降低数据维度、提取数据特征；利用网络表征的冗余性和通过对数据的扰动填补缺失数据；针对不同的资料类型、数据缺失模式和变量类型，采用数据模拟技术模拟相应的各种完整数据集，并在此基础上构造不同缺失率的缺失数据集，采用多重填补方法进行填补。

三、健康医疗大数据的数据清洗和处理

数据清洗是对采集的原始数据进行基本的预处理，发现不准确、不完整、不合理或重复冗余数据，并对这些数据进行修补、增减或删除处理，以提高数据质量、保障后续大数据分析的过程。其目的是让原始数据可信且可用。数据清洗分析"脏数据"的产生原因和存在形式，通过清洗"脏

数据"，将原有的不符合要求的数据转化为满足数据质量或应用要求的数据，从而提高数据集的数据质量。

数据清洗的粒度必须是从最小粒度"字段"开始，以"字段"为单位制订数据的转化规则。选择合适的清洗工具，将计算机决策和人工清洗有效结合，并对清洗的结果进行抽样验证。数据清洗从数据的准确性、完整性、一致性、唯一性、适时性、有效性等几个方面处理数据的丢失值、越界值、不一致代码、重复数据等，以满足后续大数据分析和精准医疗应用对数据规范与质量的要求，从而提高数据分析的准确性。常用的方法是在数据处理的过程中采用一些数据过滤器，通过聚类或关联分析的规则方法将无用或错误的数据挑出来过滤掉，防止其对最终数据结果产生不利影响，然后将这些整理好的数据进行集成和存储。

造成数据"污染"的原因一般包括滥用缩写词、数据输入错误、不同的惯用语、重复记录、丢失值、不同的计量单位、过时的编码和含有的各种噪声等。为了使进入数据仓库系统的数据更准确，消除"脏数据"对建立数据仓库系统造成的不良影响，数据清洗是非常有必要的。数据清洗处理内容包括数据格式的标准化、异常数据清除、纠正错误和重复数据的清除。目前数据清洗方法有"脏数据"的预处理、排序邻居方法、优先排队算法、多次遍历数据清洗方法、增量数据清洗、采用领域知识进行清洗、领域无关的数据清洗和采用数据库管理系统的集成数据清洗等。

（一）数据清洗流程

数据清洗分为以下几个过程：数据分析、确定清洗方法、校验清洗方法、执行清洗工具和数据归档五个阶段。每个阶段还可以再细分为若干任务。

1. 数据分析　在数据清洗的最初阶段，往往是对数据进行分析，以检查数据源的记录是否存在各种问题。这个阶段包括数据元素化（elementizing）、标准化（standardizing）等。

2. 确定清洗方法　根据数据源的特点，确定相应清洗方法。

3. 校验清洗方法　在正式执行清洗之前，先要验证所用的方法是否合适。往往是从数据源中抽取小样本进行验证，判断其召回率和准确率，如果没有达到要求，还需要对清洗方法进行改进。

4. 执行清洗工具　经过校验的清洗方法，其算法经编程后，得到可执行的清洗程序，然后对数据源执行清洗操作。

5. 数据归档　数据清洗的执行中和执行后往往还需要人工操作，将新旧数据源分别做归档处理，这样可以更好地进行后续的清洗过程。

（二）数据清洗框架

1. 与领域无关的数据清洗框架　与领域无关的数据清洗框架由三个工作流构成。

（1）数据分析流：分析所要清洗的数据源，定义出数据清洗的规则，并选择合适的清洗算法，使其能更好地适应所要清洗的数据源。

（2）数据清洗工作流：把数据源中需要清洗的数据通过接口调入到软件平台，调用算法库中的相应算法对数据源进行预处理，标准化数据记录格式，并根据预定义的规则，把数据记录中的相应字段转化成同一格式。然后，分步执行数据清洗。清洗过程一般为：首先清洗错误数据，然后清洗相似重复记录，最后清洗不完整数据。

（3）清理结果检验工作流：数据清洗运行结束后，在系统窗口中显示出数据清洗结果，根据清洗结果和警告信息，手工清洗不符合系统预定义规则的数据，处理未清洗的数据，从而完成系统的数据清洗。此外，通过查看数据清洗日志，可以检验数据清洗的正确性，对清洗错误进行修正。

2. 基于领域知识的数据清洗框架　在领域知识的指导下从样本数据中抽取、验证知识，然后通过专家系统引擎对整体数据进行清洗，对于系统不能处理的数据，通过用户参与进一步处理。同时，系统可以通过机器学习的方法不断修改和优化规则库，以后碰到类似情况时，它就知道怎样做出相应的处理了。这个过程包括四个阶段。

（1）规则生成阶段：在这个阶段，首先要生成一个样本数据集，样本数据集是从整个数据库中抽取出的一小部分样本数据,在此基础上通过专家的参与产生规则库。在得到初步的规则之后,把它们应用到样本数据集上,通过观察结果,可以进一步修改已有规则,或者添加新的领域知识,如此反复,直到对所得结果满意为止。在这个过程中,可以用机器学习或者统计学技术来帮助建立规则,降低所需的人工分析工作量。

(2)预处理阶段:在这一阶段,根据生成的预处理规则纠正我们能检测到的所有异常。基本的预处理包括:数据类型检测、数据格式标准化、解决数据中不一致的缩写。

可以通过查找表完成这样的转换,转换通常与领域知识有很密切的联系。这一阶段将输出一个满足一定条件的记录集合,而它将作为下一步处理的输入。这个阶段所做的预处理是可扩展的,针对不同的数据清洗种类会有不同的内容。

(3)处理阶段:满足一定条件的预处理后的数据接着流入带有一个规则库的专家系统引擎。典型的规则包括:①"脏数据"检测规则,指确认"脏数据"的条件。②重复数据检测/合并规则,指定如何检测/合并重复数据,一个简单的合并规则是在一组重复的记录里面,保留最近使用记录而把其余的记录删除掉。相似重复记录可以采用自动匹配检测。在程序自动匹配发现相似重复记录时,自动产生规则,填写规则中的部分项。例如在进行相似重复记录的合并时,对于可以自动处理的,规则中可以预先定义处理策略,如两条记录之间没有信息互补关系,表示的信息内容完全一样,这样直接删除其中一条即可,否则,应该交由用户手工处理。③错误数据更正规则,指定在特定的情况下改正"脏数据"的方法。当预处理过的数据流入专家系统引擎后,便激发这些规则。规则库是可扩展的,针对不同的业务需求将会包含不同的规则。规则库中含有系统日志,用来跟踪记录处理阶段所有的操作及其原因,通过检查日志进行一致性和准确性检查,一旦发现错误,还可以撤销错误的数据清洗,还可应用它来检查规则库的有效性,如果一个规则经常错误地归类重复记录,或者错误地修改值,那么就应该删除或修改此规则。

(4)数据加载阶段:通过数据加载规则,把清洗后的数据加载到目的数据库中。在整个数据清洗的体系框架中,无论是元数据库中定义的规则还是规则库中的规则,规则的定义与执行都是数据清洗的主线。在清洗框架中,对于清洗规则的执行,既可采用批量执行,也可采用即时执行。批量执行对整体来说执行速度较快,但是即时执行交互性更好,清洗质量一般也比较高。

(三)数据清洗相关技术

1. 不完整数据　　在异构数据集成过程中,由于数据源模式的不同以及数据抽取方式的不同或人为的原因等,造成所得到的数据通常并不完整。数据不完整是产生数据质量问题的一个重要因素。为了清理不完整数据,一般采取两个步骤来完成,首先检测不完整的数据,其次处理不完整数据。

(1)不完整数据的处理步骤:对不完整数据的处理又可分成以下三步。

1)判断数据的可用性:对于检测出的不完整数据,要根据每条记录的不完整程度以及其他因素,判断数据的可用性,以决定这些记录是保留还是删除。如果一条记录中字段值缺失得太多,或者是关键字段值存在缺失,做好记录,删除该条记录即可。

2)忽略缺失字段的值:对于不重要的字段值缺失的处理方法,一般是采取删除属性或记录的方法。

3)填充缺失字段的值:填充缺失字段的值是指对那些要保留的记录,要采取一定的方法来处理该记录中缺失的字段值,然后删除不可用的记录。在多数情况下,数据源之间的字段值并不是相互独立的。所以,应通过字段值之间的关系推断出缺失的字段值,然后填充所缺失的字段值。

使用忽略缺失字段值的清洗方法比较简单,但也有可能将潜在的有价值的信息一并删除,这比含有不完整数据的情况还要严重。因此,一般建议是把那些不完整的数据进行填充,而不是删除。缺失值填充算法也是数据清洗研究的热点之一。缺失值的填充即把缺失值用最接近它的值来替代,从而提高可用数据的质量。

（2）不完整数据的处理方法：对于不完整数据，一般采用以下几种处理方法。

1）常量值替代法：常量值替代法就是对所有缺失的字段值用同一个常量来填充，采用的常量可以为数据集的最大值或者最小值，由于所有的缺失值都被当成同一个值，容易导致错误的结果。

2）统计学方法：这类方法主要通过对数据的分析，得出数据集的统计信息，然后利用这些信息填充缺失值。其中最简单也最常用的方法是均值填充法和最大概率填充方法。均值填充法是最常用的缺失值填充法，它把完整数据的算术平均值作为缺失数据的值。它根据的是正态分布的原理，在正态分布下，样本均值是估算出的最佳的可能取值。应用均值填充法将会影响缺失数据与其他数据之间的相关性。最大概率填充方法则是选择数据集中出现次数最多的值来填充缺失值。

3）估算值方法：估算值法是比较复杂，但也是比较科学的一种方法。采用这种方法来填充缺失字段值的过程为：首先采用相关算法，如判定树归纳等算法预测该字段缺失值的可能值，然后用预测值填充缺失值。

4）分类方法：分类的概念是在已有数据的基础上构造出一个分类函数或模型，即通常所说的分类器（classifier）。该函数或模型能够把数据库中的数据记录映射到给定类别中的某个类别。数据分类技术，如决策树、贝叶斯网络、神经网络、粗糙集等也都可用来处理缺失值。

2. 异常数据处理　异常数据的产生有多种原因，如数据源本身难以得到精确的数据，收集数据的设备可能出现故障，在数据输入、数据传输过程中可能出现错误，存储介质有可能出现损坏等。数据错误是最重要的数据质量问题。简单地说，数据错误是指数据源中字段的值和实际的值不相等。

在数据清洗中，异常数据的处理是数据清洗的一个重要环节。在对含有异常的数据进行清洗的过程中，现有的方法通常是找到这些含有异常数据的记录并进行删除，其缺点是事实上通常只有一个属性上的数据需要删除或修正，将整条记录删除将丢失大量有用的干净的信息。对于异常数据的数据清洗，许多文献提出了噪声数据的概念，可简单地将其定义为：噪声数据是指包含错误的数据或存在偏离期望的孤立点值。噪声数据的处理可分为三个步骤：①识别噪声数据并判断是否可以判定引起噪声的属性。②对于能判定引起噪声属性的记录，用干净数据（包括清洗过的噪声数据）包含的信息对其进行矫正；对于不能判定引起噪声的属性的记录，根据"噪声记录去除非噪声属性后的仍然是噪声记录"这个基本原则，判定引起噪声的属性，并进行矫正。③在矫正过程中生成噪声在属性上的分布统计。

噪声数据处理的方法有以下几种。①分箱（binning）：利用属性值的相邻性进行数据的平滑化，指通过检查周围的值来提高存储的数据的拟合度。它属于局部平滑方法，可以离散化数据并增加粒度，适用于数字型数据。②聚类（clustering）：将一组数据按照某种相似性划分为若干组，如数据值的大小、数据语义的分类等，而那些遗留在分组之外的零散数据将被作为一种噪声数据剔除。③人机结合检查：可以通过人工检查和计算机结合的办法来识别孤立点。指先参照计算机检测到可疑数据，再由相关人员根据专业知识对数据进行修改。此方法大大提高了数据清洗的效率，但不适用于大数据集。④回归（regression）：定义一个回归函数来平滑数据。线性回归涉及找出适合两个变量的"最佳"直线，使得一个变量能够预测另一个，多元线性回归是线性回归的扩展，它涉及多个变量，数据要适合一个多维面。

数据清洗的一个关键技术是异常记录检测，异常记录检测常用的算法分统计学算法和聚类算法两类。聚类算法比较经典的有层次聚类算法和分区聚类算法。

3. 重复记录处理　产生重复记录的原因有很多，包括数据录入不正确、数据本身不完整、数据演变、数据缩写及拼写错误等。这些因素使得数据源中存在大量不一致的、重复的数据。因此，准确高效地识别数据源中的重复数据，消除矛盾的数据，被认为是数据清洗最主要的问题之一。

在数据集成过程中，由于不同数据库之间对数据表示的差异，或者人为的差异，导致集成后的数据库中同一实体对应多条记录,这些重复的记录可能导致建立错误的数据挖掘模型,对后期数据的分析产生很大的影响。因此,判断两条记录是否相似重复,在数据集成、数据挖掘中尤为重要。所谓相似重复记录是指客观上表示现实世界中的同一实体,但由于表述方式不同或因其他原因而使数据库不能识别其为重复的记录。在关系数据库中,如果两条记录在所有属性上的值都完全相同,就可认为是重复的。相似重复记录判断是一个复杂的问题。在关系数据库中判断两条记录是否重复,这需要通过记录的比较决定记录间的相似程度,即通过记录各字段值语法上的比较结果,判断两条记录语义上的等价性,这也称为记录的匹配问题。现实中的数据又是比较复杂的,两条记录是否为同一实体,有时还要根据实际情况来判断。要想清理数据源中的相似重复记录,必须要先通过某种方法检测出相似重复记录,然后采取一定的策略清除这些重复记录。目前比较常用的重复记录清洗是先将数据库中的记录排序,然后,通过比较邻近记录是否匹配来检测相似重复记录。

重复记录清洗的基本过程一般包括以下几个阶段。

（1）记录排序

1）预处理:制定初步的记录匹配策略,建立算法库和规则库。

2）初步聚类:主要是对数据库中的记录进行初步排序。

（2）相似记录检测

1）字段匹配:选择用于记录匹配的属性,调用算法库中字段匹配算法,计算出字段的相似度。

2）记录匹配:根据属性在两条记录的相似性决定中重要程度的不同,为每个属性分配不同的权重,调用算法库中记录匹配算法,根据上一步中字段相似度的结果计算出记录相似度,判断是否是相似重复记录。

3）重复记录检测:在数据库中应用重复记录检测算法对整个数据集中的重复记录进行检测。为了能检测到更多的重复记录,一次排序不够,要采用多轮排序、多轮比较,每次排序采用不同的键,然后把检测到的所有重复记录聚类到一起,从而完成重复记录的检测。

（3）相似记录合并/清除:根据已定义的规则库中的合并/删除规则,对同一重复记录聚类中的重复记录进行合并或者删除,只保留其中正确的那条记录。重复记录清洗的完整性和准确性是很重要的。可靠的重复记录检测方法是比较数据仓库中每对记录,但该算法时间复杂度太大,需要 $n(n-1)/2$ 次比较,其中 n 是数据仓库中记录的总数。排序合并算法是检测数据库中重复记录的标准算法。它的基本思想是:先对数据集进行排序,然后比较相邻记录是否相似,这一算法也为在整个数据库检测重复记录数据集提供了思路,目前已有的检测重复记录的算法也大多以此思想的算法为基础。

（四）数据清洗工具

数据清洗工具主要包括特定功能清洗工具、ETL 工具及其他工具三个类型。

1. 特定功能的清洗工具　特定功能的清洗工具主要处理特殊的领域问题,基本上是姓名和地址数据的清洗,或者消除重复。转换是由预先定义的规则库或者和用户交互来完成的。在特殊领域的清洗中,姓名和地址在很多数据库中都有记录而且有很大的基数。特定的清洗工具提供抽取和转换姓名及地址信息到标准元素的功能,并基于清洗过的数据来确认街道名称、城市和邮政编码。特殊领域的清洗工具有 Idcentric、Pureintegrate、Quickaddress、Reunion、Trillium 等。消除重复的工具根据匹配的要求去除数据集中重复记录。有些工具还允许用户指定匹配的规则。目前已有的用于消除重复记录的清洗工具有 Datacleanser、Merge/Purge Library、Matchit、Astermerge 等。

2. ETL 工具　现有大量的工具支持数据仓库的 ETL 处理,如 Copymanager、Datastage、Extract、Wermart 等。它们使用记录在 DBMS 上的知识库,以统一的方式来管理所有关于数据源、目标模式、映射、脚本程序等的数据。模式和数据通过本地文件 DBMS 网关、ODBC 等标准接口从操作型数据源收取数据。这些工具提供规则语言和预定义的转换函数库来指定映射步骤。ETL 工具很少内置数据清洗的功能，但是允许用户通过 API 指定清洗功能。通常这些工具没有用数据分析来支持自动探测错误数据和数据不一致。然而，用户可以通过维护源数据和运用集合函数（sum、count、min、max 等）决定内容的特征等办法来完成这些工作。这些工具提供的转换工具库包含了许多数据转换和清洗所需的函数，例如数据类转变，字符串函数，数学、科学和统计的函数等。规则语言包含 if-then 和 case 结构来处理例外情况，例如错误拼写、缩写，丢失或者含糊的值和超过范围的值。我国对数据清洗的研究甚少，还没有一个成型的完善的 ETL 工具应用于数据仓库的系统中。

ETL 工具共分为三大模块：ETL 核心模块、日志模块和 Web 模块。其中，ETL 核心模块是整个 ETL 工具的核心，它主要的功能是根据事先定义好的规则将源数据库的数据抽取到目标数据库。其主要工作流程是：数据抽取→数据转换→数据清洗→数据加载。

ETL 技术包括 3 个重要环节：①数据抽取即从不同数据库或仓库中读取数据，这是一个数据读取的过程，是 ETL 技术的前提；②数据转换即按照预先制订的清洗和转换规则，对读取的数据进行属性字段合并、融合、排序、赋缺省值等操作，这是一个数据清洗和转换的过程，是 ETL 技术的核心；③数据装载即对清洗和转换后的数据进行装载入库，这是一个数据入库的过程。

3. 其他工具 其他与数据清洗相关的工具包括基于引擎的工具（如 DecisionBase、Powermart、WarehouseAdministrator）、数据分析工具（如 MigrationArchitect、Wizrule、DataMiningSuite）和业务流程再设计工具（如 Integrity）、数据轮廓分析工具（如 MigrationArchitect）、数据挖掘工具（如 Wizrule）等。

第三节 健康医疗大数据的使用管理

一、健康医疗大数据使用的管理规范

针对大数据使用中可能存在的风险，医疗机构、卫生行政部门以及其他相关部门都需要在各自的职责范围内，思考和制定相关的管理规范。

（一）明确使用基本原则

1. 安全可控原则 建立健全健康医疗大数据开放使用和保护等法规制度，加强标准和安全体系建设，强化安全管理责任，妥善处理开放使用、促进发展与保障安全的关系，增强安全技术支撑能力，有效保护个人隐私和健康医疗大数据信息安全。

2. 协同共享原则 健康医疗大数据开放使用越来越多地涉及不同系统、不同机构和政府部门之间的实时数据传递，因此需要建立一个数据共享与互操作框架。健康医疗大数据共享要求利用协同分析技术来实现数据收集与反馈系统的集成，在各个学科专业系统以及不同管理和医疗机构之间的有效传递尤其需要克服数据标准、保密规定、利益纠纷等诸多技术、管理与法律问题。

3. 及时性原则 健康医疗大数据开放使用的核心目标是为公众提供更好的服务、提高数据再利用价值，但准备和发布数据需要时间，公布数据应设立优先级，如对类似急性传染病数据应及时、全面、准确地发布，并进行简单、清晰的描述和充分说明，方便开展调查研究，减缓疫情的扩散。

4. 隐私保护原则 在医疗健康大数据开放使用与共享中涉及公民个人隐私，其隐私权尤其需要重点保护。对于政府部门和组织机构而言，在健康医疗大数据开放过程中必须承担起保护公民隐私的责任。

（二）明确使用依据

在信息化环境，尤其是大数据条件下，医疗数据的风险明显扩大。防范这些风险，首先要防止滥用医疗数据，使之得到妥善的管理。同时要明确使用依据，阻止"公地悲剧"，即无依据滥用数据的现象的发生。如果不能就使用医疗数据提出一个明确的依据，或者设立的依据不足以抵挡某些不合理要求时，个人在医疗数据上面临的风险就会急剧增长。

（三）明确监管责任

由于医疗数据存在上述风险，势必要明确监管责任，采取有效监管手段，最大限度地控制风险。作为风险承担者，患者很可能希望监管其医疗数据的使用，但事实上患者作为个体并不具备监管的能力和条件。作为使用者的医院、研究所等，因为其自身是使用行为的发起者和受益者，不具备监管的资格。国家基于保护个人权利的职能，应承担监管责任。

1. 我国医疗数据管理的现有规定　随着电子病历的普及，作为第三方的电子病历服务商等机构实际上可以对基本医疗数据进行访问和控制，那么医院的名义管理权与第三方机构实际的管理权如何界定，个人对其医疗数据的管理是否有监督的权利，这些都是医疗信息化过程中不容忽视的问题。就使用权而言，我国法律规定患者以及患者的代理人或近亲属有权查询或复制病历，但对医疗机构、保险机构是否享有病历使用权的规定则语焉不详。当个人无法实际占有和控制电子化医疗数据时，这些电子化数据属于谁、谁可使用、如何使用等问题亟须法律给予明确的规定。

2. 欧美的管理规范　从 20 世纪 70 年代开始，世界各国、国际组织就掀起了制定个人数据保护法的浪潮，其中最具影响力的立法是美国《健康保险携带和责任法案》（*Health Insurance Portability and Accountability Act*, HIPAA）的隐私规则与欧盟的《通用数据保护条例》（*General Data Protection Regulation*, GDPR）。HIPAA 是美国医疗行业的一个转折点，适用于医疗保险中的计划信息转换机构、医疗信息转换机构、任何涉及健康信息以电子方式进行记录及传输的医疗保健提供者，以及与上述三个种类所覆盖的医疗保健相关者发生的某种类型的服务。欧盟《通用数据保护条例》是受世界各国数据保护立法浪潮的推动，在以促进人权保护、统一欧洲数据保护法为宗旨的背景下制定的。欧盟个人数据保护立法以其综合性、完整性和统一性备受关注，体现了对个人权利保障的关切。与美国倡导数据自由相比，欧盟的要求更严格。

目前，中国的法律和医疗系统已经开始重视患者隐私权的保护。为应对医疗大数据的挑战，我国需要借鉴相关经验，完善现有的法律框架和伦理管理框架。吸纳欧美个人信息保护立法的长处，包括增强数据处理活动的透明度、强化数据使用的责任、扩展数据主体的个人权利、更加关注数据的安全性。

3. 信息收集的程度　对于数据的收集和集成，目前学界已经达成基本共识，即不该无限制、不必要地收集个人信息，以最大可能地避免潜在的风险和伤害。一个负责任的医疗机构、医生以及研究者，需要遵循国际国内相应的管理框架规范其行为，对哪些领域可以深入探讨、哪些领域不应该无休止进入，做出基本的伦理学判断。

（四）数据使用策略

基于我国健康医疗大数据使用现状，国家和组织机构应采取相关策略推动数据使用开放的发展。

1. 国家层面　健康医疗大数据的开放使用离不开政府的支持，包括以下两个方面。

（1）法律、法规和政策的支持：开放使用健康医疗大数据面临信息安全、隐私以及数据质量等诸多挑战，同时也是开放使用中处理的关键，需要相关法律保障患者隐私不被泄露。健康医疗大数据开放使用的实施者为各医疗机构，政府作为数据开放使用规则的制定者，应加强相关立法和政策以促进数据开放使用。

（2）标准的制定：健康医疗大数据开放使用的格式、类型以及相关流程等均需要相应标准，一方面可参考国外健康医疗大数据开放使用成功经验，另一方面可选择规模较大的几家公立医院作为数据开放使用试点，发现健康医疗大数据开放使用的难点和问题并及时处理，同时依据实际经验提供相关准则和最佳做法。

2.组织机构层面 健康医疗大数据开放使用过程应以用户需求为导向,结合实际条件并依据反馈及时进行调整,具体表现在数据的实用性,即可对不同层级用户提供其可读的格式和应用。开放数据的质量不可忽视,可依据国家制定相关标准以及自身实际情况,对上传数据的格式和内容等进行定期检查和评估。此外应加强与政府、科研机构、企业以及非营利性社会组织的合作,政府是数据开放服务政策的制定者,科研机构、企业和非营利组织在推进数据开发再利用和促进创新方面发挥着重要作用。

二、健康医疗大数据使用的安全问题

步入大数据时代后,由于医疗健康数据应用价值巨大又极端敏感,因此保障健康医疗大数据安全具有非常重要的意义。从国家战略层面上看,健康医疗大数据已成为推动国家经济发展,改善人民生活水平的重要引擎,健康医疗大数据平台成为关键信息基础设施(critical information infrastructure, CII),健康医疗大数据安全影响到国家安全;从分析应用层面来看,健康医疗大数据已开始改变和颠覆人们的生活,个人很多敏感数据被各类大数据平台采集存储,数据泄露会导致严重的隐私泄露。健康医疗大数据的数据安全涉及患者/医生隐私保护、健康数据访问控制、健康数据挖掘安全、健康数据分类、以患者隐私为中心定义数据安全级别、健康数据生命周期管理等方方面面,需要统筹规划,确定完善的健康医疗大数据信息安全框架。健康医疗大数据使用的安全问题主要包括数据的泄露、数据的可信性、数据的损毁、数据集中的风险及数据的盗用等。

(一)数据的泄露

随着互联网的迅猛发展,医疗信息化给人们的就医保健等带来极大便利的同时,也带来了健康医疗大数据的安全性问题。

1.外部攻击 目前,医疗行业信息泄露的主要风险是来自外部的攻击。数据安全在外部遭受的攻击主要表现为外部攻击者通过各种手段渗透到数据库中,将整个数据库的数据带走到黑市上交易,俗称"脱库";还有就是通过勒索病毒渗透到内网中,将重要数据进行加密导致系统不能正常运行,从而达到向用户勒索钱财的目的。这两种攻击手法都造成不良的影响和严重的损失,甚至危害医疗安全和患者的生命。

2.内部泄露 业界分析统计表明,影响数据安全的数据泄露,20%来自外部攻击,而80%的数据泄露来自内部,这对数据安全的防护造成了更大的挑战。与外部攻击利用漏洞等恶意行为方式相比,内部的数据泄露往往更加隐蔽、更难发现、防不胜防。比如,运维人员在运维时将数据打包下载,操作人员在正常业务查询中高频查询泄露信息,开发和测试人员在开发测试中将接触到的数据带走等。

3.第三方防护不当造成隐患 医疗机构是数据生产者,每天会产生成百上千的数据,但由于数据分析技术的壁垒,没有能力进行数据分析,尤其对于医疗机构实施的大数据项目,常通过第三方应用服务商挖掘分析数据,挖掘数据价值,提高医院运营效果。这种情况下就存在个人信息的泄露、窃取、篡改、毁损、非法使用等风险。

(二)数据的可信性

医院管理中统计数据的可信性是医院管理规范、科学的保证,是科技交流、学术研究的重要前提。然而,在医学大数据的收集、处理过程中都有可能降低数据的可信性,例如:在医院统计数据过程中,由于工作人员粗心、缺乏责任心等原因导致在记录原始数据时出现记录错误;后期对数据进行全面的整理过程中,统计计算时对计算方法、公式选用不当也会导致计算结果出现偏差。除此之外,对医学数据故意造假的行为极大地影响了数据的可信性,若医学数据不真实,在使用时则会造成严重的后果。因此,为了提高医学数据的可信性,加强病案质量管理、提高医务人员对医学数据的重视程度及工作素质、加强监督及责任追究管理制度等就十分重要。

（三）数据的损毁

医学数据一旦损毁便很难恢复，数据的损毁来自多方面原因，包括软件、硬件和网络。软件方面的起因比较复杂，通常有病毒感染、误格式化、误分区、误克隆、误操作等几种，具体表现为无操作系统，读盘错误，文件找不到、打不开、乱码，报告无分区等；硬件方面的起因有磁盘划伤、磁阻芯片损坏及其他元器件烧坏、突然断电等，具体表现为不认硬盘、盘体有异常响声或电机不转、通电后无任何声音等现象。全面防止医学数据的意外损毁是一项长期而艰巨的任务，更需要不断深入探索与实践。随着网络不断进步与发展，黑客病毒也日趋多样化，因此，医学数据备份技术的安全性、可靠性十分重要。

（四）数据集中的风险

IT 时代基本上还是一个强调数据生产的时代，每个信息系统都有对应的独立的数据库，这时的数据风险是分散的，就算发生数据泄露也只涉及一个数据库。健康医疗大数据将多个行业的数据汇聚在一起，以利于更好地建立模型，进行人工智能等高阶应用。但数据高度集中，面临的风险就会更大。一是数据集中后，黑客和内部人员的犯罪意愿加大了，攻击一次就可能拿到所有数据；二是数据集中后，IT 设施的复杂度增加了，原来只有一个关系型数据库就可以，而现在就需要上大数据平台，有的甚至要上云，这就对运营和安全提出更高的要求，稍有不慎就会导致功亏一篑。

（五）数据的盗用

健康医疗数据的价值巨大，若被人恶意盗用会带来严重的影响，不仅是对患者自身，对医疗机构也影响重大。如果患者个人的就医信息被盗取，广告商可能会针对患者自身进行药物推销，患者也可能会收到诈骗电话、短信等。对于医疗机构，如果医生的处方用药信息被泄露到医药代表或医药公司，他们在推销药品的时候就可以恶意营销，从而损害医疗机构的利益，破坏公平合理的竞争。医学数据被盗用的事件时有发生，黑客团伙从中捞取高额收益，因此，对健康医疗数据的保护十分重要。

三、健康医疗大数据使用的伦理问题

健康医疗大数据的开发和应用带来的社会价值不言而喻，但由于技术理性张扬和价值理性迷失并存，也引发了很多伦理问题。

（一）隐私泄露问题

1. 患者的隐私 智能传感器、监控等新一代信息技术的发展，使得对个体身心和行为的监视变得更容易，甚至在不知情时进行。当就医、购物、睡眠、情绪、居住环境、社交等行为被数据化后，通过数据挖掘便可推断某人的健康趋势、偏好习惯、行为特征和家庭关系等敏感信息。数据的联网大大削弱了公众对个人信息的控制能力和自决权利。由于我们的数字化影子遍布于网络，随处可得，使得我们对隐私的保护变得更束手无策，隐私泄露的后果轻则是收到骚扰电话、垃圾邮件和信息，重则是遭遇精准诈骗。由于各类信息技术的"监控"，我们生活在一个前所未有、难以想象的数据收集和监控的环境之中：从举止言行到思想内容、从个人生活数据到生理数据资料。技术化生存变成了透明化生存，无论何时何地我们都在全面监视的情况下生存。

2. 医务人员的隐私 医务人员可以按照自己的意志从事或不从事与公众利益无关的活动，任何人不得跟踪、骚扰。然而，由于医务人员职业的特殊性，医务人员的私人活动常常受到干扰，尤其在发生医患矛盾时，医务人员的私人活动权利被侵害的事例时有发生。医务人员隐私权被泄露的方式主要为：一是患者因为对医务人员诊疗过程不满意等原因，未经医务人员允许，将非法获取的医务人员的个人信息非法公开，造成医务人员隐私权、名誉权等权利受到侵害。二是因工作关系，医院管理部门或者上级主管部门等相关人员掌握了医务人员的个人信息，如果因管理不善造成医务人员个人隐私泄露，这也侵犯了医务人员的隐私权。三是有些营利机构为了自身利益的需要，在非法获取医务人员个人隐私信息后，未经医务人员本人同意将医务人员个人隐私信息透露给他人，无论是否以营利为目的，均构成了非法利用他人隐私，侵害隐私权的行为。

3. 医疗机构的隐私　随着现代信息技术的更新和全球一体化的推进，医疗卫生事业领域的信息交流更加密切，各种临床、科研、政府决策、分子生物学等医学信息的交流与共享，大数据时代的到来催化了区域电子病历的发展。即通过网络运营商的介入，为不同的医疗、卫生、保险以及科研机构搭建一个共享电子病历数据平台，实现了诊疗信息和其他相关的健康保健信息的共享。区域电子病历数据库克服了以 HIS 为基础的局域网电子病历系统的不足，病历的信息共享不再被限制在医疗机构内部，极大地拓展了病历的应用范围。但是随着医疗信息的网络化，医疗机构的隐私也可能被泄露，因此，隐私数据保护与访问控制对于医疗机构十分重要。

（二）数据独裁问题

由于数据呈现出比人类直觉、经验更为客观、可靠、公正和严谨的虚假魅力，"抛弃主观、量化一切"的理念几乎影响了每一个领域，甚至出现数据本位和数据独裁现象，本质上，它们都是推崇数据和算法至上的数据主义，是大数据时代唯科学主义的化身。然而，数据并没有那么可靠。

大数据思维是通过相关关系为我们提供决策依据的，然而把握事物之间的因果关系才是认清事物本质的必要途径，大数据分析中会有一些偶然、虚假、非本质的伪相关关系。算法和数据不能取代临床医生对疾病的理性思考和逻辑推理，数据的价值需要医生基于临床经验做出专业判断。随着医生越来越习惯于大数据技术带来的便利，以及医疗纠纷中"举证责任倒置"的施行，医生更倾向于根据数据做诊断。数据本位使"以人为本"让位于"以数据为本"，医生的主体地位降低，将诊断权力和责任转交给大数据，医生的道德责任意识被消解；患者变成一堆没有思维、意识和情感的数据，人被大数据降级，诊疗中医生面向屏幕，关注数据而不是疾病和具有丰富情感的人，医学中的情感抚慰、耐心倾听等人文关怀由此丢失，导致医患关系异化。同时，数据至上削弱了医生对疾病因果关系的判断能力，剥夺了医生自由探索的机会，限制了医生的自主性和创造性。

（三）数据主体自主权问题

数据主体对其数据的采集、存储、处理和应用过程拥有知情同意权，即数据主体自主权，它赋予数据主体一定的信息自决权和参与权，保证了数据主体说"不"的权利，是确保数据主体意志在数据处理和应用过程中得以体现的重要保障。然而实践中数据主体自主权的落实面临以下诸多挑战。

（1）算法的"黑箱特性"：算法是大数据挖掘知识的重要工具，算法复杂性、算法运行不可知性、算法隐性歧视和算法结果的风险不确定性决定了对数据主体的告知困境，数据主体难以在真正意义上知情同意，对个人健康信息的保护也就无从谈起。

（2）数据权属不清：数据权属的清晰界定是保障数据主体自主权不受侵害的重要因素，由于个人健康数据的开采和应用涉及数据主体、数据科学家、数据库商等多元主体，因而呈现非独占性特征，导致个人健康数据权属模糊且尚无明确法律界定。

（3）利益冲突：数据主体和数据控制者之间并非总是利益一致的，有时二者存在不同的利益诉求，前者希望自己的健康数据不被盗用和滥用，隐私和人格尊严不受侵害，后者却想对他人的健康数据进行超限度收集并进行最大化挖掘和利用，后者往往因占有技术优势而成为获益者，前者因信息不对称造成地位不平等而沦为受害者。数据主体自主权的损害使数据主体的人格尊严、平等、独立、自由等合法权益受到不同程度的侵犯。但若赋予数据主体绝对自主权，将会导致健康医疗数据流转效率低，利用价值减损，这显然与大数据时代我国发展智慧医疗的实际需求不相适应，不利于数据健康产业的战略发展。个人健康数据有时承载着公共利益，如传染病患者的健康医疗数据，实时公布对于控制疫情和保护公众健康非常重要，若要一一征得患者"同意"，效率会极低，更有甚者，因患者不同意公开和分享数据，相关部门束手无策，成为传染病预防和控制的严重阻碍。可见，数据主体的自主权应当是一种相对的、有限的权利，保护数据主体自主权时如何平衡个人权益和公众利益，这个问题需要谨慎对待。知情同意是指在知悉自己的个人信息为何种目的、以何种方式、在何种程度上被使用后，个人自主做出同意与否的决定。在健康医疗大数据场景中，医学研究或临床诊疗过程的知情同意或面临一些困境。当数据在没有经过个人知情同意情况下被自动收集和利用时，存在对个人自主性的潜在影响，如在移动医疗 App 的用户协议签署过程中，多数使用者缺乏知识和耐心去阅读并正确理解协议内容，类似的"被动同意"侵犯个体自主性这一自然权利。

（四）社会公平问题

随着基因科技的发展，通过小样本遗传物质即可判断个体的酗酒或吸毒倾向，预测其患阿尔茨海默病等疾病的概率，并推断出缺陷基因遗传子代的可能性和后果等，无疑这是人类的福音，但也给携带缺陷基因的个体带来了人格损害和健康歧视。大数据时代拥有数据意味着拥有信息、权力和财产，但大数据技术的发展不会自动践履"全民原则"。由于公众的数据认知能力不强，数据意识薄弱，再加上贫富分化、城乡差异等，"数字鸿沟"表现为不同群体或个人因在获取技术、信息可及以及自身价值观方面的差异导致的技术、应用、知识和价值鸿沟。"数字鸿沟"阻碍处于经济、技术和知识水平劣势地位的群体公平享有数据技术带来的收益。基因组测序、蛋白质组学、代谢组学等先进组学检测技术从来自生物样本库、生物传感器和临床医学的医疗数据中挖掘出潜在的致病因子，指导民众更好地预防疾病和改善健康水平。可以设想，一旦少部分精英阶层借助健康医疗大数据的尖端技术享受更优质的医疗服务，原本稀缺的优质医疗资源对普通大众的可及性将会降低。大数据在医疗领域的应用似乎不可避免地将一部分人边缘化。即使有了互联网，那些受教育程度较低的人也不太可能利用网络来提高其健康知识素养。正如科学和技术的迅速进步时经常出现的情况，健康医疗与大数据获益的不公平问题日益突出。

四、健康医疗大数据使用的安全管理

（一）技术安全管理

健康医疗大数据平台的所有设备及平台应用必须接入安全审计系统，并实施绕行访问控制，禁止直连访问。对涉及用户身份、位置等敏感信息提取的操作采用"金库模式"管控。对用户敏感信息进行对外查询、展现、统计、导出等操作时，必须首先经过模糊化处理或脱敏处理。具体来说应该从账号权限、数据安全域、数据脱敏、日志管理和审计、异常行为实时监控与终端数据防泄露等几个方面做好技术管理。

1. 账号权限　建立统一账号权限管理系统，对各类业务系统、数据库等账号实现统一管理，是保障数据在授权范围内被使用的有效方式，也是落实账号权限管理及审批制度必需的技术支撑手段。账号权限管理系统具体实现的功能与组织自身需求有关，除基本的创建或删除账号、权限管理和审批功能外，建议实现的功能还包括：①权限控制的颗粒度尽可能小，最好做到对数据表列级的访问和操作权限控制；②对权限的授予设置有效期，到期自动回收权限；③记录账号管理操作日志、权限审批日志，并实现自动化审计，日志和审计功能也可以由独立的系统完成。

2. 数据安全域　数据安全域的概念是运用虚拟化技术搭建一个能够访问、操作数据的安全环境，组织内部的用户在不需要将原始数据提取或下载到本地的情况下，即可完成必要的查看和数据分析。原始数据不离开数据安全域，能够有效防范内部人员盗取数据的风险。

3. 数据脱敏　从保护敏感数据机密性的角度出发，在进行数据展示时，需要对敏感数据进行模糊化处理。特别是对手机号码、身份证件号码等个人敏感信息等，模糊化展示是保护个人信息安全所须采取的措施。业务系统或后台管理系统在展示数据时需要具备数据脱敏功能，或嵌入专门的数据脱敏工具。

4. 日志管理和审计　日志管理和审计方面的技术能力要求主要是对账号管理操作日志、权限审批日志、数据访问操作日志等进行记录和审计，以辅助相关管理制度的落地执行。技术实现上，可以根据组织内容实际情况，建设统一的日志管理和审计系统，或由相关系统各自实现功能，例如账号管理和权限审批系统，实现账号管理操作日志、权限审批日志记录和审计功能。

5. 异常行为实时监控与终端数据防泄露　相对于日志记录和安全审计等"事后"追查性质的安全技术措施，异常行为实时监控是实现"事前""事中"环节监测预警和实时处置的必要技术措施。异常行为监控系统应当能够对数据的非授权访问、数据文件的敏感操作等危险行为进行实时监测。同时，终端数据防泄露工具能够在本地监控办公终端设备操作行为，是组织内部异常行为监控体系的主要组成部分，可以有效防范内部人员窃取、泄露数据的风险，同时有助于安全事件发生后的溯源取证。

（二）权限安全管理

按照《中华人民共和国网络安全法》的要求，严格规范不同等级用户的数据接入和使用权限，并确保数据在授权范围内使用。任何单位和个人不得擅自利用和发布未经授权或超出授权范围的数据，不得使用非法手段获取数据。卫生健康行政机构应当组织医疗卫生机构通过各级平台协同建立覆盖全人口的居民电子健康档案，明确数据信息使用权限，实现居民电子健康档案个人在线查询、下载、使用和授权医疗卫生机构调阅。规范医疗物联网、视联网、智能卡、健康医疗应用程序等的设置和管理，推进互联网健康咨询、网上预约分诊、移动支付、候诊提醒、费用查询、物流查询、检查检验结果查询、随访跟踪和预警消息即时推送等应用，建立规范、共享、互信的诊疗流程。

依据国家个人信息和重要数据保护的法律法规要求，建立数据使用正当性原则，明确数据使用和分析处理的目的和范围；建立数据使用的内部责任制度，保证在数据使用声明的目的和范围内对受保护的数据进行使用和分析处理；遵守最小授权原则，提供细粒度访问控制机制，限定数据使用过程中可访问的数据范围和使用目的；遵守可审计原则，记录和管理数据使用操作。

（三）安全标准需求

健康医疗大数据是关乎人民自身利益的核心数据，数据的收集、使用对预防保健、疾病诊疗、健康管理、精准医疗、政策决策、药物研发等多方面起到重要作用，汇聚的信息价值越大，其安全性越重要。《"健康中国2030"规划纲要》指出，加强健康医疗大数据相关法规和标准体系建设，强化国家、区域人口健康信息工程技术能力，制定分级分类分域的数据应用政策规范，推进网络可信体系建设，注重内容安全、数据安全和技术安全，加强健康医疗数据安全保障和患者隐私保护，加强互联网健康服务监管。虽然目前我国相关法律法规和指导性文件对保护个人隐私提供了相应的规定，但仍需要针对健康医疗大数据的安全风险和安全需求进行标准体系建设和专项立法，从而保障健康医疗行业的网络安全与隐私权保护。故保障健康医疗大数据的安全是当前医疗卫生行业信息化建设的重要工作，刻不容缓。健康医疗大数据安全标准需求主要包括以下四个方面。

（1）建立健全健康医疗大数据安全体系。形成个人隐私脱敏行业规范，对敏感数据制定标识赋码、科学分类、风险分级、安全审查规则，并注重内容安全、数据安全和技术安全，加强全民健康领域国产密码的应用，确保关键信息基础设施和核心系统自主可控、稳定安全。同时明确健康医疗数据的权属关系及相关法律义务，包括许可权、占有权、隐私权、审批权、收益权、患者知情权、民众选择权等。

（2）建立健全健康医疗大数据网络可信体系。主要包括强化健康医疗数字身份管理，建设全国统一标识的医疗卫生人员和医疗卫生机构可信医学数字身份、电子实名认证等。

（3）建立健全健康医疗大数据安全风险评估机制。加强健康医疗数据安全保障，开展健康医疗大数据平台及服务商的可靠性、可控性和安全性评测以及应用的安全性评测和风险评估,建立安全防护、系统互联共享、公民隐私保护等软件的评价和安全审查制度。加强对涉及国家利益、公共安全、患者隐私、商业秘密等重要的健康医疗大数据信息的保护,提高医学院校、科研机构对健康医疗大数据的安全防范能力。

(4)建立健全健康医疗大数据安全监测和风险应对机制。包括机构内和机构之间的安全信息通报和应急处置联动机制、"互联网+健康医疗"服务安全工作机制、风险隐患化解和应对工作措施。明确各级卫生医疗行政机构和服务机构的数据安全职责和问责制度,包括建立有效的内审机制,必要时进行外审以验证安全措施的有效性,同时对恶意类数据安全事件进行严厉处罚等。

(洪　峰)

思考题

1. 健康医疗大数据的安全管理包括哪些环节?
2. 健康医疗大数据的分析技术有哪些?主要应用于哪些领域?
3. 健康医疗大数据的质量控制包括哪些方面?
4. 健康医疗大数据使用的安全问题有哪些?
5. 健康医疗大数据使用的伦理问题有哪些?

第十三章　健康医疗大数据的应用与发展

　　近年来随着医疗信息系统基础设施的普及和医疗信息化技术的快速发展，健康医疗大数据的应用和发展也成为卫生健康行业发展重点之一。全国产生了多种形式的实践创新以解决医疗领域面临的诸多挑战，许多学者也就此展开了探索，期望通过促进健康医疗资源与大数据技术的深度融合来提供更好的循证决策，以改变现有医学模式。本章分为三节，通过实践案例来介绍健康医疗大数据在我国的应用现状，并展望健康医疗大数据的未来发展方向。

第一节　健康医疗大数据在行政领域的应用

一、政　府　监　管

　　全面建立健全规范化医疗卫生行业监管制度一直以来都是推进我国医疗卫生体系现代化建设的工作重点。为实现中国特色基本医疗卫生制度改革，完善医疗卫生行业综合监管制度，2018年8月国务院办公厅发布了《关于改革完善医疗卫生行业综合监管制度的指导意见》，着重强调了要将大数据技术充分运用到医药卫生体制改革中，要提升各部门监管能力，完善医疗卫生行业综合监管制度，全面推进中国特色基本医疗卫生制度。相关政府监管部门需要全面建设对医疗、药品、耗材等的收入结构和变化趋势的监管机制，并与医疗服务价格、医保支付、药品招标采购、药品使用等业务信息相协同，从而有效推进医疗、医保、医药联动改革。利用大数据技术对监管信息进行采集分析，可以有效加强对医疗机构采购和使用药品、耗材、医疗器械等医疗相关产品的监管。目前，许多省、市医保局和药监局等政府部门，利用大数据分析系统实现了对医疗相关产品的智能监管（smart regulation）。

（一）全国健康医疗行业云平台－智慧医保监管平台

　　2018年5月，"全国健康医疗行业云平台"正式发布。该平台是由中国卫生信息与健康医疗大数据学会家庭健康专业委员会等三方共同构建的智慧医疗服务平台，旨在加速推进医疗健康行业信息化和智能化水平，更好落地"健康中国"战略。该平台主要面向各级医疗卫生机构、政府和医药企业等全行业用户，内含智慧医保监管平台、全流程智能慢性病管理系统、远程影像系统等多个模块。

　　其中，智慧医保监管平台可以实现与省级行政部门的协同监管，针对线上、线下两个平台的就诊行为和基金使用，进行全场景、全方位、全流程、全环节的智能监管，对整个过程中的不合理行为及时预警，维护医保基金的安全。

　　智慧医保监管平台基于国家医疗保障局统一业务编码体系，构建药品、疾病、医保、临床路径、慢特病诊疗等专业医学知识库，以及监控指标库、风控模型库、医保监管政策库等。在智能审核中起到底层支撑作用，并据此编制医保审核规则库，并以生物识别引擎为基础，对医务人员、患者进行门诊、住院、购药的全场景身份识别，覆盖就诊、检查、诊疗全流程，确保基金使用的真实性，识别结果直接推送医保稽核，并应用到医务人员考核及信用评价体系。智慧医保监管平台运用大数据计算、AI模型等先进技术，对重点风险行为、重点监控药品耗材、医疗风险场景和重点监控对象等风险场景进行智能筛查，帮助用户发现高隐蔽性的欺诈行为。

（二）国家卫生健康委员会信用信息管理平台

国家卫生健康委员会信用信息管理平台是国家卫生健康委员会社会信用体系建设的一项重要内容和核心环节，平台充分利用大数据、云计算等信息技术，实现了国家与各省级卫生健康信用信息的联动。相关部门可以通过该平台收集、整理、报送、共享信用信息。该平台涵盖了医疗卫生行业行政许可、行政处罚等信用信息，通过建立"信用黑名单"制度，对"被吊销医疗机构执业许可证的法人或负责人黑名单""被吊销医师执业证书黑名单"和"全国号贩子黑名单"等进行公示，从而加强对失信行为的记录、公示和预警。该平台初步建立了以社会信用代码为索引的医疗机构、卫生健康管理相对人信用档案，和以身份证号为索引的医师、护士信用档案，建立了医疗卫生机构和医务人员不良执业行为记分制度，实现"一处违法，处处受限"，有效提升了发现问题和化解重大风险的能力。

国家卫生健康委员会信用信息管理平台实现了"一个"服务门户、"两个"核心库、"三类"核心处理系统。"一个"服务门户是指建设公众服务门户，重点实现卫生计生信用的查询、交流与公示；"两个"核心库是指实现组织机构信用库和个人信用库的组织与管理；"三类"核心处理系统是指信用信息的收集和报告、信用信息的处理与控制、信用信息的对内对外服务。

国家卫生健康委员会信用信息管理平台通过建立健全卫生健康信用信息交换和共享机制，实现政府机构监管工作的公开透明，为我国卫生健康信用体系的建设提供了强有力的支撑，其架构如图13-1所示。

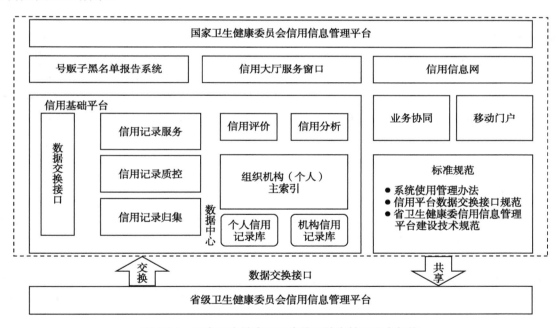

图13-1　国家卫生健康委员会信用信息管理平台架构

二、社 会 保 障

社会保障制度是保障人民生活、调节社会分配的一项基本制度。随着我国社会保障制度的不断发展与优化，目前社会保障制度改革已进入系统集成、协同高效的阶段。随着改革的深入，社会保障统筹层次低、转移接续过程复杂、重复参保、漏报、骗保、社会保障管理机构工作量大、公众实时查询困难等问题逐渐暴露。因此准确把握社会保障各部门之间的联系，拓展社会保障领域和其他领域间的交流，提升部门统筹管理和协调工作能力，对社会保障部门的进一步优化十分重要。近些年来，大数据等信息技术的应用不断融入我国社会保障事业发展中，对提升社会保障部门服务能力、优化社会保障部门工作流程具有重要意义,且在大病医保、智慧养老等方面都发挥着不可替代的作用。运用大数据技术,可以确保医保监督的准确性和及时性,有效提升社会保障部门管理能力和服务效率。

(一)中国医疗保障 App

中国医疗保障 App 是由国家医疗保障局开发的国家统一医保服务平台,目前国家医保服务平台提供定点医疗机构查询、医保机构查询、药品目录查询、跨省住院费用直接结算服务查询、跨省门诊费用直接结算试点查询等服务。此外,还提供医保电子凭证、移动就诊购药、医疗保障处方下载、异地就医和转移接续等多项独家功能,为居民提供便捷、优质的线上医保服务。利用大数据技术建立全国统一的医疗保障信息化系统,是提高医保业务运行质量、提升保障服务能力、提高管理决策水平的重要手段。通过加强医保信息化建设,可以有效助力医保体制改革,推进医保治理体系和治理能力现代化建设,相关部门可以为居民提供更加高水平、高质量的社会保障服务。

(二)全国健康医疗行业云平台–智慧养老服务平台

智慧养老的概念源于英国人寿信托提出的"智慧居家养老",在"智慧居家养老"背景下,老年人在日常生活中不受时间和地理环境的限制,可以在家中享受高品质的生活。随着我国人口老龄化现象日益严重,智慧养老服务平台在我国也开始飞速发展。智慧养老服务平台是利用云计算、人工智能、大数据等技术打造的基于软件即服务(software as a service,SaaS)模式的综合服务平台,打破时空限制,将传统养老模式与互联网相结合。该平台可以提供包括老人健康档案管理、智能云终端体检、健康数据服务、专业老人风险评估、远程医疗服务、院内用户关系管理(customer relationship management,CRM)、区域数据统计等服务在内的一体化综合解决方案。平台结合国家健康档案标准采集老人个人信息及健康信息,利用智能健康设备无纸化连续记录老人检测、监测数据,可灵活增减模块内容,综合评估老人的身体机能、社会支持、心理健康、主观意识、生活环境等状况,生成专业的健康评估报告,为医生开具健康报告提供依据。此外,它结合知识库提供健康建议及指导,实现个性化定制,为老人制订可执行的饮食运动指导、健康指导、用药指导、就医指导、康复目标等。

三、公 共 服 务

公共服务部门的工作职能涵盖了许多方面,《国家基本公共服务标准(2021 年版)》中对幼有所育、学有所教、劳有所得、病有所医、老有所养、住有所居、弱有所扶、优军服务保障、文体服务保障 9 个方面、22 大类、80 个服务项目的基本公共服务范围进行了明确划分。其中,"病有所医"涵盖以下三个服务部分:公共卫生服务、医疗保险服务和计划生育扶助服务。近年来,随着物联网、云计算等信息技术的发展与应用,健康医疗大数据在"病有所医"的层面发挥着越来越重要的作用。

(一)全国健康扶贫动态管理系统

为全面推动精准扶贫政策,2016 年 4 月至 7 月,国家卫生健康委员会组织 80 多万名基层医务人员通过入户调查等方式,逐户、逐人、逐病开展因病致贫、因病返贫情况核实,建立健康扶贫基础数据库,并对脱贫人口患病、治疗和保障情况实行动态监测。全国健康扶贫动态管理系统用于全面监测健康扶贫对象疾病核实、分类救治、健康管理和费用报销等主要信息,是较为完整准确的行政记录大数据。数据库全面记录了全国所有农村建档立卡人员的相关信息,整合了扶贫机构、医疗机构、医保机构、基层调查等多口径来源数据。其中扶贫对象的基础信息来自国务院扶贫办(现国家乡村振兴局)信息系统,包括性别、年龄、文化程度、居住地等信息;医疗健康信息主要包括扶贫对象的疾病诊疗信息和费用情况,一方面来源于基层医疗卫生机构直报国家系统,另一方面由基层医务人员根据医院诊断证明或医疗机构信息系统录入,由国家统一标准进行信息采集,要求基层对扶贫对象疾病治疗信息及时上报。只要扶贫对象到医院、卫生院等医疗机构就诊,就会形成一条就诊记录,实时记录扶贫对象的基本信息、就诊机构层次、就诊形式、就诊花费、报销等情况,实现系统的动态管理。

(二)居民健康档案管理系统

居民健康档案是对居民健康相关活动的记录,是居民健康管理的重要基础数据。居民健康档案管理系统是利用计算机信息化技术,记录整理居民从出生到死亡一个完整生命周期内所有健康档案,以及这个生命周期内相关的父系、母系的遗传健康史。它以健康卡作为居民身份的电子档案,收集、组织、管理居民在医疗、保健等过程中产生的相关信息,在将来医疗保健过程中提供完整的医疗诊断依据。利用大数据技术对系统内健康信息进行分析,可以为居民提供个性化的健康管理服务,改变传统的健康管理模式。它可以从环境、营养、社会、心理、体育等不同方面为不同居民提供高效的健康服务和管理,有效地帮助和引导公众保持身心健康。而且,大数据技术还可以对患者的健康信息进行综合分析,分析后的数据,为患者的远程诊疗提供更好的数据依据,减轻患者的心理压力。目前我国各省市相关部门结合自身特点与实际情况开发居民健康档案管理系统,在未来,如何优化系统功能,提升系统安全性仍是需要不断探讨和研究的课题。

第二节　健康医疗大数据在医疗领域的应用

一、临床辅助诊疗

大数据技术在临床诊疗方面的应用,有利于提高患者的治疗效率和水平,有助于制定更有效的治疗规范,降低医疗成本,具有广阔的应用前景。临床诊断辅助系统是医疗大数据最重要的价值体现之一。在临床诊断中,相同疾病在不同的患者身上会出现不同的症状,而许多不同疾病的临床表现相同或相似。这使得诊断疾病变得困难,从而可能导致误诊或漏诊的发生。利用健康医疗大数据,可以对患者先前的诊断信息进行提取总结,并快速分析实验室结果和临床症状,帮助医生进行临床诊断。将医生的经验和大数据的优势结合起来,有效提高临床诊断准确性,提升医疗服务水平。

临床决策支持系统(clinical decision support system,CDSS)是目前较为常见的健康医疗大数据在临床辅助诊疗方面的应用。CDSS 是指通过利用有针对性的临床知识、患者信息和其他健康信息增强医疗决策、改善医疗保健服务的计算机应用系统。CDSS 可以利用知识库和推理引擎来执行适当的建议、警报或提醒。临床决策支持系统是实现精准医疗的关键,接收来自临床医生和患者的问题,并返回临床答案。一个高效的临床决策支持系统不仅可以减轻临床医生的压力,还可以实现对疾病的精确诊断和对患者的个性化精准治疗。这样的高效主要得益于其背后的电子病历系统和医学知识图谱,许多 CDSS 是基于它们构建的。利用医学知识图谱,临床诊断决策支持系统可以根据患者的临床症状和检查数据,为医生提供智能诊断、治疗方案推荐和转诊指南,还可以针对医生的诊疗方案进行分析和查漏补缺,从而减少甚至避免误诊。

二、疾病预测预警

(一)基于大数据的疾病预测预警方式

疾病风险预测是应用统计学方法对危险因素和疾病发病之间的关系进行模型拟合,从而得到疾病风险预测模型,在预测模型的基础上对疾病发病风险进行量化和分型,从而达到疾病预测预警的目的。早期探测重点是及时发现传染病暴发流行的异常信息,并进行现场调查与核实。

基于大数据的疾病监测预警系统可以全面准确地识别特定传染病暴发流行可能发生的条件、驱动因素和传播途径,并提出科学有效的预防控制策略。

监测、预测和预警是疾病预测预警的组成部分,其中监测是预测分析的基础,预测是防控的核心,预警是监测的目的。目前,较为常见的基于大数据的疾病预测预警系统主要有以下三种方式。

(1)基于互联网搜索和社交媒体等大数据的疾病预测与预警:在许多流行病发展的早期,实验室检测可能无法及时、准确预测疾病的感染水平或疫情趋势,而疫情相关的社交媒体和互联网用户的网络活动的活跃程度可以更好地反映疫情的变化。数字化的社交媒体和网络搜索数据源可提供即时数据和信息,用于探测传染病暴发或流行的早期信号,有助于弥补传统病例报告数据的不足,为实现接近于实时的疫情监测与预警提供了可能。

(2)基于人员流动大数据的疫情传播风险评估与预警:人员流动是很多疾病快速播散的主要因素。及时、有效定位相关感染者或易感人群的流动,构建精准的疾病时空风险预测模型,对于及时评估风险、发出预警、封堵或减缓疾病传播十分必要。目前较为常见的人群流动和定位大数据包括客运大数据、互联网开源大数据、地图数据和移动定位大数据等。基于这些数据,不同国家或地区开发相关手机应用软件,对高风险地区的人群进行监测预警,有助于及时开展高风险人群的筛查、追踪和隔离等防控工作。

(3)基于不同防控策略的疫情趋势分析与预警:疾病的发展趋势与采取的防控策略及其实施情况密切相关。例如,通过构建新型冠状病毒传播时空模型(如易感—暴露—感染—康复的舱室模型或基于个体的时空传播模型),对不同干预措施的防控效果进行模拟分析,可以定量评估不同措施对疫情的影响,进而预测不同应对策略下的疫情走势,对需要调整防控策略的地区发出预警,从而实现精准防控和及时控制疫情。

(二)国家传染病自动预警信息系统

2005年,中国疾病预防控制中心与世界卫生组织合作,构建了国家传染病自动预警信息系统。2008年5月,该系统在全国正式运行,经过近些年的不断发展优化,目前已成为全国各级疾病预防控制机构早期探测传染病暴发和聚集性疫情的重要辅助手段,如图13-2所示。

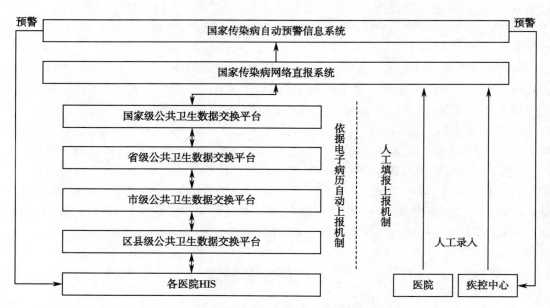

图13-2 国家传染病自动预警系统架构

国家传染病自动预警信息系统利用大数据技术,收集国家传染病网络直报系统的监测信息,通过分析对聚集性病例进行早期预警。该系统通过固定阈值法和移动百分位数法进行预警。固定阈值法又称单病例预警法,是指一旦传染病监测系统中报告 1 例病例,预警系统立即生成预警信号。主要用于实时监测甲类和按照甲类管理的乙类传染病,以及较为罕见或高度关注的传染病。各个省份可以根据当地的实际情况,对系统内重点关注的传染病进行调整。移动百分位数法以县(区)为空间范围,每天动态计算,并将当地当前观察周期内病例数与过去 3～5 年同期历史基线数据进行对比,一旦超过预警阈值,预警系统即发出警报。目前,国家传染病自动预警信息系统的功能已经较为完备,接下来将重点探索如何丰富预警方法、完善系统功能,根据不同地区和不同疾病的实际防控要求,使系统使用者能够灵活地选择适合的预警方法和相应的参数,在保证系统探测及时性的基础上,进一步提高预警准确性。

三、精准医疗大数据

(一)精准医疗概述

精准医疗(precision medicine)是应用基因检测、现代遗传、分子影像、组学、生物信息、大数据等技术,根据患者的临床诊疗、组学数据、生活习惯和环境因素等信息,实现精准的疾病诊断,找出对疾病进行干预和治疗的最佳靶点,为临床实践提供科学依据,旨在根据每位患者不断变化的健康状况提供个性化医疗保健服务来最大限度地提高医疗保健质量。精准医疗在 2011 年由美国国家科学研究委员会首次提出,其核心是在基因测序的基础上,充分考虑患者的个体差异及疾病的异质性,利用系统生物学的支持在"个体"水平上对每个患者给予针对性的诊治和预防。为了更好地推进精准医疗与健康医疗大数据的发展,我国发布了诸多政策,对整体规划、技术方向和数据安全等方面进行了引导与规范。《"健康中国 2030"规划纲要》中着重强调了精准医疗的重要性,《"十三五"卫生与健康科技创新专项规划》中也明确指出,要建立多层次精准医疗知识库体系和国家生物医学大数据共享平台,重点攻克新一代基因测序技术、组学研究和大数据融合分析技术等精准医疗核心关键技术。目前精准医疗已步入快速发展阶段,集中在肿瘤预测、早诊、治疗和预后等方面,形成了多个癌症基因数据库,易感基因、复发转移、风险预测等相关基因检测已在临床广泛应用。大数据与精准医疗的关系框架如图 13-3 所示。

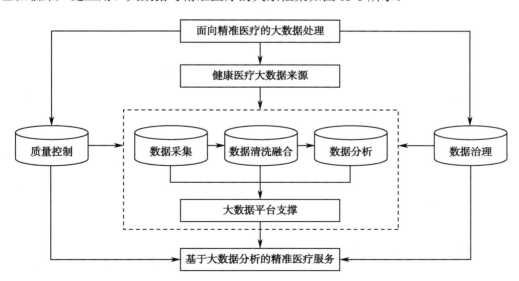

图13-3　大数据与精准医疗的关系

(二)基于 Hadoop 的精准医疗大数据处理平台

传统的医疗大数据平台致力于多源异构的临床数据的集成,而基于 Hadoop 的精准医疗大数据处理平台则是进一步集成基因组学、临床诊疗、健康监测、公共卫生等数据,通过云计算、生物信息与大数据处理等技术对来源广泛、结构复杂的精准医疗大数据进行整合、存储、分析挖掘，为精准医疗的各类应用提供一个综合的功能支撑平台。面向精准预防、诊断、治疗、健康管理等精准医疗服务的大数据处理架构，核心部分是数据采集、数据预处理、数据存储、数据分析挖掘等功能模块。

1. 数据采集　数据采集的实现方式由数据源的特征决定。精准医疗大数据具有多源多维异构的特点，类型复杂的各类数据分散存储在不同的信息系统，为确保各类数据的有效采集，应有针对性地制订多种数据采集方式。面向精准医疗的大数据处理平台的数据采集方式有特定系统接口、网络爬虫技术和 Sqoop、Flume、Kafka、Spark Streaming 等基于大数据技术的分布式数据采集集群方式。

2. 数据预处理　数据预处理是整合来自不同数据源的多维异构数据，主要操作有数据清洗、数据集成、数据归约和数据转换等。对抽取到中间层的多源多维异构数据的清洗、转换、集成等处理，为精准医疗大数据的联机分析和深入挖掘奠定基础。数据清洗主要是检测数据的不一致性、识别离群点、光滑噪声数据、过滤与修正数据、填补缺失值等。数据集成的目的是降低数据集的冗余程度和提高数据集的一致性，不同来源的数据通过数据集成存储于分布式的数据库或存储集群中。数据变换是通过数据平滑、聚集、泛化、规范化、属性构造等方式将数据统一为适合分析挖掘的描述形式，提高数据的一致性和可用性。数据归约是以维持数据完整性和分析结果可靠性为前提，最大限度地精简数据量，使之简单化、归一化，提高处理效率。对于精准医疗大数据来说，数据整合预处理主要是通过调用主数据管理系统的相关服务进行批量处理。

3. 数据存储　数据存储是经过清洗、集成、转换、归约等预处理流程后，数据进行统一和标准化的存储，方便后续的数据服务、数据可视化、分析挖掘、文件访问和索引查找。面向精准医疗的大数据存储系统提供结构化的关系型数据库 MySQL，基于 Hadoop 的数据库 HBase、数据仓库 Hive 和分布式文件存储系统 HDFS，基于大规模并行处理的数据集市。

4. 数据分析挖掘　数据分析挖掘是精准医疗大数据处理架构的核心部分，根据精准医疗服务的不同需求，从集成的海量健康医疗大数据中抽取与之相关的部分数据进行分析挖掘，以实现基于大数据分析的精准预防、精准诊断、精准治疗与精准健康管理。基于大数据分析挖掘技术，精准医疗大数据处理架构可以实现文本分析、图像语音识别、数据可视化等技术应用。文本分析是基于自然语言处理和文本挖掘，把无结构的文本数据转换成可被计算机识别的结构化数据，并从中筛选挖掘出有用的信息和知识的过程。在精准医疗领域主要是对电子病历的处理。

5. 数据应用　基于 Hadoop 的精准医疗大数据处理平台，为疾病的精准预防、诊断、治疗和健康管理等功能应用模块提供大数据技术支撑。在精准预防方面，基于基因测序技术和大样本检验，筛选鉴定出特定疾病的关键基因，进而通过大数据分析技术识别个人或群体面临的健康风险因素，并对不同患者制订个性化的疾病预防建议；在精准诊断方面，基于统计检验、关联规则挖掘、权重因子分析、聚类分析等大数据分析技术，对患者临床信息、生物样本信息等精准医疗大数据进行深入分析，挖掘患者的疾病分型、病变靶点和易感基因等，并对分析结果进行可视化展示，辅助医生形成精确的临床诊断报告。

第三节　健康医疗大数据在公共卫生领域的应用

一、传染病预测

健康医疗大数据对传染病的监测预警主要是通过症状监测模式来实现的。其是通过持续、系统地收集、分析临床明确诊断前与疾病暴发相关的资料，及时发现疾病在时间、空间上的异常聚集,对疾病暴发进行早期探查、预警和快速反应的监测等方法来实现的。症状监测通常不依赖于特定的疾病诊断,而是对人群中特定临床综合征进行监测。目前电子病历系统已覆盖全国,公共卫生部门可以通过分析全国各地的患者出现的相同或相似症状的信息,预测某些传染病的暴发,提前快速响应。健康医疗大数据在传染病预测中的应用可以提高及时性以及空间和时间分辨率,并提供对"隐藏"人群的访问。

健康码是新冠疫情中数字化抗疫的亮点之一。健康码的广泛使用为理解大数据时代的城市应急管理提供了优秀模板。新冠疫情触发了城市政府的危机学习,健康码上线后迅速推广至全国。

网络运营商通常会保留至少 3 个月的手机通话记录(call detail records,CDR),通过接入手机反映的基站位置信息,能够获得设备的粗略地理位置;在采取适当措施确保匿名的情况下,来自手机的通话记录数据可以用于位置前溯或者持续追踪。新冠疫情发生后,工业和信息化部随即部署了 CDR 大数据支撑服务疫情防控的相关工作,3 家基础电信运营企业基于电子大数据分析,向用户提供本人 14 天内到访地查询的服务,有效提升了对流动人员行程查验的效率;另外还针对定点医院、发热门诊、人员聚集区等重点区域的人流变化进行了重点关注,为疫情态势研判和精准防控提供了有力支撑。

迄今为止,智能手机上的许多复杂的功能尚未得到充分利用,这些功能用于传染病监测具有巨大潜力。智能手机可以收集、存储和传输 GPS 坐标,详细的 GPS 和 WiFi 数据为捕捉精细的个体运动提供了前所未有的机会;蓝牙传感器可用于跟踪距离,甚至更精细的信号或更细颗粒度的联系网络。而基于加速计、陀螺仪、环境温度和光线等传感器搜集的数据,也可为相关研究提供支持。

二、慢性病管理

(一)慢性病概述

慢性病是一类持续时间长且通常进展缓慢的疾病,据世界卫生组织报道,近几十年来,慢性病是世界上最主要的疾病死亡原因。在全球范围内,慢性病导致的死亡人数约占所有死亡人数的 70%,占总医疗保健支出的 48%,慢性疾病相关费用支出是医疗卫生支出的重要负担。因此应对慢性病患病率增加是卫生系统面临的最重要挑战之一。与急性病的传统医学模型管理相比,慢性病的管理更注重患者自身的长期自我管理。目前,云计算和大数据技术在慢性病管理中变得越来越重要。各种基于大数据技术的应用被提出用于慢性病治疗,患者可利用可穿戴设备跟踪、监测和预防慢性病的发生并减少其影响。

目前,慢性病患病人数的飞速增长是我国重大的公共卫生问题之一,亟须突破传统医疗模式,创新运用互联网、大数据、云计算、智能终端技术手段,来提升慢性病管理的效率和质量,帮助人们更好地预防、监测慢性病以及获得个性化预防保健服务。利用先进的信息化技术形成全民参与的慢性病管理模式。《中国慢性病防治工作规划(2017—2025)》明确提出要运用大数据等技术,加强信息分析与利用,掌握慢性病流行规律及特点,确定主要健康问题,为制定慢性病防治政策与策略提供循证依据。

(二)全国健康医疗行业云平台-慢性病管理系统

全国健康医疗行业云平台中的慢性病管理系统是全流程慢性病智能决策支持平台,以个体化慢性病方案推荐为核心,实现慢性病管理智能化全流程管控。进入系统后首先进行用户建档工作,在慢性病管理系统中输入患者身份证号、电话号码,系统通过检索平台中的大数据资料判断患者信息是否存在于慢性病管理系统中,如果存在,进入患者管理页面,如果不存在则调用云HIS 接口获取患者的基本信息。根据患者的疾病信息,调用智能慢性病评估模型,给出慢性病分级评估结果。在医生端口,可以查看所管理的患者列表,以及当前待确认方案人数、待随访人数、待建档人数入口,可根据患者姓名、门诊号、身份证号、所在病种等对患者进行筛选。系统会自动监控患者的慢性病管理任务执行状况，对其上报的数据进行判断和预警，出现异常情况，及时提醒慢性病管理师和医生。用户个体化方案确定后，会自动生成随访任务，可以在患者列表、患者管理首页以及随访任务列表进行随访上报管理。随访结果上报以后，系统会对随访上报的内容进行判断，对随访内容进行自动评估，出现异常时提示医生处理。慢性病管理系统可以利用大数据资料自动对高风险人群进行筛查，输入患者基本信息、疾病类型，填写患者疾病筛查量表等信息。系统调用智能评估模型，得出患者检查的评估结果。对健康用户，慢性病管理系统进行健康建档后，可根据用户的健康状况，对其推送不同健康资讯信息。系统调用智能评估模型，根据用户健康数据进行健康状态评估，并根据评估的结果，推荐给患者健康促进的相关内容。

三、药品安全监管

药品安全监管是指药品监督管理机构对药品从注册、生产、流通到检验的全流程监管。目前，药品安全监管力度不断加大，对监管的精准性和及时性的要求越来越高。自 2018 年我国国家食品药品监督管理总局深化改革开始，药品上市和药品生产监管分离，药品流通和使用与食品经营形成市场综合管理，专业化和综合化并存。随着大数据、互联网＋、人工智能等新一代信息技术的发展，药品的生产、管理和消费等环节的监管也逐渐多样化、个性化。近些年来，国家对药品监管信息化建设的重视程度不断增加，各级药品监督管理机构都在积极探索和推进药品监管信息化的建设，许多基于大数据技术的药品监管应用与平台应运而生，如利用大数据从生产源头监控药品质量，药品电子监管网、药品质量查询系统等。

在我国目前的药品监管体系下，药品质量监管大数据有：①历年来各级药品监管机构对上市药品的质量进行抽查检验的数据，包括国家评价性抽验数据和省级监督检验数据；②药品不良反应监测数据；③药品注册审批资料；④企业药品生产质量管理规范及过程控制信息；⑤药品销售信息；⑥来源于公共数据库以及文献中与药物分析、药物安全、临床用药等有关的数据。数据种类多样、形式复杂，因此，利用大数据技术在合理的时间内对上述信息进行提取、分析，并整理成可服务于药品监管的有用信息，是目前健康医疗大数据在药品安全监管中应用的重点。

随着全球化的发展，传染病的传播速度加快，突发公共卫生事件时有发生。因此，持续监测和早期发现对于预防或减少传染病的国际传播以及为各国争取充足的准备和应对时间尤为重要。大数据等信息技术的应用可以显著提高公共卫生领域中疾病监测和信号检测、风险预测、靶向治疗干预和疾病研究的准确性。当重大公共卫生事件来临时，健康医疗大数据是辅助防控的重要手段。相关部门可以充分利用大数据在疫情防控各个环节的应用，进一步完善基于大数据分析的防疫机制。公共卫生部门通过物联网、移动设备、导航搜索引擎、社交媒体等平台进行信息采集，并在此基础上，采用可视化分析、深度学习、预测性分析等技术，建立大数据分析的预警检测机制，作为预警和预测、制订计划、快速决策和启动应急机制的依据。

四、科学研究

当前，我国健康医学大数据在科研领域的应用主要有两种方式：一是利用医院或本区域原有的临床、公共卫生数据库进行数据收集、整理并用于科学研究，如国家人口健康科学数据中心。二是建立专门的科研数据开放平台，收集健康医疗数据，以结构化的形式存储，并向特定人群开放，从而用于科学研究。以数据为重点赋能临床和管理决策，医疗大数据在科研中的应用场景不断丰富。以下是通过大数据分析揭示我国慢性肾脏病疾病谱变迁的一个案例。北京大学第一医院肾脏内科研究团队利用国家卫生健康委员会的大数据平台——医院质量监测系统（hospital quality monitoring system，HQMS），对住院患者数据进行追踪研究发现：自 2011 年起，我国慢性肾脏病疾病谱发生了一个交叉,糖尿病肾病的患病率首次超过了肾炎引起的肾脏病,且随时间的延续,趋势愈加明显。这个成果最后形成政策建议,上报国家卫生和计划生育委员会以及世界卫生组织。大数据显示:2010 年,住院患者中糖尿病肾病所占比例低于肾小球肾炎相关慢性肾脏病,分别为0.82% 和1.01%;糖尿病肾病所占比例超过了肾小球肾炎相关慢性肾脏病(分别为0.71% 和0.66%),随后两者之间的差距不断增大;2015 年,两者所占比例分别为1.10% 和0.75%。该工作评估了慢性肾脏病在我国的流行趋势,引人注意的是,随着我国糖尿病患病率的不断增长,糖尿病肾病已经超过了肾小球肾炎,成为我国慢性肾脏病的首要病因。该研究发表于《新英格兰医学杂志》(*The New England Journal of Medicine*)。这项结果与我国近几十年来糖尿病患病率的不断上升相呼应,并为我国防治慢性肾脏病、促进全民健康提供了新的方向及为策略支持提供依据。

五、发 展 趋 势

　　随着我国经济的快速发展,居民生活水平不断提高,人们对自身健康状况越来越重视。在这种情况下,拥有海量患者数据的医疗行业开始探索通过数据信息技术辅助日常工作的新方式。促进健康大数据在医疗领域的运用已成为我国重要的国家战略。2016 年《国务院办公厅关于促进和规范健康医疗大数据应用发展的指导意见》中指出,要全面推进健康医疗临床和科研大数据应用。医疗机构可以依托现有资源建设临床医学数据示范中心,整合国家医疗大数据资源,构建临床决策支持系统。充分利用健康医疗大数据资源,推进基因芯片与测序技术在遗传性疾病诊断、癌症早期诊断和疾病预防监测方面的应用,加强人口基因信息安全管理,推动精准医疗技术发展。医疗研发部门要以重大疾病临床用药研制、药物产业化共性关键技术等需求为基础,优化医学大数据布局,建立药物副作用预测、创新药物研发数据融合共享机制。以国家临床医学研究中心及协同研究网络为基础,加强临床与科研数据资源整合与共享,提高医学科研与应用效率,促进智慧医疗产业发展。

　　我国健康医疗大数据应用与发展面临着机遇。大数据在医学中的应用包括公共卫生(疾病监测和人口管理等)、医疗管理(医疗质量控制和评估)、药品和医疗器械监管、临床实践(风险预测、诊断准确性和决策支持等)和医学研究等。基于已有的国家监管性医疗平台,通过大数据的方法监测重大疾病趋势,为医疗卫生政策提供证据支持在现阶段已经具备可行性。应用机器学习等先进的数据分析手段来部分代替并整体赋能放射科和病理科医生的日常工作是容易实现的。

　　为了更好地应用健康大数据,需要解决不同医疗机构之间的有效数据交互,构建更符合我国临床实践的医学术语体系,系统性改善对于人群的随访,改善数据质量(包括数据有效性、数据代表性和完整性等),保护个人隐私和数据安全等。2021 年公布施行的《中华人民共和国个人信息保护法》为保护个人信息权益、规范个人信息处理活动、促进个人信息合理利用提供了法律依据。

　　预期在不远的将来,大数据与创新数据应用技术的融合极有可能对医学研究、医疗实践和医疗行业的发展产生深远的影响。

(杜　建)

思考题

1. 健康医疗大数据主要应用于哪些领域?
2. 规范健康医疗大数据应用发展的主要任务有哪些?
3. 总结健康医疗大数据实际应用的相关案例,分析它们有哪些特征?
4. 健康医疗大数据的应用与发展面临哪些挑战?

推荐阅读

[1] 张宇希,胡建平,周光华,等."十三五"时期卫生健康信息化发展及展望.中国卫生信息管理杂志,2021,18(3):297-302,318.

[2] 饶克勤.电子健康档案与区域卫生信息平台.北京:人民卫生出版社,2010.

[3] 孙香云,刘增进,郑朔昉.信息分类与编码及其标准化.北京:机械工业出版社,2012.

[4] 谢希仁.计算机网络.7版.北京:电子工业出版社,2017.

[5] 王万良.人工智能通识教程.北京:清华大学出版社,2020.

[6] 查先进.信息分析.武汉:武汉大学出版社,2011.

[7] 王伟军,蔡国沛.信息分析方法与应用.北京:清华大学出版社,2010.

[8] 秦耕,张彤,汤学军.区域卫生信息平台与妇幼保健信息系统.北京:人民卫生出版社,2011.

[9] 马家奇.新冠肺炎防控大数据与人工智能应用优秀案例集.北京:人民卫生出版社,2020.

[10] 李立明.公共卫生与预防医学导论.北京:人民卫生出版社,2017.

[11] 李春葆,李石君,李筱驰.数据仓库与数据挖掘实践.北京:电子工业出版社,2014.

[12] 梅宏.大数据导论.北京:高等教育出版社,2018.

[13] 付雯.大数据导论.北京:清华大学出版社,2018.

[14] 薛志东.大数据技术基础.北京:人民邮电出版社,2018.

[15] 黄史浩.大数据原理与技术.北京:人民邮电出版社,2018.

[16] 曾凯,高亮,王新颖.大数据治理及数据仓库模型设计.成都:电子科技大学出版社,2017.

[17] 代涛.健康医疗大数据:理论与应用.北京:人民卫生出版社,2021.

[18] 张路霞,段会龙,曾强,等.健康医疗大数据的管理与应用.上海:上海交通大学出版社,2020.

[19] 陈敏,周彬,肖树发.健康医疗大数据安全与管理.北京:人民卫生出版社,2020.

[20] 陈先来,杨荣.医学大数据教程.北京:人民卫生出版社,2020.

[21] 马费成,宋恩梅,赵一鸣.信息管理学基础.3版.武汉:武汉大学出版社,2018.

[22] 冯天亮,尚文刚,刘云鹤.医院信息系统与技术.北京:科学出版社,2016.

[23] 卢祖洵.社会医疗保险学.3版.北京:人民卫生出版社,2012.

[24] 胡西厚.卫生信息管理学.2版.北京:人民卫生出版社,2013.

[25] 罗爱静.卫生信息管理学.4版.北京:人民卫生出版社,2017.

[26] 林子雨.大数据导论:数据思维、数据能力和数据伦理.北京:高等教育出版社,2020.

[27] 杨毅,王格芳,王胜开,等.大数据技术基础与应用导论.北京:电子工业出版社,2018.

[28] 黄锐,陈维政,胡冬梅,等.基于区块链技术的我国传染病监测预警系统的优化研究.管理学报,2020,17(12):1848-1856.

[29] 张路霞,韩鸿宾.健康数据科学导论.北京:北京大学医学出版社,2022.

中英文名词对照索引